諾貝爾和平獎、化學獎得主
細胞分子矯正醫學之父
萊納斯‧鮑林 博士 ◎著
DR. LINUS PAULING

◎編審 謝嚴谷
◎譯者 黃玉明、曾院如

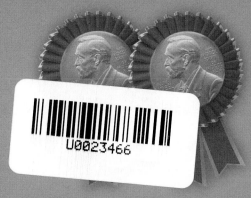

U0023466

How to
Live Longer and
Feel Better 維生素C 決定你生命的長短

細胞分子矯正之父20周年鉅獻

長壽養生之道

腫瘤、糖尿病等慢性疾病療癒的必看好書

排行暢銷鉅作

壯句寺及

醫界專業聯合推薦

前能量醫學會理事長、正觀診所院長
張文韜 醫師

國泰綜合醫院汐止分院骨科主治醫師
蔡凱宙 醫師

拉法身心靈健康診所院長
王修平 醫師

台南署立醫院岡山醫院副院長
許素貞 醫師

光能身心診所
鄭光男 醫師

前埔里基督教醫院小兒科主任
李振明 醫師

東霖整體醫學
陳家騏 醫師

瀚仕功能醫學研究中心
歐忠儒 博士

芝山診所院長
余儀呈 醫師

弘光科技大學生物產業科技研究所
黃進發 助理教授

魅麗雜誌
徐瑞娟 社長

秀傳醫療體系 台南市立醫院老年內科
吳重慶 醫師

臺灣體育學院 運動健康科學系
趙叔蘋 副教授

台灣年輕藥師協會理事長
蔡育儒 藥師

(按姓氏筆劃別排序)

長壽養生之道——
抗老與疾病療癒的革命

長壽養生之道 *How to live longer and feel better.*

目錄　CONTENTS

Chapter 3......................
細胞分子矯正醫學

Chapter 4 ....
維他命與藥物

Chapter 5 ....
長壽與樂生之道

後記 史帝芬・勞森/萊納斯・鮑林研究中心

序》

二十周年紀念版序

我們應該要追求什麼？

幸福快樂——盡所能地延長美好的人生，並且遠離苦痛。

新的營養學可以引領我們得以延長健康狀態的時光。

——萊納斯‧鮑林，寫給自己

鮑林提倡「細胞分子矯正醫學」（orthomolecular medicine），他創造出這個名詞，用以形容透過適當攝取維他命與其他營養飲食的方法，來獲得最佳的健康狀態。

他曾獨得過兩次諾貝爾獎——1954年諾貝爾化學獎與1962年諾貝爾和平獎。鮑林還獲頒了包括50個榮譽學位、國家科學獎章、國家科學院化學科學獎章、巴斯德獎章、普里斯特利獎章，和總統優異獎章。

1901年，鮑林出生於奧勒岡州波特蘭市（Portland, Oregon），1917～1922年曾就讀美國奧勒岡農學院（後改名為奧勒岡州立大學），主修化學工程。1927年在加州理工學院（Caltech）獲得化學博士學位（副修數學和物理），並留在學校任化學教授；1969年成為史丹佛大學的化學教授。1973年，鮑林決定著手成立自己的研究中心，並命名為「萊納斯‧鮑林醫藥科學研究中心」（Linus Pauling Istitute of Science and medicine）。毗鄰史丹佛大學的萊納斯‧鮑林研究中心，將研究重點放在營養生化醫學，而鮑林的後20年餘生亦傾注絕大部分的心力於此。時至今日，該研究中心仍持續進行營養生化醫學的研究，並於1996年搬遷至奧勒岡州立大學。

鮑林在科學上第一次的重大成就，是在1931～1933年間發表了一系列共7篇極具影響力的論文，自此建立了化學鍵的特性。

他在1936年與免疫學家卡爾‧蘭德斯泰納（Karl Landsteiner）談話後，即對免疫學產生了興趣。蘭德斯泰納為免疫學領域的先驅，因確定人類擁有不同血型而被授予1930年諾貝爾醫學獎。

鮑林創造了「分子矯正醫學」和「分子矯正精神病學」這兩個新名詞時，他定義出一個針對出現生理和心理表徵的分子病之特定治療方式。《長壽養生之道》不僅彙集了前述的書籍，亦整合了鮑林在70年代後期與以旺‧卡麥隆博士（Dr. Ewan Cameron）共同撰寫的《癌症和維他命C》（Cancer and Vitamin C）一書。

本書吸引了不同層面的讀者，並提供了一種簡單的飲食療法來改善健康，而這種簡單的療法，鮑林揭示在本書的第一部。他在書中的第一章提供了主要原則，而第二章的前幾頁則列出一份包含了12個步驟的清單。鮑林的健康計畫具有吸引力的一點是，只要透過一些「簡單而低廉的措施」，任何人都可以增進他們的健康和幸福。另一個吸引人的因素是鮑林積極正面的觀點，他曾經在競選時強調核子武器需要注入和平與人性。寫本書時，一如標題所示，鮑林著重於長壽及對疾病的預防與治療。在最後一章〈美好世界的樂活人生〉中，他希望以個人的力量為大眾帶來貢獻，企盼讀者能理解其中偉大的全球藍圖。

本書中，鮑林寫了許多關於成功執行分子矯正療法的人的小故事。很多人寫信給他，描述他們遵循建議後的經歷，鮑林因而獲得這些成功的案例。鮑林從之前的著作，和針對維他命C和營養的公開談話中，收到成千如雪片飛來的信件迴響。發表《長壽養生之道》後，鮑林繼續收到這類信件，而他也習慣性地回覆收到的每一封信。儘管有來自各方的強力支持，但對於能使維他命C的研究被人廣為接受一事，鮑林在營養學匱乏的舊醫療時代，還是飽受許多衝突和挫折。令他沮喪的是，醫療體系並未伸出雙臂歡迎他對維他命C的推崇，60年代有些醫生不僅否認鮑林所斷言的真實性，還指出他不具有醫學學位，並藐視鮑林所提出的證據；而其他60年代的醫學界人士，有的甚至根本不理睬他。於是，鮑林便提出邏輯論證和合理的假設來面對詆毀他的人。當鮑林寫本書時，並未預料到醫學界會有這樣的反應，因此在他的下一本書──《維他命C、普通感冒和流感》中，鮑林特別增加了一個章節，正式向醫療體系提出他的聲明。

萊納斯‧鮑林以他對分子矯正醫學的研究和提倡，獲得了許多獎項和榮耀，整個80和90年代，鮑林陸續獲得許多獎章和榮耀，甚至進入21世紀仍然如此。鮑林於1991年第二次世界大會獲得了維他命C和免疫系統貢獻表揚證書，並於2001年由《天然保健雜誌》推薦，進了天然保健名人堂。

即使在生命的最後幾年，鮑林仍繼續推廣維他命C的益處，也持續在萊納斯‧鮑林醫藥科學研究中心進行相關研究。他尚有一個新的願景，就是寫這本書的擴增版，使它切合時代所需，並增加它的廣度，但他自身的病情使得這個理想終究無法付諸實現。而此時，92歲的鮑林已知自己罹癌將近一年，因為他曾在1991年12月被診斷出罹患了前列腺癌。許多批評家質問鮑林，既然服用了這麼久的維他命C，為什麼還會得到癌症？他則回答說：若非這麼高的維他命C攝取量延遲了罹癌的時間，他可能早在二十多年前就得到這不可避免的疾病了，因為大多數上了年紀的男性都有異常或癌變的前列腺細胞。堅信自己的意見，鮑林持續服用維他命C和其他營養物質來對付他的癌症，並加上常規治療和實驗療法。雖然他最終在93歲時因癌症而去世，但是在生命的最後幾年，鮑林依然維持他刻不容緩又積極的精神。

梅林達‧葛姆雷

作者序》

　　這本書討論了一些簡單和廉價的措施，引領您能以更充分地享受人生與減少病痛的方式活過更好，壽命更長。最重要的建議是，必須每天補充某些維他命，以增加您自食物中得到的維他命。我把補充維他命的最佳數量與最好的攝取方式放在書裡的第一章討論，需要額外補充它們的原因則放在之後的章節討論。

　　我同時身為科學家、化學家、物理學家、晶體結構學、分子生物學家及醫學研究者。20年前，我開始對維他命感興趣，而我發現營養學的發展已經停滯了。半個世紀以前曾幫助發展營養學這一門科學的老教授們，似乎對自己的成績相當滿意，以致於忽略了在生物化學、分子生物學、醫學，包括維他命和其他營養物質這些領域的新發現。即使一種新的營養學正在發展，這些老教授仍然繼續傳授給學生舊的，且大多是錯的營養學觀念，例如：一般健康狀態的人無須補充維他命補給品，以及要保持良好的營養該做的就是每一天均衡攝取「四大類健康食物」（four foods，在台灣稱「五大類食物」）。

　　由於這種貧乏的教學，許多營養學家和營養師至今仍舊奉行以前的營養學，因而導致美國人民的健康狀況不如它們應有的水準。而醫生也是這個問題的幫凶之一。**大多數的醫生在醫學院時只受過一點營養學的訓練（當然，大部分是過時的指導），而畢業之後由於一直忙著照顧他們的病人，根本沒有時間跟上有關維他命與其他營養成分的最新發展。**

　　發現營養學這塊領域的新發展被忽略時，我變得極感興趣，這也是為什麼這20年來我費盡心血，一直致力於這個領域的研究與教育工作。尤其是，能夠曾經並繼續與許多在史丹佛大學和萊納斯・鮑林醫藥科學研究中心優秀的科學及醫學研究人員共同從事這項工作，我深感榮幸。

　　15年前，儘管大多數醫生和衛生當局表示，除了用來對付壞血病這種特定的營養缺乏症外，維他命C並不具有控制一般感冒的功能。但是**許多人早已從自身的經驗中相信，增加維他命C的攝取量可以提供一些防止感冒的保護措施。**當我檢視醫學文獻時，發現有一些出色的研究報告已經出爐了，而且大多數的研究中發現維他命C具有控制普通感冒的價值。我對醫界當局漠視既有證據的態度感到憂心忡忡，致使我撰寫了這本書。

　　本書出版之後，受到了一些好評，但亦招致不少人的強烈批評。隨之而來的

討論帶動了一些學者的相關研究，其中包括了多倫多大學衛生學院營養系系主任喬治‧比頓教授（Professor George Beaton）進行的對照實驗。這些實驗都支持維他命C具有控制普通感冒價值的結論，因此醫療和營養當局再也不能宣稱維他命C對於普通感冒的控制沒有價值，即使他們可能辯稱為了得到些微的保護力，不足以耗費精神和花費來補充維他命C。

在我對維他命C持續不斷的研究過程中發現，這種維他命可發揮全面性的**抗病毒**作用，並提供一些保護機制，而且不僅針對一般感冒，對其他病毒型疾病，包括流感、單核細胞增多、肝炎、皰疹，一樣有效。普通感冒雖然討厭，但並不是非常危險，只有極少數的病例會引起導致死亡的併發症。另一方面，**流行性感冒（流感）**則是一種非常嚴重和危險的疾病，1918～1919年發生的嚴重的流感大流行，就造成全球85%的人口受到感染，它帶走了1%人口的生命——估計總死亡人數約為2千萬人，包括許多健康的年輕人。而1976年初爆發的流感，其病毒與1918～1919年大流行時的病毒類似，亦造成了極大的關注。了解充分地攝入維他命C可提供對付這些疾病的有力保護，進而以這樣的方式提升全面性的健康狀況是重要的。此外，充分地攝入維他命C和其他維他命可以全方位地改善健康狀態；這有助於控制**心臟病**、**癌症**和其他疾病，提高生活品質，並**減緩老化**的過程。以上所有問題都在本書做了討論。

我希望這本書將幫助許多人遠離重病的折磨，並使他們能夠享受更健康，也更長壽的人生。

我感謝桃樂斯‧蒙羅女士（Mrs.Dorothy Munro）、蔻琳‧戈勒姆女士（Mrs. Corrine Gorham）、露絲‧雷諾茲女士（Mrs.Ruth Reynolds）、以旺‧卡麥隆博士（Dr.Ewan Cameron）、賴雷克‧赫爾曼博士（Dr.Zelek Herman）、小萊納斯‧鮑林博士（Dr.Linus Pauling,Jr.）、克雷林‧鮑林博士（Dr.Crellin Pauling）、凱‧鮑林博士（Dr.Kay Pauling）、阿曼‧哈默博士（Dr.Armand Hammer）、世川良一先生，以及歐尼樂‧查克蘭蒂博士（Dr.Ernile Zuckerlandi）他們給予的協助。我也感謝亞伯蘭‧奧費博士（Dr.Abram Hoffer）、漢弗萊‧奧斯蒙博士（Dr.Humphry Osmond），與歐文‧史東博士（Dr.Irwin Stone）在約20年前激發我對維他命的興趣，也感謝W‧H‧佛瑞曼公司（W.H.Freeman and Company）的琳達‧賈帕特（Linda Chaput）和她的同事，在出版此書時給予的幫助。我要特別感謝我的朋友

杰拉德‧皮歐（Gerard Piel），他不斷的續鼓勵與對本書的貢獻。

萊納斯‧鮑林於萊納斯‧鮑林醫藥科學研究中心

佩奇米爾路440號

帕羅奧多，加利福尼亞州94306

1985年，9月1日

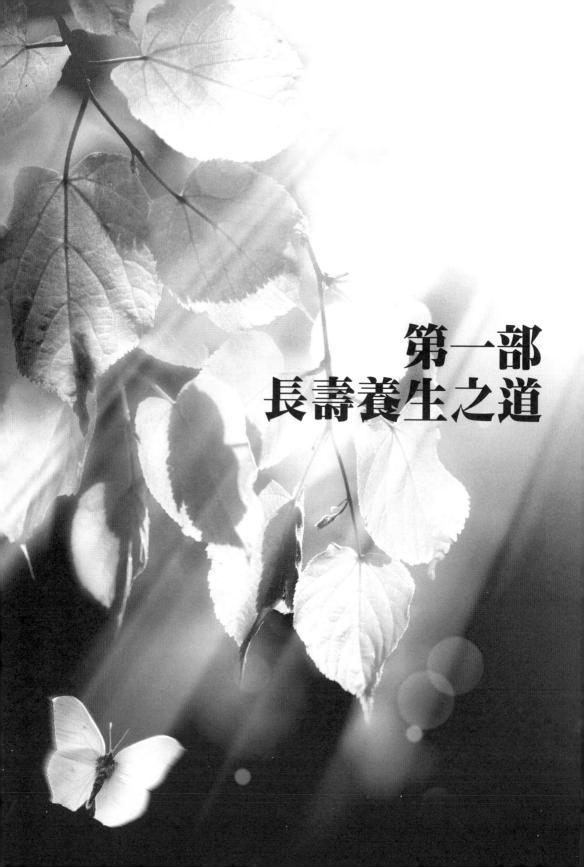

第一部
長壽養生之道

第一章
好營養創造生活品質

　　藉由採取一些簡單和低廉的方法，我相信您可以獲致更長的壽命，並且延展您「健康狀態」的壽命。我最重要的忠告是：您每天都要服用一些能夠「滿足需求量」的維他命，以補充食物中攝取的不足。所謂「滿足需求量」，其實是遠大於一般醫生或舊觀念營養師的最低建議量的。舉例來說，他們所建議的維他命攝取量，並未足以達到預防「因飲食不當引起維他命缺乏性壞血病」的必需量。我建議您攝取更多量的維他命C及其他維他命，乃是基於對這些營養素最新且較佳的了解：在生命體的化學機轉中，它們並不是藥！已經有許多有關健康的流行病學創新型研究，以及臨床實驗的施作結果，都驗證了較多額外補充攝取量所帶來的益處。

　　我相信您可以藉著攝取適當維他命和其他營養素，並且從年輕或是中年開始，依循一些其他的健康習慣，而延長個25年或甚至是35年的「生理」壽命及「健康」壽命。延長「健康」壽命的好處，是可以把人生中短暫些許的快樂變得大一點。人生的青壯時代是不快樂的，因為年輕人都要在很大的壓力之下費力尋求社會與財富的定位。而健康的惡化，通常是在大限將臨之前，再次造成人生另一段不快樂的主因。有證據顯示：英年早逝者比起安享天年者來說，人生是比較不快樂的。

13

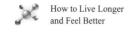
延長壽命的知識基礎

因此，採取一些可以增長「健康」壽命的保養措施，顯然成為明智之舉。如果您現在已經是一位**老年人**的話，**當您開始服用適量的維他命補充品，並且依循其他可以增進健康的習慣時，**您可以**預期控制年齡老化過程**的效果差了一些，但是**應該仍然會有15到20年的效果。**

我在以下大多數章節的陳述中，會提出已發表的研究報告，作為對該觀點依據的參考。但同時我也要聲明，我個人對於延長「健康」壽命的理念是來自於我的知識基礎，而我觀察過許許多多不同劑量的維他命，它在動物或是人體中各種不同的健康條件狀況下的效果，其中包括一些顯著的流行病學研究。總的來說，我無法指出任何一個單一的研究，和我所認為的有益劑量呈現高度統計顯著性。我會在之後的章節討論到其中的一個複雜因素，就是每個人體均不盡相同，都呈現出各自明顯不同的生化個體性。要從白老鼠或是猴子的身上找到決定性的健康因素，是遠比從人類身上得到同樣相對可信的資訊要來得簡單得多。而我已經從對這方面及其他動物物種的研究中，得到一定程度的依據。

舉例來說：美國國家科學院・國家研究理事會之實驗動物飼養委員會建議給猴子的維他命C攝取量，遠高於同樣由美國國家科學院・國家研究理事會之食品與營養委員會所建議給一般大眾的量。我相信前一個委員會花了很多精力，去發掘最適於猴子獲致最佳健康的攝取量；但是後一個委員會並沒有對美國人民應該獲取多少適量的維他命C，或任何其他維他命做出任何的建議。印在早餐玉米片外盒一連串眾所周知的RDA（Recommended Daily Allowances）數字，就是所謂的「每日建議攝取量」。食品與營養委員會提供的維他命攝取量，並未高於預防一些相關疾病的最低每日需求量。

至今沒有證據歸納到「任一種維他命的最低需求攝取量接近於維持身體健康的均衡攝取量」這樣的結論。對於維他命的最佳補充量以及最佳攝取方式，我在本書的第一章中討論，而在之後的章節中陳述為何要這樣做的理由。正如您將會了解到的，我認為**維他命C是最重要的**，因為在正常飲食以外增加攝取維他命C，相對比攝取其他維他命較有價值；**但其他維他命也相當重要。**

小心醫療潛在的風險

當焦點轉到有關健康的議題時，一般美國人民要面臨一個重要的問題，那就是：可以依賴醫生到何種程度？當下醫生的主要工作任務，是治療出現在診間內已經罹患疾病的病人。**醫生通常不太會花心思在預防疾病，或是努力在保健方面給予病人最好的諮詢。**

美國史丹佛大學醫學院醫學與生理學教授尤金·羅賓（Eugene D. Robin）博士，在1984年出版了一本知名的書，書名叫做《攸關生死：醫療的風險與助益》（Matters of Life and Death: Risks vs. Benefits of Medical Care）。作者在書中討論當前醫藥科學的各種優缺點；他在論點之中提到：目前運用於醫療的診斷和治療措施的基本流程中，隱含極嚴重的缺陷在內。如果潛在或是已罹病的患者能熟知這些醫療缺陷的話，那他們可以降低可能的風險，並提高相對的助益。

羅賓寫道：「如果您多關注一些自己的健康狀況，不要像做禮拜一樣每星期都看一次醫生，那麼您應該可以避免在自我照護上發生嚴重失誤。」

「我會建議您，只有在您真正相信您已經生病的時候才去看醫生。自我約束某些看病的行為是絕對必要的，您將可以避免許多在診斷和治療程序中的內在風險。我們普遍認為：醫生在社會上具有些許重要的功能，然而生活中的不快樂是疾病的最大問題。為此，您更應該知道，僅有極少數的醫生對不快樂的生命有療癒能力。因此，藉由看醫生可以獲得真正幫助的機會，其實是很小的。此外，您看醫生的行為或許會啟動一連串潛在危險的醫療檢查和治療。如果在讀完這本書之後，您能了解：即使只是一個看醫生的決定，都具有嚴重的潛在風險，所以需要評估一下潛在風險和利益，那麼我想您應該可以對所要花費的時間做出最好的安排。」

「我會警告您：除非您病得非常嚴重，而且只有依靠醫院的設備才可以治療，否則請不要住院！大多數的住院行為是沒有必要的！醫院是個危險的地方！」

羅賓並未在他的書中談到維他命，這個疏漏可能是因為他對於維他命的知識並不比其他醫生來得多。如果他知道更多有關維他命的知識的話，他可能會提醒讀者們：當接受醫生有關維他命及其他營養方面的建議時，應該要多加小心；因為大多數的醫生在醫學院中極少涉獵到這個領域的專業，而且在畢業之後又得到了許多錯誤資訊。

特別重要的是，**不要讓您的醫生在您住院的時候，停掉您的維他命補充劑量，因**

為那是您最需要這些維他命的時候。

1970年4月，我寫信給第一位從植物和動物組織中分離出抗壞血酸（也就是維他命C）的亞伯特・沈基優吉（Albert Szent-Györgyi）博士。我請教他對於維他命C的一些看法，特別是有關最適攝取量的部分。他同意我引用他回信中的部分內容如下：「對於抗壞血酸（維他命C），從一開始我就覺得醫學界在誤導大眾。如果您未從食物中攝取到抗壞血酸，您會得到壞血病。因此醫學界便認為：只要您沒有得到壞血病，那就表示您沒事。我認為這真是一個非常嚴重的錯誤。壞血病並不僅是缺乏抗壞血酸的第一徵候，而是死亡前兆徵候群；要獲致『完全健康』，您還需要多、更多、非常多的抗壞血酸！我自己每天攝取大約1克的量；但並不表示這是真正的最佳劑量，因為我們不知道什麼是真正的『完全健康』，以及您需要多少抗壞血酸來達到『完全健康』。我可以告訴各位，**您盡可以攝取任何抗壞血酸的量，而不用擔心有絲毫的危險。**」

在這個國家中，醫學界和大型醫療機構、企業等，往往自稱是「健康專家」、「健康中心」和「保健公司」。對於這些實質的「疾病產業」而言，真的是標準的「用詞不當」！我比較喜歡世界衛生組織憲章對於「健康」的定義：「健康是一種生理的、心理的和社交的完全優良狀態，而不僅僅指沒有疾病和孱弱。」

世界衛生組織憲章還說：「享有可實現最高標準的健康，是每個人的基本權利之一，不分種族、宗教、政治信仰、經濟或社會條件。」全世界人口中，僅有一小部分的人可以享受到這個權利。它是一個開放給這個國家內擁有物資財富的幸福人民得以實現的權利，它也是一個開放給您的權利；而您僅需要做到以理性的行為，去落實堅持即可。更重要的是，拜新的營養科學之賜，今天您可以藉由每天攝取滿足需求劑量的必要維他命，而獲致數倍於養成健康習慣的利益。

對於每個人的健康狀況，沒有任何一個人比自己更了解。時時觀照並培養自覺能力，並以這種方式採取行動以增進健康，是非常重要的。

第二章
抗老與療癒的秘訣

　　您所採取用來增進健康與延長壽命的措施，不應該太過繁瑣，或是令人感覺不快；比方說，會嚴重地干擾到您的生活品質，以致令人難以日復一日、年復一年地維持該方法。符合常規是非常重要的。在以下各段中所描述的養生之道，將是非常地自然，可以讓人在有生之年持續執行。

　　這個長壽養生之道，並不包含我所知道的每一項有關於健康的知識。此外，它也不全然適用於有特殊營養需求的人士。例如，多增加對維他命C、菸鹼酸B$_3$和維他命B$_6$等的攝取量，可能對得到關節炎傾向的人比較有幫助。這是一個盡量標準化去適應並改變一般人健康的方法。額外的利益則可能是因為個人生化反應上的差異而導致的，這個方法步驟如下：

　　1.不要忘記每日攝取6～18克（6,000～18,000毫克），或更多量的抗壞血酸維他命C。

　　2.每天攝取400或800或1,600國際單位的維他命E。

　　3.每天攝取1～2次B群強化食品，以提供適足的維他命B群。

　　4.每天攝取25,000國際單位的維他命A。

　　5.每天攝取礦物質補充量。例如吃一粒布朗森維他命礦物質配方，它可提供100毫克的鈣、18毫克的鐵、0.15毫克的碘、1毫克的銅、25毫克的鎂、3毫克

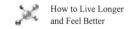

的錳、15毫克的鋅、0.015毫克的鉬、0.015毫克的鉻和0.015毫克的硒。

6.將您對於一般糖分（蔗糖、粗糖、紅糖、蜂蜜等）的攝取量控制在每年50磅（約22.7公斤）以下，這是目前美國人平均量的一半。不要在茶或咖啡中加糖、不要吃高糖分的食物、避免吃甜食點心、不要喝飲料。

7.除了避免吃糖，您喜歡吃什麼就吃什麼。但是任何的單一種食物都不要吃太多，雞蛋和肉類都是很好的食物。此外，您也應該吃一些蔬菜和水果，但千萬別吃過多的食物而變成肥胖。

8.每天都喝大量的水。

9.做運動，保持活力。但任何時候都不要一次做出遠超過您平時習慣的量。

10.飲用含酒精成分飲料時僅保持適量。

11.絕對不要抽菸！

12.避免壓力。做您喜歡的工作，與家人快樂相處。

新舊營養觀念的差異

這個方法的主要重點是在維他命補充錠。服用維他命補充錠無須任何負擔。每天固定服用維他命很容易就會變成一種習慣，而且這個習慣非常重要。

比起其他有關長壽與增進健康的方法，這個方法的優點是，它奠基於近幾年所發展出的新營養科學。**這種新營養科學和舊營養觀念之間的最大差異點，在於對「維他命滿足需求攝取量」的認知，是遠超過之前微少建議量的。**相關比較資料列在下述圖表中。此外，藉由補充「維他命滿足需求攝取量」，便不再需要強調太多其他的飲食限制，如減少動物脂肪的攝入量，以及不要吃蛋等等。我所建議的方法，比較適合日復一日、年復一年地依循著做。多數人都不會遵循過於繁瑣及無法使人認同的方法。當一個人可以脫離這些飲食限制時，生活品質必將得到提升。

3/4世紀以前人類發現了維他命，從此讓人們了解到維他命是健康飲食的基本要素，這一發現也是有史以來對於健康議題的最重要貢獻之一。同樣重要的是，大約在20年前，人們也了解到幾種維他命的最適攝取量（遠大於目前一般的建議

成人每日維他命建議攝取量

	每日建議攝取量	威廉斯	亞倫	萊博維茨	本書
維他命 C	660毫克	2500毫克	1500毫克	2500毫克	1000-18,000毫克
維他命 E	10國際單位	400國際單位	600國際單位	300國際單位	800國際單位
維他命 A	5000國際單位	15000國際單位	15000國際單位	20000國際單位	20000-40000國際單位
維他命 K	無	100毫克	無	無	無
維他命 D	400國際單位	400國際單位	300國際單位	800國際單位	800國際單位
硫胺 (維他命B1)	1.5毫克	20毫克	300毫克	100毫克	50-100毫克
核黃素 (維他命B2)	1.7毫克	20毫克	200毫克	100毫克	50-100毫克
菸鹼酸 (維他命B3)	18毫克	200毫克	750毫克	300毫克	300-600毫克
吡哆醇 (維他命B6)	2.2毫克	30毫克	350毫克	100毫克	50-100毫克
鈷胺素 (維他命B12)	0.003毫克	0.09毫克	1毫克	0.1毫克	0.1-0.2毫克
葉酸	0.4毫克	0.4毫克	0.4毫克	0.4毫克	0.4-0.8毫克
泛酸	無	150毫克	500毫克	200毫克	100-200毫克

* 哈瑞爾等(1981)　**萊博維茨(1984)

2

抗老與療癒的秘訣

攝取量），可以對健康帶來更進一步的改善，對許多疾病帶來更大的抵抗力，並對輔助一般性的疾病療程具有重大價值。**維他命C和其他維他命作用的基本原理，是透過強化人體的天然保護機制（特別是免疫系統），以及透過提升酵素在各種生化反應中的催化效率。**

對維他命的每日最適攝取量，乃是遠大於從一般食物中所獲得的量，即使特別挑選高維他命含量的食物也一樣。攝取足量維他命而讓您自己保持在最佳健康狀態的唯一方法，就是額外補充維他命。否則，若每天要獲得18,000毫克的維他命C，就得喝超過200大杯的柳橙汁。

為了確保攝取到我自己在上表中所建議的維他命和礦物質的補充量，我每天只需要吃4錠補充錠，包括1錠800國際單位的維他命E膠囊、1錠超級B群錠、1錠綜合維他命礦物質補充錠，再1錠25,000國際單位的維他命A膠囊。我在晚上服用這些補充錠。另外，**我大都在早上吃早餐前服用維他命C，每次用12克（大約3茶匙）純抗壞血酸結晶粉狀顆粒**，均勻溶解於柳橙汁中成為緩衝溶液；或是直接加水，再加少量小蘇打（碳酸氫鈉），做成發泡飲料飲用。維他命C也可從**抗壞血酸鈉或抗壞血酸鈣**中獲得。如果我在每天稍晚的時候覺得有點累，或是感覺快要感冒了，我通常都會吃幾顆1克錠劑，或是1匙抗壞血酸。

我在1985年撰寫本文時，每天服用的4錠補充錠，加上18克維他命C（細結晶顆粒左旋─抗壞血酸），從郵購、含郵資等等，平均算下來，總共才花了我每天大約41美分。但假如我服用6錠在《布朗森型錄》中銷售的「羅傑J.威廉斯強化保

障配方」的話，則只需要每天37美分的花費；其中也含有少量的這些營養成分，及其他種類的營養成分。也就是說，這些攸關您身體健康兩極化差異的維礦補充錠，只需要花您大約是一小條巧克力棒的錢而已。

即便是一個癌症病人，每天也都要攝取50克的維他命C；它只需要花78美分。加上其他維他命和礦物質總共也不過1美元。相較於病人照護的所有其他費用，實在是一個微不足道的數字。

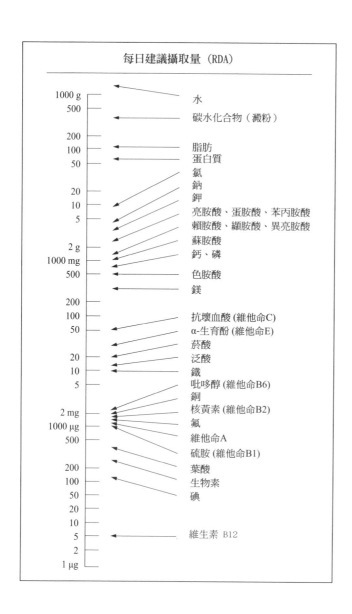

每日建議攝取量 (RDA)

1000 g	水
500	碳水化合物（澱粉）
200	脂肪
100	蛋白質
50	氯
	鈉
20	鉀
10	亮胺酸、蛋胺酸、苯丙胺酸
5	賴胺酸、纈胺酸、異亮胺酸
	蘇胺酸
2 g	鈣、磷
1000 mg	
500	色胺酸
	鎂
200	
100	抗壞血酸 (維他命C)
50	α-生育酚 (維他命E)
	菸酸
20	泛酸
10	鐵
5	吡哆醇 (維他命B6)
	銅
2 mg	核黃素 (維他命B2)
1000 µg	氟
500	維他命A
	硫胺 (維他命B1)
200	葉酸
100	生物素
50	碘
20	
10	
5	維生素 B12
2	
1 µg	

這些建議量是由美國國家科學院國家研究理事會的食物與營養委員會所做成，主要是特別針對成年男性的33種營養素需求，以預防大多數人容易發生的營養缺乏症。建議清單中包括了4種主要營養素——水、碳水化合物、脂肪和蛋白質，以及29種日常飲食與補充所需的微量營養素。在RDA中所建議的維他命攝取量，通常都較可維持最佳健康狀態的均衡需求量為低。其他一些也許或可能需要的營養素是：必需脂肪酸、對胺基苯甲酸（苯甲酸）、膽鹼、維他命D、維他命K、硒、鉻、錳、鈷、鎳、鋅、鉬、釩、錫和矽，在這裡不再做特別的說明。

購買維他命的注意事項

在下述表中所列出的「RDA營養素攝取評估值」，是對成年男性建議攝取量（1980年版）；對女性及兒童的建議量則有些不同。「威廉斯營養素攝取評估值」為羅傑‧J‧威廉斯教授的強化保障配方，威廉斯錠片亦含有對胺基苯甲酸、生物素、膽鹼、肌醇、蘆丁和11種礦物質（鈣、鎂、磷、鐵、鋅、銅、錳、鉻、鉬、碘、硒）；亞倫配方也包含了8種礦物質。布萊恩‧萊博維茨在他的《左旋肉鹼（卡尼丁）》一書中，還建議生物素、膽鹼、肌醇、類黃酮及10種礦物質等。

必需礦物質不同於維他命，過量的礦物質可能是有害的。您千萬**不要為了提高維他命的攝取量，而增加食用大量的「維他命礦物質綜合錠片」。對於礦物質，您必須限制到只用建議攝取量即可。**

很重要的一件事是：**千萬不能任意停止服用維他命補充錠**，即使僅是跳過一天都不好。我們已知有一種反彈作用會在停止攝取維他命C時發生，而這將會暫時地增加疾病的風險。雖然沒有其他研究報告證實，但也不排除在其他水溶性維他命，可能會發生類似的反彈作用。

一般情況下，購買維他命較明智的方法是比較價格，並買最便宜的。美國食品藥物管理局（FDA）規定，內容物必須標示在標籤上。或許其中有一些是較不誠信的公司，但通常標籤所寫的，大多應該是可以信賴的。

對於具有相同基本內容的維他命產品，其價格帶通常較其他消費性產品（如牛排和電視組合等）大得多。我在15年前開始比較維他命的價格，結果我發現有一家公司銷售一種號稱「特別針對銀髮族」的維他命溶液，價格定在一般維他命C的1,000倍；另外一家公司銷售的維他命C錠，則定價高出一般合理價格的100倍。目前我是沒有再發現如此超級驚人的過高定價，但如果您不比較一下的話，您也可能付出比合理價格多出5～10倍的錢。

找一家信用可靠的公司所發行的產品型錄，可用來當作參考標準；或者您也可以參考「預防雜誌」（Prevention）的廣告。

不任意自登門造訪的業務員購買，也不自沒有定出價目表的廠商處購買維他命，是相當明智的選擇。

有時候廠商會致力於使用一些特殊名稱，以便賣您一個好價錢，但卻只有一

丁點微不足道的效果。像是「玫瑰果維他命C」（就是一般維他命C再加進一些些玫瑰果粉）、「螯合維他命和礦物質」、「『天然』的維他命」等等。此外，以醫生處方為號召的品牌，價格可能比合理價格多出4倍。

大多數維他命製劑都是穩定的。抗壞血酸（維他命C）若以細結晶或結晶性粉末的性狀，保存在棕色或不透明的白色瓶子中，是可以穩定無限期地保存多年的。乾燥錠片也是相當穩定，在棕色或不透明的白色瓶子中亦可保持數年。抗壞血酸（維他命C）溶液若暴露在空氣和光照下，則可能會發生氧化現象。抗壞血酸（維他命C）水溶液可被保存在冰箱中數天，而無明顯的氧化現象。

您可能需要注意，不要買到一些沒有誠信的公司所生產的產品。當我在書中推薦純維他命C結晶或粉末之後，我在一則廣告中看到了一種「維他命C粉」，價格僅不到每公斤10美元。該公司設在密蘇里州的堪薩斯市，我向他們買了一罐這種「維他命C粉」，結果在標籤上發現印了一小行的標示：「每一大平匙含有500毫克抗壞血酸（維他命C）」。一大平匙的量大約是14克，由此推算，每1公斤這種製劑的粉末中，只含有36克抗壞血酸（維他命C）；也就是說，只有1/28是抗壞血酸（維他命C），所以每公斤維他命C的價格是280美元，而非10美元。我寫信給美國食品藥物管理局（FDA），告訴他們有關這個不實陳述事件。但之後我收到的回覆是：FDA對於這個事件無能為力。我於是繼續寫信給聯邦貿易委員會（FTC），結果該委員會便對那家公司發出了一紙即刻停止，並不得再行販售的警告命令。

減少糖分的攝取

在我推薦的方案中最重要的部分，就是每天要攝取適量的維他命。而正如我所指出的，一天需要吞服的劑量，不會超過6錠。我在其他飲食方面的主要建議（見第六章），就只是減少您對蔗糖（普通糖，包括粗糖、紅糖、糖漿、蜂蜜等）的攝取量而已。在美國，每人每年平均攝取100磅（約45.4公斤）的糖分，透過降低一半糖分攝取量的方式，可以顯著改善您的健康。而只要您可以做到不在任何茶或咖啡飲料中加糖，避免飲用汽水、果汁等軟性飲料，並極少量地吃甜食以及糖果。

至於在您的飲食方面，與其試圖遵循嚴格的飲食限制，讓您自己增加一堆麻

煩，而無法提升任何生活樂趣，我認為您應該可以去享用大部分如您所喜歡的食物。您可以吃您所喜歡的食物（除了高糖分食物以外），但不要吃到太過量，以避免造成過重。

減少肉類的攝取

「別吃大量的肉類」是一個相當好的主意。1/4磅（約114克）的肉，可以提供25克的蛋白質，這大約已經是每日建議量的一半。如果您高量攝入維他命C，讓您的血清膽固醇保持在低於每公升2克（**200mg/dl**），那麼您便不需要特別注意在您的飲食中排除動物性脂肪，或是避免喝牛奶、吃蛋，這兩種都是不錯的食物。

大約有10%的成年歐洲人，以及大部分的亞洲和非洲人，在喝牛奶時會有消化的問題。因為在嬰兒期結束時，這些人的體內會停止製造乳糖酶，而那是一種消化牛奶糖（乳糖）時所需要的酵素。牛奶是很好的食品，尤其是作為鈣的來源〔每品脫（568cc）約含500毫克〕。有乳糖酶缺乏症的人也可以吃起士（乳酪），也同樣含有高量的鈣。

即便吃水果和蔬菜的理由是要獲取維他命，而這些需求都可以從服用維他命補充錠中得到滿足，但我還是認為將水果和蔬菜列入日常的飲食中，是一個不錯的主意。

您要保持適量的經常性運動，每晚要睡足7～8小時，避免緊張的情緒，找一份您喜歡的工作，而且在日常中享受生活。

不完全依賴營養補充品，來得到其他必需營養素是一件明智之舉，雖然這些都可從錠劑或其他形式的補充品中獲得。「必需」在這裡指的是在人體內無法自行製造的物質，例如：8種必需胺基酸、必需脂肪酸（尤其是Ω3）和很多種維他命等。當提供了足量的蛋白質被完全吸收後，必需胺基酸便不需要作為營養補充品。此外，儘管人們認為最重要的必需營養素都已經為人所探知，但還是有可能有一些仍未被人發現。基於這個理由，我同意營養專家的第一項建議——每個人都應該均衡飲食，吃一定量的**綠色蔬菜**、**新鮮水果**，如柳橙和葡萄柚等。

2
抗老與療癒的秘訣

如何使用抗壞血酸維他命C

正因為人類具有其個體的生化獨特性，所以增加維他命C的攝取量，便可能對一個人產生異於尋常的反應。因為維他命C是一種必需營養素，而我們的祖先已經缺乏它幾百萬年，因此幾乎不太可能有人會對它產生嚴重的過敏反應。不過，當您的偏好是服用純的結晶抗壞血酸（維他命C），而非錠劑時，還是有極小的可能性會對填充膠囊發生過敏反應。當然，明智的作法還是每日嘗試逐漸地增加或減少這種營養素的攝取量。（以測試出最適當的需求量）其方法如下：

只要幾個月的時間，便足以讓您了解到，大約吸收多少量的抗壞血酸（維他命C），是您可防止普通感冒的理想數量。對於老年人來說，這一個對營養素的需求量，同時也能降低關節炎的痛苦、腕隧道症候群和其他多種病痛。如果您每天攝取1克，而且發現您在冬天仍然會得到兩、三次感冒，那您最好試著每天再多服用一些。

同樣地，如果您會接觸感冒病人，而暴露在受感冒的環境中，或是您已經感到受寒、工作過度勞累或是睡眠不足時，最好也能增加一些服用維他命C的劑量。

您可以隨時隨身攜帶約1,000毫克的維他命C膠囊。感冒發生的第一個跡象是，首先感覺到喉嚨的刺癢感、鼻子開始產生黏液（鼻水、鼻涕）、肌肉痠痛及全身不適。這時您要開始吞服2錠或以上的1,000毫克維他命C來治療。在接下來的數小時中，每隔一小時便持續吞服2錠或以上的錠劑以持續治療。

如果在第一或第二回服用維他命C後，症狀就很快消失的話，您便可安然地恢復到您原先的劑量配方。然而如果症狀持續不減，那麼您便應該繼續療程，也就是每天大約要吸收10～20克的維他命C。伊登・瑞尼爾醫師在1968年指出，根據他的觀察顯示，**當使用足量的維他命C來抑制或避免感冒時，病毒感染並不會立刻消失，但卻會受到抑制。**因此，持續一段足夠的時間使用維他命C療程，便相對地重要。

抗壞血酸鈉溶液（sodium ascorbate）是以**3.1克**的抗壞血酸鈉，溶入**100毫升**的水中配製而成。部分應用抗壞血酸鈉溶液來幫助控制感冒，是值得一試的。布瑞登（Braenden）建議使用眼藥水滴管在每個鼻孔中滴入20滴上述的溶液，他以此方法成功地治妥感冒或明顯地減輕症狀，並在1973年的研究報告中發表指出，以此方法可以在患部匯集相較於口服**1,000倍濃度**的維他命C。

抗壞血酸（維他命C）是低廉且無害的，即使在大量攝取時也是如此。當人們感染一般感冒時，可能會產生嚴重的不適感、痛苦和不便，工作效率會下降，甚至有幾天根本無法工作。此外，它可能會導致更嚴重的感染併發症。因此，**當論及可控制感冒的需求時，與其低估抗壞血酸（維他命C）的使用量，不如稍微高估一些。**儘可能在腸道可以忍受的範圍內，增加抗壞血酸的劑量，以因應感冒進一步惡化的必然性；這個議題我們將在第十四章中討論。您也必須記得，當發生感冒的初期症狀時，您要隨時準備好可以立即採取行動；只要您慢了一天，或甚至只是幾個小時，而且您服用的維他命的量太少，感冒都可能會轉變成令人無法控制的地步。

在美國，很幸運的是維他命非常便宜，即使是高劑量的補充錠，也幾乎是人人買得起。我自己都攝取相當大的劑量，但每天的總花費也不到一瓶罐裝軟性飲料（如沙士等）的錢。

您應該自行發展一套適合自己，且簡單易行的維他命補充方案，這樣才不會忘了認真執行。此外，你應該養成適度運動的好習慣、吃一些可以吸引您的健康食品、避免蔗糖、不吸菸、喝足大量的水、僅飲用適量的酒類；在這樣一種毫無負擔而充滿樂趣的方式中，毫不費力的繼續進行您的方案。我們的目標是要導引過著良好寫意的生活，在最大可能的範圍內，避免因健康狀況不佳而造成痛苦。

20世紀初期，人們發現了維他命，在最適維他命補充量的價值成為眾所周知的今天，或許這也可能會被認為是20世紀末的一項重大發現。而這不僅已經對人類在健康及幸福方面產生巨幅改善，並且可能會在未來導引出更大的貢獻。

第三章
新舊營養學的差異

　　現在這個世界和過去已經不可同日而語了，比起祖父母，我們對於這個世界的探索更深，也進入了電子時代、核能時代、噴射機的時代等。而電視、現代醫學、電腦網路、特效藥也是這個世代的產物，為了健康著想，我們也該意識到，現在也是維他命的時代。

　　許多科學上的新發現已經大大地改變了這個世界。有時候，這些變動是立即且迅速的，例如，鈾原子的核分裂在1938年才發現，1945年就建構出原子碰撞方程式；隨即，原子彈則被設計、製造，並用於戰爭之中。1922年，班亭、貝斯特、麥克勞德，以及科利普（F.G.Banting,C.H.Best,J.J.R.McLeod and J.B.Collip）共同發現了胰島素，而在幾年內，成千上萬的糖尿病患者得以延續生命，並藉由注射這種荷爾蒙改善了健康狀況。然而，有時候還是會發生令人詫異的延誤，其中最著名的例子則是盤尼西林（青黴素）。這個舉足輕重的物質是在1929年由亞歷山大・弗萊明（Alexander Fleming）所發現的，當時他向世人展現了這個能夠有效對抗細菌的物質；但是，直到1941年，弗洛里和柴恩（W.H.Florey and E.B.Chain）才正式將盤尼西林當作藥物處方來使用。

　　然而有些有用的新發現，囿於舊有的權威底下無法產生立即性的改變。如產褥熱（childbed fever）則是另一個更早期的案例。當醫生在接生完第一個孩子，並繼續接生第二個孩子之前，只要將手洗乾淨，就能避免產褥熱的發生；可惜的是，經過了一段時間，醫生才開始接受這樣的建言。其實在1843年的時候，美

國的醫生作家奧力佛·溫德爾·荷姆斯（Oliver Wendell Holmes）就曾發表一篇文章，談到產褥熱是如何傳染的，但他這項舉動卻招致強烈的抨擊。後來在1847年，匈牙利醫生伊格納斯·菲利普·西美維斯（Ignaz Philipp Semmeiweis）也建議醫生在接生的過程中，可以利用氯消毒過的水來洗手；他也先後在維也納以及布達佩斯的診所，將分娩時的死亡率，從可怕的16%降低到1%。不過，保守派的醫生仍然非常排斥這樣的想法達數年之久，也使得伊格納斯變得越來越消沉，甚至神智不清，最後於1865年過世。

維他命則於20世紀前葉被發現，當時的人們認為這是健康飲食中不可或缺的一部分，而相當重視維他命對於身體的貢獻。而大約20年前左右，一個同樣重要的新概念形成，這個概念認為最理想的維他命攝取量，應該遠大於一般建議的攝取量；如此一來，人們不但會更健康、更能夠抵抗疾病，還可以提升藥效。因為維他命C以及其他的維他命不僅能強化自體防禦機制，也能增進免疫系統的功能。不過，荷姆斯和西美維斯（Holmes and Semmeiweis）所提出的概念，一直不被當時的營養與醫療機構接受。

1937年的時候，科學家亞伯特·沈基優吉（Albert Szent-Györgyi）曾表示，若是將維他命C運用得宜，對於身體健康有讓人難以置信的功效。而現在，過了半個世紀，守舊的營養學家，以及美國國家科學院國家研究理事會所屬食品營養委員會裡面的權威，仍然漠視這些物質的重要性與最佳攝取量的價值。這些人堅持食用維他命不得超過一日所需的最小攝取量，如果過度攝取，反而會無法防止因為缺乏維他命而造成的相關疾病。但這個攝取量的數據卻是由半個世紀以前的臨床實驗所建立的，而這些建議也是妨礙大眾了解維他命有多重要的絆腳石。

根據經驗法則以及臨床實驗等證據，本書將於第二章的表格說明最理想的維他命攝取量，而這些證據也被強而有力的新方法——分子生物學證明了。因此，經由臨床報告與實驗結果兩相輝映，我們了解分子生物學可以用來解釋臨床實驗所發現的證據，也使得最理想的維他命攝取量得以經由臨床實驗以及分子生物學確立下來。

從1929年開始，我開始對某些問題很感興趣，例如生命的本質、人體的分子特徵與結構，以及其他的有機生命體等。當時，湯瑪士·韓特·摩根（Thomas Hunt Morgan）和許多年輕人一同合作，找出了孟德爾遺傳定律（Mendel's gene）；又在哥倫比亞大學和加州理工學院發現核細胞的染色體，並成立了生物

科學部。這不但是我學習物理與化學的地方，也是我對基因學產生濃厚興趣的搖籃，我在當時也發表一個理論，用以描述染色體交換的現象；不過，這個理論是我在一個小型的生物專題研討會中提出來的，並沒有發表在科學期刊中。1935年的時候，我和學生、同事開始研究血紅素、蛋白質的性質、抗體的結構、免疫反應，以及非正常蛋白質的分子結構、鐮刀狀細胞貧血症，和其他的分子疾病等。

1963年，我決定開始研究精神疾病的分子基礎；在這10年間，我和同事得到了福特基金會和全國精神衛生研究會的支持與同意，開始生物化學、精神分裂症、精神發育遲滯（心智退化）的分子研究，以及全身麻痺的狀況分析（Pauling, 1961）。而我對維他命的興趣就在這些研究中開始萌芽。

1964年，我閱讀了一篇由加拿大的漢弗萊・奧斯蒙（Humphry Osmond）與亞伯罕・賀弗（Abram Hoffer）兩位精神科醫師共同撰寫的報告，我覺得驚訝，他們給予某些急性精神分裂症病人高達每天50克的維他命（B_3，菸鹼酸或菸醯胺），而這種維他命只要5毫克就可以預防曾在70年前造成數十萬人腹瀉、皮膚炎、痴呆症，甚至死亡的糙皮病（pellagra）B_3缺乏症。

讓我感到訝異的是，低毒性的物質竟然有這麼強的生理能量，每天只要些微的5毫克，就可以預防因為糙皮病而致死的危機。也因為毒性非常低，即使攝取1萬倍以上的量都不會對人體有害。同樣地，維他命C也是幾乎沒有毒性的物質，所以攝取過量並不會有不良的影響。由於這些物質與藥物的差異非常細微，使我不得不創造「細胞分子矯正」（orthomolecular）這個字來描述它們之間微小的差別（參見第十一章）。

事實已經證明，缺乏維他命B_3的攝取會導致精神疾病與糙皮病。後來我查閱醫學文獻，進而發現，缺乏維他命B_{12}的人會在貧血狀況出現以前變成精神病患。我也發現精神障礙通常與缺乏維他命C（憂鬱症）、維他命B_1（憂鬱症）、維他命B_6（抽搐）、葉酸，以及生物素有關；而且證據顯示，心理機能和行為會因為大腦裡面這些物質的量的多寡而受到影響（將在第二十章中論述）。

20年前，我收到了一位名為愛爾文・史東（Irwin Stone）的生物化學家來信，使我對維他命的興趣開始著眼於維他命C。而在1個月前，我在紐約一場會議發表演說的時候遇見了他，他提醒了我關於信裡的內容，也說我在演講裡面表明了自己想多活15～20年的一種渴望。他表示如果我想要在接下來的50年活得健健康康，就必須遵守他花了30年研究的「高劑量維他命C養生法」（high-Level Vitamin-C regimen）。也因為如此，我和妻子兩人開始遵照愛爾文推薦的養生法，也明顯地感覺到身體越來越健康；重要的是，我們也發現自己越來越不容易得到感冒。

本書於1970年出版，我在序中寫道：延長50年的壽命？愛爾文醫生真是太誇張了；不過就我估計，至少需要2～3年的努力，才可能更進一步地控制傷風感冒及相關疾病。但很簡單的是，**人們只要吸收足量的維他命C就可以增進健康，進而使人們的平均壽命延長。**

我用了將近15年的時間研究這個領域，得出以下看法：**人們之所以能夠改善健康，延長壽命長達20～25年，其原因與攝取足量的維他命C及其他額外的維他命有關。** 我必須承認，我無法提出這個估計的證據；但是，我為什麼會有這些論點，也將會在之後的章節中說明。

1966～1970年間，我逐漸意識到，許多人對於維他命C是否能夠預防並改善感冒，仍存有強烈的爭議與對立。很多人相信維他命C能夠幫助預防感冒，但另一方面，大部分的醫生卻否認維他命在這方面的功效。例如1970年時，班傑明‧A‧柯根（Benjamin A. Kogan）醫生在一本非常卓越的書《健康》（Health）中，曾經談到感冒的治療方式：「無論研究中顯示在果汁中所存在的維他命C有多優質，它對於預防或減輕感冒是沒有助益的。」約翰‧M‧亞當斯醫生（John M. Adams）的書《病毒與感冒——現代瘟疫》（Viruses and Colds：the Modern Plague）裡面甚至沒有提到維他命C。其他許多由醫生寫的書都包含了類似的聲明，例如G‧T‧強森（G. T. Johnson）在1975年所寫的《找醫生之前，你應該知道的醫療保健》書中曾說：「我想再次強調——沒有任何的證據能夠支持維他命C可以防預感冒，頂多只有一些不嚴謹的證據，暗示維他命C也許可以減輕感冒的症狀。」

縮短感冒週期的驗證

恩斯特‧L‧溫德（Ernst L. Wynder）醫生於1981年在美國衛生保健基金會所出版的《健康之書》擔任編輯的時候，建議讀者不要大量攝取維他命；並認為，攝取大量（一天超過1,000毫克）維他命C可以防止感冒的證據相當薄弱。但是在這項聲明中仍然有一些進展，書中578頁說到：「雖然有些研究結果仍然具有爭議性，但是一些研究顯示：高劑量的維他命C能夠降低疾病持續的時間。」

　　1969年11月，《流行雜誌》（Mademoiselle）在專欄中描述我為高劑量維他命C的支持者，使我因而捲入一場維他命C的爭議風暴中。佛列德里克‧J‧史戴爾（Fredrick J. Stare）醫生是《Mademoiselle》雜誌尊崇的營養學界的權威，也是哈佛大學公共衛生學院營養學系的系主任。專欄中提到他如何駁斥我的意見，他提到：「早在20年前就有證明顯示，維他命C和感冒兩者之間毫無關係。再告訴你一個非常嚴謹的研究，有5,000名明尼蘇達大學的學生，其中一半給予服用高劑量維他命C，另一半服用安慰劑。這些實驗對象被持續追蹤了2年，而在他們的病歷裡面，感冒的頻率、嚴重性，以及持續的時間沒有任何差異。相反的，本來是一個禮拜長的感冒，因為大量消耗維他命C，反而造成揮之不去的症狀。」

　　史戴爾醫生所提到的研究是由考恩、迪耶西與貝克（Cowan, Diehi and Baker）三個人所執行，並於1942年發表出來的（參見第十三章）。當我仔細研究這篇報告後發現，此研究的實驗對象只有400位學生，並不是報告裡所寫的5,000位；甚至這個研究只進行了半年，而不是2年的時間。此外，研究中所使用的維他命C為一天200毫克，而這個劑量並非所謂的高劑量。再者，這篇研究報告中提到：「在得到感冒時使用維他命C的學生，比起沒有使用的學生的感冒縮短了31%。」

　　史戴爾醫生以及這個研究沒有重視「縮短31%的感冒週期」這件事，但這個數目是一個相當顯著的事實。這個發現讓我為了找到更多有力的線索而開始調查醫學文獻。在1967年8月的時候，我發現《營養評論期刊》中一篇簡短、未署名的文章提了維他命C和感冒的關係，結論說道：「在一個健康的人身上，實在找不到決定性的證據，可以證明大量攝取維他命C有保健或是任何治療感冒的效果；同樣也沒有證據可以說明維他命C有抗病毒，或有預防疾病的功效。」因此，史戴爾醫生引述營養學評論的文章並非偶然。

　　我仔細檢驗這篇文章提及的報告，發現這篇研究的基礎，幾乎和文章內所描述的結果全然不同。而考恩、迪耶西與貝克的研究結果，也與我所想的不謀而合，因為**有給予維他命C的實驗對象，與沒有攝取維他命C的實驗對象產生了差異性；也就是隨著維他命的用量漸增，也使得其中的差異性（縮短31%感冒週期）益顯增加。**

　　我們必須去問，為什麼經過了40年，醫生和權威一直對這個可以降低31%得到感冒的日子的物質如此興趣缺缺？我想這其中有幾個因素導致這樣的結果。其中一個原因，可能是人們想尋找可以百分之百對抗疾病的藥物，而不是只有31%

而已。（我必須提出，我不了解為什麼考恩、迪耶西與貝克不使用高劑量維他命C再做一次他們的實驗？）但即使我們已經知道維他命C擁有極微量的毒性，人們還是覺得對於維他命C的攝取量是愈少愈好；雖然這種謹慎的態度對於藥物、人體內的罕見物質，以及高毒性的物質是好的，卻不適用於維他命C。而另一個因素，也許是維他命C對於部分的藥廠而言，是一種自然、便宜，又有效，卻無法專利獨占的物質，所以無法點燃他們的興致。好不容易我們從經驗中發現了一種唾手可得，而且可以有效消除感冒的物質，就在眼前卻不自知，這是件多麼遺憾的事！

我的老朋友勒內·杜博斯（Ren Dubos）在他的書中指出：「並不是病毒和細菌致人於死，而是其他的東西奪走了人們的性命。當有傳染病疫情肆虐之時，有些人死亡，有些人則否，這其中的差別是什麼？是『差異性』從中作梗。我相信這樣的差異性是維他命C所造成的，因為缺乏維他命C的人使自己向傳染病屈服了。」

一般感冒及流行性感冒是由病毒造成而開始傳染的，有時候傳染病還會造成全世界的大流行；然而，在一些離群索居的地方，少數民族甚至會因此滅絕。如果能夠有效地使用維他命C作為預防和治療的手段，將可以在全世界大量減少因一般感冒及流行性感冒而死亡的悲劇。我能夠預見，也許在10年或20年之內，在這個世界的某些地方，會看到這些疾病不復存在。但是，只要世界上還有很多人遭受貧窮或營養不良的侵害，就會造成維他命C的缺乏，進而受到疾病的荼毒。

為了達到這樣的目的，社會大眾和病患的態度都必須改變。一個患有流感的人必須有自覺，自行與外界隔離，如此才能夠防止病毒傳染給別人；而社會也必須建立一種以不傷害他人為原則的共識。最近這些時間，我們都歷經了一個很好的轉變：就是吸菸者不但破壞了空氣品質，也讓身旁不吸菸的人感到困擾；同樣地，只要些許地改變我們的態度，認知到將病毒傳染給他人是不對的，如此便能夠造福社會大眾。

經過20年的研究以及教導大眾營養知識，我只要透過這些醫療專家的新發現和建議，就可以察覺出他們對於維他命C的態度。儘管官方的態度仍舊非常強硬，但是我已經看到許多醫生對於維他命C和其他維他命的態度有了極大的轉變，他們開始對於一些新得到的發現與證據有所回應；我也會在本書評論這些新的證據。這表示攝取維他命已經獲得廣泛的認可與迴響，只要能增進健康、減少疾病的發生、降低疾病的嚴重性，維他命攝取量的多寡將可視情況改變，而不會

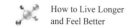

一直墨守成規，不思變通。

　　未來，這些知識會變得跟常識一樣，**每日維他命的滿足需求攝取量遠大於能從食物中所汲取的量**，即使選擇了維他命含量高的食物也不例外，這也是我們為什麼要吃新鮮水果和蔬菜的原因。雖然維他命隨手可得，但不表示您可以忽略對水果和蔬菜的攝取。80年前的科幻小說中描述了人們不吃一般食物，而是以一、兩片錠劑來代替進食的一個世界。在那個世界裡，為了維持生理機能，人們僅吃少許的維他命錠片，就可以獲取最大的攝取量，並遠遠超過蔬果所能提供的維他命；而那樣的目標，近在咫尺。

　　我們也許會問，現代營養學與分子生物學會帶領我們到什麼境界？但無論如何，我們的身體絕不會因為幾片的營養素和維他命就可以滿足的。由於我們的體內正在進行生物化學的過程，所以需要相當大量的燃料來提供足夠的能量幫助我們維持體溫，使身體機繼續運作。由於我們一日生活需要來自食物的熱量約為2,500大卡，為了獲取足夠的食物能量，我們必須消化吸收大約1磅重的澱粉與葡萄糖；此外，身體需要某些無法自行製造的脂肪。而蛋白質經過一天的工作，我們也需要補充足夠的蛋白質，以取代耗損的蛋白質。在下一章會繼續討論此種飲食方式，而且這不是吞幾片錠劑就能說明道盡的。

第四章
蛋白質、脂肪、碳水化合物與水分

　　生物體每天必須從身體以外獲得的物質攝入營養素,在組織中消化和吸收,以維持生物體的生長和保持其健康,提供能量,並取代消化後排出體外的物質。某些營養素需要大量存在生物體中,這些營養素稱為「**巨量元素**」(macronutrients),包括4種化合物——**蛋白質、脂肪、碳水化合物及水分**。其他物質,如微量營養素(micronutrients),只需要少量存在即可:像某些礦物質、維他命、必需脂肪酸和必需胺基酸(蛋白質的組成單位)。後者稱為「必需」,是因為生物體無法自行製造它們,雖然生物體可以自行生產其他脂肪和胺基酸。

蛋白質的功能

　　在這一章裡,我們會把焦點放在總體營養素上,並按照上面所列出的順序加以討論。人體含有數萬種基於不同功能和目的而存在的蛋白質:頭髮和指甲含有一種稱為「角蛋白」的纖維蛋白質;肌肉則是由「肌球蛋白」和「肌動蛋白」的纖維所組成的;另有一種纖維蛋白稱為「膠原蛋白」(Collagen),可以強化皮膚、血管、骨骼、牙齒,也是把不同器官和組織連結在一起的細胞間質黏合物質;球狀蛋白質存在於體液中,作用如同酵素,可加速生命體中各種必需的化學反應;某些蛋白質提供其他特殊功能,例如「血紅蛋白」,這種紅色蛋白質存在於血液中的紅血球細胞裡,負責將氧分子從肺部輸送到全身其他部位,這些部位

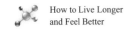

需要氧氣燃燒食物分子，藉以提供身體所需的能量。

　　蛋白質是長鏈的胺基酸基團，總共有超過20種以上，是由蛋白質鏈上不同胺基酸小分子的排列順序而決定。胺基酸是相當小的分子，由10～26個包含氫、碳、氮、氧和硫等原子所組成，至少有一個是氮原子。大多數蛋白質鏈含有數百個胺基酸基團。成人的血紅蛋白有4條分子鏈，2條為140個胺基酸基團的分子鏈，及2條146個胺基酸基團。正如人們預期的分子結構，蛋白質的特點是決定於胺基酸在鏈結上的組成序列，以及其三度空間的立體分子排列方式。最簡單、最自然的胺基酸立體結構為假設兩條完全相同，但不對稱的胺基酸鏈結，以同一個角度頭尾相接而形成的，這就是所謂的「α螺旋」。組成頭髮的角蛋白鏈像彈簧一樣盤繞在α螺旋上；在球狀蛋白質中，如血紅蛋白或胰蛋白酶的消化酶，有直線段及α螺旋圈，但整條鏈結又向自己折回而成為近似球形體；又例如蠶絲蛋白中，其分子鏈結形狀會向外延伸到幾乎最長的長度。

　　不同種動物體內的相同蛋白質，胺基酸的序列組成都不相同。所有哺乳動物血液裡的紅血球細胞中都含有血紅蛋白（hemoglobin），但這些血紅蛋白分子的胺基酸序列都不相同。正因為不同動物血液中的蛋白質不同（血液中的碳水化合物也不同），所以我們無法從其他不同物種的動物身上安全地輸血給人類。正如1900年卡爾‧蘭德斯泰納（Karl Landsteiner）博士發現：不同人之間，血液也可能不完全相同，這種不同會造成一人輸血給另一人時，接受血液的一方致命的危險，除非驗血顯示兩人有相同的血型。

　　當我們吃的食物在胃和小腸被消化時，蛋白質分子會經消化酶作用而被分解，其基本組成胺基酸。這種食物中的蛋白質分子（從肉、魚、蔬菜、穀物、乳酪和牛奶來的）太大了，以致於它們無法穿過腸壁進入血液。但小分子的胺基酸，以及從澱粉類長鏈碳水化合物分解而來的葡萄糖則可以通過，血液會攜帶這些小分子給全身各部位的組織。它們進入細胞後，胺基酸會再遵行各組織細胞的細胞核裡決定人類蛋白質特性的去氧核糖核酸（DNA）上之胺基酸的排列順序，重組為長鏈分子。

　　我們的身體持續不斷地消耗及更新。例如，我們的紅血球壽命只有1個月左右，然後它們會被分解，血紅蛋白分子再度被分解成胺基酸。其中有一些胺基酸用來製造新的蛋白質分子，但有一些會被氧化成水、二氧化碳，和從尿液中排出的含氮尿素。因為有些胺基酸以這種方式被用作燃料，**所以我們的身體只攝取一點**

胺基酸就可以保持胺基酸平衡（通常稱為「氮平衡」）；也就是說，吃一些蛋白質即可。孩童攝取過多蛋白質會停止生長，當蛋白質攝取嚴重不足時，即使已攝取足量的脂肪和碳水化合物，也可能導致兒童及成人死於蛋白質不足的飢餓。蛋白質不足的飢餓被稱為「惡性營養不良」（此字源於非洲某個高度食用玉米的地區）。消瘦是人體能量不足，消瘦—惡性營養不良（rnarasmus-kwashiorkor）都包含飲食中營養素的不足。這些疾病造成在人口過多和未開發國家，甚至於一些富裕國家裡許多人的死亡。

一個成年人的胺基酸平衡所需的蛋白質和體重成正比例，**大約每公斤體重需0.45公克蛋白質**，也就是每磅需0.20克。食物與營養委員會的建議攝取量比其多了30%，也就是成人每磅體重需0.26克蛋白質，嬰兒每磅約需1.0克，幼兒約每磅0.60克，較大兒童和青少年每磅約需0.50或0.40克。

大多數成年美國人攝取的蛋白質高於建議攝取量2～3倍。那些不需要用作形成新蛋白質分子的多餘蛋白質攝取量，就會伴隨著脂肪和碳水化合物一起被燃燒而用作人體的能量，這些多餘的蛋白質可能對正常健康的人體沒有傷害。**高攝入蛋白質，意味著有大量的尿素必須從尿液中排出，而排泄尿素需由腎臟負責此工作，因此增加蛋白質攝入會增加腎臟的負擔。腎功能受損的人，如那些只有一個腎或罹患腎炎的人，限制胺基酸平衡機制所需的蛋白質攝取量，可進一步避免腎功能的損害。但必須注意不要低於這個攝取量。**

脂肪的重要性

雖然所有的胺基酸都存在於人體的蛋白質中，但不是所有的胺基酸都需要從食物中攝取，因為其中大部分是由身體所製造的。那些人體無法自行合成，必須由食物中攝取的胺基酸，稱為「必需胺基酸」，包括組胺酸、亮胺酸、異亮胺酸、賴胺酸、蛋胺酸、苯丙胺酸、蘇胺酸、色胺酸及纈胺酸。一名成年年輕男性所需的分量從每天0.5克色胺酸，到每天2.2克的亮胺酸、蛋氨酸及苯丙胺酸。這些分量須從混合飲食中獲得，包括富含動物性蛋白質的肉類、魚類及蛋類，而不是素食餐，因為**素食餐中的賴胺酸和蛋胺酸含量可能偏低**。眾所周知，脂肪是什麼——包含豬脂肪（豬油）、牛脂肪或羊脂肪。脂肪有油膩觸感，且為非水溶性物質，它也是食品和人體的一個重要的構成要素。脂肪的化學特性是在西元1820

年由一名法國化學家米歇爾‧尤金‧雪弗（Michel Eugene Chevreul）所發現，他於1889年逝世，享年103歲。（我假設他並不胖，否則他也不會如此長壽。）羅馬作家普林尼在他一本關於自然歷史的著作中提到，德國人製作肥皂溶液的方法是煮沸脂肪與植物灰燼（鉀鹽化合物）。瑞典化學家舍勒於1779年發現，洗滌劑溶液中不僅包含肥皂（脂肪酸中的鉀鹽），也包含一種油膩及帶甜味的水溶性液體，我們現在稱之為「丙三醇或甘油」。

雪弗發現，脂肪的分子組成由甘油連接三個脂肪酸分子。舉一個具代表性的脂肪三酸甘油酯（tripalmitate）為例，它的原子組成圖解是這樣的：

$$H_2C—OOC（CH_2）_{14}CH_3$$

$$|$$

$$HC—OOC（CH_2）_{14}CH_3$$

$$|$$

$$H_2C—OOC（CH_2）_{14}CH_3$$

這種脂肪稱作被氫（H）「飽和」的脂肪，因為氫原子占據了沒有接在其他碳原子或氧原子的四個碳原子鍵結上。其他飽和脂肪有更少或更多的甲基團（CH_2）分子在烴基那側的鏈結上。不飽和脂肪有較少的氫原子，也就是說，它們不被氫原子接滿。液態脂肪（油類）比固態脂肪具有更多的不飽和側鏈。

這些脂肪分子被稱為「三酸甘油酯」。當您收到一份血液分析報告時，該報告裡的數值可能包含總膽固醇、高密度脂蛋白、低密度脂蛋白和三酸甘油酯。三酸甘油酯其實是量測血漿中脂肪的量，而膽固醇、高密度脂蛋白、低密度脂蛋白是人體處理脂肪過程中產生的分子。

脂肪是飲食中作為代謝產生能量來源的重要組成成分，它同時也幫助移動脂溶性維他命從腸壁進入血液。

1929年，人們發現如果只吃含飽和脂肪的飲食，幼鼠會生長緩慢、腎臟惡化，以及不孕。1930～1956年間，不同的研究人員都發現7種不飽和脂肪酸，即使是少量，對於老鼠及其他動物的正常生長及生命延續都是必需的，同時是必不可少的；同理，推測人類也需要攝取這些必需脂肪酸。只有在少數一些的觀察發現，人類若食用非常低脂肪的飲食，會表現出一種不正常的基礎代謝率，亦會增加感染的發生率，並且容易產生皮膚炎。我們相信，含有一般量脂肪的飲食中就

可提供足夠的必需脂肪酸。然而**有一些證據顯示，增加攝取其中的兩種脂肪酸——亞麻油酸和γ-亞麻酸，對於粥狀動脈硬化和癌症可能具有預防保護的價值**。

碳水化合物的功能

為何被稱作「碳水化合物」？是因為化學家發現，這些物質（各種糖、澱粉、肝醣、纖維素）的分子式中都含有碳及水，也就是水合碳（hydrated carbon），例如，葡萄糖和果糖的分子式是$C_6H_{12}O_6$，蔗糖是$C_{12}H_{22}O_{11}$。事實上，這些物質中並沒有水分子，相反的，有碳原子和一個或兩個氫原子會與氧原及羥基（OH）接在鏈結上。

澱粉是典型的碳水化合物類食物。它存在於所有水果和蔬菜中，每日攝入300克就可提供50%的平均每日所需能量。我們食物中的碳水化合物，最主要的功能就是提供能量。許多水果和某些蔬菜也含有足夠像葡萄糖和果糖的單醣類，以及同時含有葡萄糖及果糖的雙醣類如蔗糖，及一般較大分子醣類。

當澱粉被唾液和胃液消化時，它會與水結合，並水解形成小分子葡萄糖，它們可以穿過腸壁進入血液，並經由血液輸送到全身細胞。在全身組織中，它們被燃燒以提供生物體生化機制運作所需的能量，所以人體才能做工作，而且可以保暖。存在於食物中的葡萄糖也可以直接進入血液，並以同樣的方式處理。百萬年來，人類和他們的祖先已經習慣每天代謝約300克的葡萄糖（主要來自澱粉質食品）來產生能量。

果糖危機

果糖（fructose）的狀況不同於葡萄糖。人類一直會攝取某些果糖，如部分飲食中攝取的水果和蜂蜜。直到大約2百年前的平均每日果糖攝取量還很小，只有8克左右，但是從甜菜和甘蔗所能獲取的普通糖類（蔗糖）開始容易取得後，每人每日的果糖攝取量幾乎增加了10倍，達到約每天75克。

此大量增加的果糖攝取量是因為**當蔗糖進入人體進行水解反應後，會形成等量的葡萄糖和果糖**。每100克蔗糖分解後會生成53克葡萄糖及53克果糖，這就是為什麼它被稱作雙醣。在美國，我們每年食用約100磅的糖（蔗糖），換算成每天則為

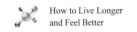

125克，當它被消化後，每天會產生66克果糖。以每日從水果和蜂蜜攝取到約8克的果糖，每天平均果糖攝入量就可到74克。

我們的身體已經習慣每天只代謝8克果糖，因此將近增加10倍的攝取量會導致身體健康的問題也不足為奇了。幾乎無疑問的，僅在上個世紀就發現大量增加的果糖攝取量，就是造成許多人類疾病的主因，在第六章將做進一步討論。

飲水與腎功能

水是第四大主要營養素。**生命每日所需的水量約1公升（L），部分用來產生帶走從腎臟裡200萬基本組成單位（腎元）中過濾出的血液有害物質而形成的尿液**。最好的健康保健之道是每日攝取較大水量，最好3公升左右（超過3夸脫）是必需的。良好的習慣是每小時喝一杯水。不含酒精類的飲料可提供水分，可是不建議飲用，因為內含的糖或糖的替代品；蘇打水、柳橙汁，及其他水果果汁是水分的良好來源，啤酒也是，但須限制飲用量。

要大量攝入水分的其中一個原因是因為如此可產生大量尿液，這可以減少對腎臟的負擔，因為腎臟要排出稀釋尿液的工作負擔比排泄濃縮尿液來得輕，這對腎功能受損的人特別重要。

另一個原因是，多攝入水分，各種元素在體液外就較少機會形成結晶體。痛風導因於尿酸鈉在關節和肌腱處形成結晶，而假性痛風的形成則是因二羥焦磷酸鈣形成類似的結晶。泌尿系結石（腎結石）是因為蛋白質間質中大量生成的結晶體而造成的，該晶體是鈣和鎂的磷酸鹽和尿酸鹽，或較少見的胱胺酸鹽。約1%的人容易生成這些結石，要避免結石的形成，可以大量攝取水分，絕不要讓尿液量下降。

各種類型的食品，如肉類、魚類、水果、蔬菜、穀物和堅果、乳製品，都具有提供蛋白質、脂肪、碳水化合物、礦物質、維他命，及其他有價值的微量營養素，如γ-胺基酸、膽鹼、卵磷脂和輔酶的價值。這些重要的營養素成分在不同的食物中是不同的，明智的選擇是食用多樣化的飲食，食用其中一種吸引你胃口的，並補充重要的維他命和礦物質，以便讓各營養素在體內維持最適當的總量。

肉類和魚類的攝取必須少量，以保持總蛋白質攝入量低到建議值即可，也就

是每公斤體重0.8克。

奶蛋素食者，也就是只吃雞蛋和牛奶，不吃肉和魚的人，可補充維他命和礦物質以保持身體健康。嚴格素食者需要小心選擇蔬菜食品，以確保他們有適當攝取可提供必需胺基酸的蔬菜，因為大多數蔬菜中，只有少部分存在身體所需的胺基酸。

脂肪的攝取量必須被限制，但應該吃足量以提供必需的脂肪。

水果、蔬菜、穀物和堅果等，應該吃相當多的種類和數量。水果和蔬菜提供某些蛋白質和脂肪、大量的碳水化合物，及維他命、礦物質和其他微量營養素。在過去幾世紀裡，高攝入量是必要的，以提供這些營養素的最低總量，以及用碳水化合物來提供能量。在現代營養學的新時代裡，人類必須攝入的維他命總量，可非常方便地從水果和蔬菜中獲得，亦可自其他維他命補充劑補充，也就是本書所討論的。然而，以天然健康的方式攝入水果和蔬菜來補充維他命才是明智之舉。

種子和堅果的維他命含量低，但含高蛋白質、脂肪以及碳水化合物和總體能量。例如，1盎司杏仁果零食提供180大卡熱量（仟卡）、5克蛋白質、16克脂肪，以及6克碳水化合物。類似的花生零食提供170大卡熱量、7克蛋白質、14克脂肪，以及5克的碳水化合物。

碳水化合物的食用量，應減量至允許攝入的脂肪被燃燒被充分燃燒分解，而不是過量攝取導致堆積在體內。你可能要限制酒精和堅果等零食的攝取，以及用餐的分量。**蔗糖的攝取（包括砂糖、紅糖、粗糖、蜂蜜、糖果、甜點）應保持少量。**玉米糖漿由葡萄糖組成，它是一個可以接受的增甜劑，除非其中有添加蔗糖來增加甜味——你可以檢查標籤。

第五章
食物是體溫及能量來源

　　人類的其中兩個特徵是：有工作能力，並能在寒冷的環境中保持溫暖。而食物中的能量來源，正是工作和保暖所需。

　　許多我們從食物攝取之後又進入血液的物質，亦即脂肪、胺基酸以及碳水化合物，在我們身體組織和器官細胞裡的粒線體中被燃燒，以提供用來進行生化反應的能量。這些生化反應包括：產生於肌肉以讓我們進行體力工作的生化反應，與產生熱能以使我們保持體溫的生化反應。這個燃燒過程受到酶的催化作用，將燃料分子和透過血液散布在身體各處的氧氣分子結合在一起。氫原子燃燒成水（H_2O）、碳原子燃燒成二氧化碳（CO_2），然後被運送到肺部並被呼出；氮原子形成尿素（H_4N_2CO），透過尿液排泄出來。

　　男性每天平均所需要的食物能量為2,000～3,500大卡（仟卡），女性為1,600～2,400大卡；年輕人會需要多一點，年長者會需要少一點。2,500大卡這個量是每日平均量。

　　這份能量足以加熱一個裝滿水的浴缸（將25加侖的水的溫度從華氏50度加熱到華氏100度），如果它能全部用來工作，便可將一個1,400磅（約635公斤）的砝碼載運至一哩（約1,600公尺）高的山頂上。有了這樣的數字概念，我們可以理解，我們在冬天所需要的食物比夏天多，在寒冷氣候中所需要的食物比在溫暖氣候中多，繁重的體力工作或激烈的運動也會增加對食物的需求。

　　食物能量的觀念在1842年由一位年輕的德國物理學家朱利葉斯‧羅伯特‧梅

耶（1814-1878）所發現。他曾在一艘前往爪哇島的荷蘭船隻上擔任外科醫師，當時他很好奇，為什麼每天工作量都差不多的水手們，在印度洋吃的食物比在北海少得多？也很好奇為什麼勤勞工作的水手們吃得比他們的長官多？最後他的結論是，一個人所攝取的食物提供了一定程度的能量，這些能量不是用來保暖就是用來工作。

在同一時間，英國物理學家詹姆斯‧普雷斯科特‧焦耳進行了一個實驗（發表於1843年），以決定工作和熱量的關係。這兩位思慮周詳的科學家發現了非常重要的物理定律，即所謂的「能量守恆定律」（conservation of energy）。

藉由燃燒一特定重量的食物，並測量其所釋放出來的熱，可決定一份食物的能量。以100克（g，或3又1/2盎司）的食物作為基準而給予數值是很方便的作法。**每100克脂肪的能量值為900大卡，每100克澱粉的能量值為415大卡，每100克蛋白質的能量值為430大卡。糖分的能量值稍小於澱粉的能量值：每100克蔗糖、乳糖（牛奶糖）、麥芽糖（藉由酶的作用從澱粉產生的雙醣）的能量值為395大卡，每100克葡萄糖和果糖的能量值為375大卡。**

下表是針對脂肪、蛋白質及碳水化合物的能量比例所設定的能量值，飲食方式包括一般美國人的飲食（第二種飲食法不等同於一般美國人的飲食方式），以及介於其之間的飲食方式。第三種飲食方式推薦攝取量介於以上兩者之間。

假設一份飲食所提供的熱量有10%來自蛋白質，而這份飲食的熱量是2,500大卡，那麼蛋白質的攝取量就是58克。為了要把蛋白質的攝取量降低到這個標準，我們就必須控制每天魚和肉類吃進去的量。半磅的牛排提供的蛋白質高於58克，已超過一天所需的蛋白質攝取量；因此，吃下半磅牛排就沒有攝取其他種類蛋白質的空間了。

一顆蛋提供6克的蛋白質，一杯牛奶提供8克的蛋白質，一片麵包提供3克的蛋白質，一份烘豆提供8克的蛋白質，一份馬鈴薯、綠色豆類或其他蔬菜提供2～6克的蛋白質，一份早餐麥片提供4～8克的蛋白質。羊肉、豬肉和魚肉含有15～20%的蛋白質，牛肉約含有30%；肉類和魚類的攝取應維持在大約每天1/4磅左右。也許以上建議的飲食方式所提供的最大好處是：減少了蔗糖及一般糖分的攝取，這將在下一章進行討論。

一些飲食的能量分佈

	目前美國的飲食	飲食目標[1]	中等飲食
脂肪	42 %	30 %	40 %（1000千卡/日）
蛋白質	12 %	12 %	10 %（250千卡/日）
醣類	46 %	58 %	50 %（1250千卡/日）
澱粉	20 %	38 %	30 %
天然糖份	6 %	10 %	10 %
蔗糖	20 %	10 %	10 %
總計	100 %	100 %	100 %（2500千卡/日）

[1] 屬於美國人的飲食目標。美國參議院營養問題特別委員會。美國政府印刷局，華盛頓特區（1976年）。

斯特凡松的實驗

半世紀以前，北極探險家斯特凡松（Vilhjalmur Stefansson）對於肉類在飲食中的價值產生了極大興趣。他於1879年出生在加拿大馬尼托巴省，父母親是冰島人。斯特凡松只有一、兩歲時，由於當地發生饑荒，他（和他父母）主要以魚肉為食物，如此維持了1年。當他從愛荷華大學畢業、在哈佛大學攻讀人類學3年，並去冰島進行考古調查2次之後，於1905年展開了他的北極研究。他花了1年的時間和愛斯基摩人住在一起，學習他們的語言和文化，並做出結論：像愛斯基摩人那種只吃肉的飲食方式，是有可能保持水準以上的健康的。

他在1926年之前的11年半都待在北極圈的日子裡，有9年都以肉為主食；期間，除了肉之外，其他食物都不吃的時間高達9個月。1922年，針對當年正值43歲的他，做了一份研究，該研究顯示出，他的健康狀態正如他的年齡應該有的狀態（Lieb,1926），例如他的血壓為115/55。斯特凡松後來享年82歲。

由於斯特凡松這個有可能只吃肉就能維持健康的說法，1927年，一個精心策劃的實驗，透過斯特凡松和另一位北極探險家展開。一年之內，兩位探險家完全只吃肉類（牛肉、羊肉、小牛肉、豬肉、雞肉的肥肉和瘦肉部分，以及有時加入的肝、腎、腦、培根和骨髓）而已。當斯特凡松在旅行時難以得到肉類時，也吃了一些雞蛋、牛油及魚肉。肉通常是川燙或燉煮，不過他們有時會吃生髓，但不

喝牛奶。他們前6個月在醫院接受觀察，然後繼續日常的活動，並堅持這樣的飲食；他們報告說，他們沒有對其他食品的渴求。然而，斯特凡松在他的自傳《發現》（1962年）中描述，他們抱怨煮羊肉不像麝香牛、馴鹿或山羊那樣好吃。他們被仔細研究了一整年，最後的結論是，他們年底的健康狀況就跟年初一樣好。

這種飲食在一天之中包含了約230克的脂肪、120克的蛋白質，以及只有5～10克的碳水化合物。高動物脂肪的攝取量似乎沒有傷害到他們（托里和蒙圖，1931年）。雖然葡萄糖耐受性在年底時很低，但藉由綜合飲食，在兩星期之內恢復了正常。

值得注意的是，他們沒有因為這種只吃肉的飲食方式而罹患維他命缺乏症。理論上，新鮮的肉類會含有最低限度應該攝取的維他命C及他種維他命。據斯特凡松（1918年）說，17名在加拿大北極圈探險的成員中，有3名於1916～1917年的冬天罹患壞血症。這3個人曾經一直吃上一個遠征隊所留下的囤積食物，他們罹患了壞血症，但其他只吃新鮮肉類的人並沒有。

我不認為只攝取肉類的飲食是最好的，即使新鮮的肉類可以單獨提供最低額度的所有營養物質和足以供應大部分能量的脂肪。維他命補充劑、綜合飲食，以及糖分攝取有所節制，才能擁有最佳健康。

斯特凡松的經驗關聯到大眾對脂肪攝取的焦慮。這個焦慮於1955年被喚起，當時的總統德懷特·大衛·艾森豪（Dwight David Eisenhower）患有冠狀動脈阻塞，總統的心臟科醫師，亦即哈佛醫學院的保羅·達德利·懷特（Paul Dudley White），藉機教育大眾關於膽固醇在動脈粥樣硬化中的作用，並建議減少攝取含有脂肪的食物。斯特凡松受到啟發，於是以他透過高脂肪飲食所擁有的健康，及他對知之甚詳的愛斯基摩人的觀察，來挑戰保羅·達德利·懷特的論點。他最後很巧妙地問了一個問題：「我們吃碳水化合物、脂肪和蛋白質，我們用硝石、硫磺和木炭製造火藥，我們怎能說哪件事是真正產生爆炸的理由？」保羅·達德利·懷特收回了他的教條式信仰，並為斯特凡松關於自身飲食冒險的新版報告寫了一篇精鍊的序言，這份報告的標題是「那塊土地的肥美脂肪」（The Fat of the Land）。

關於酒精的能量含量，將會在下一章進行討論。

第六章
兩項源自飲食的問題

　　眾多因飲食缺乏必需營養素所產生的缺乏性疾病，使得營養學學生開始認識微量營養素（維生素、礦物質等），及它們在健康生物體中運作的各種方式。當今世界上富裕而飽足的工業國家中，營養科學正在研究，要如何戰勝那些因主要營養素（碳水化合物、蛋白質、脂肪）過度充足，並非缺乏的病症，為肥胖症和動脈粥樣硬化這兩個最常見的病症做出努力；如果可能的話，所產生的爭議將會多過為了微量營養素議題而做的努力，特別是那些為了維他命議題所做的努力。

　　肥胖是嚴重超重、過度臃腫，且大大超過一個人的正常體重及體型的狀態，它對很多人構成嚴重的問題。

　　對身高5～6呎的女性來說，正常體重在116～155磅之間，有時因體型的特殊情況而多出或減少10～15磅。對身高5呎4吋～6呎4吋的男性來說，範圍在135～185磅之間，有時多出或減少15～20磅。**超重25%通常伴隨一些不便，超重40%會有更高的發病率，超重50%會導致很多不便，有2倍以上的發病率，而且預期壽命將減少10年**（鮑林，1958年）。

　　在過去的幾世紀與幾千年以來，人體中貯存的脂肪一直提供著重要的功能。當時食物常常不是穩定規律地被供給，當手邊有豐足的食物，例如殺了一頭乳齒象，人們就盡可能的吃到最多。蛋白質（多餘的胺基酸）與碳水化合物（葡萄糖）在身體細胞內被燃燒，以提供所需要的能量，脂肪被貯存在皮膚底下以及身體的其他部位，之後萬一食物變稀少了，為了防止挨餓而死，可燃燒該脂肪。

我們可以結論出，阻止過多的脂肪堆積的方法是，根據每天身體熱量和工作所需的量，限制所有食物——蛋白質、碳水化合物及脂肪——的攝取量。僅限制一種食物所得到的助益很少，即使限制了脂肪量，仍有些脂肪會出現在食物中，如果有足夠的碳水化合物提供身體所需要的能量，這些脂肪會堆積下來並導致肥胖。

輕食餐或時尚飲食並不能解決肥胖問題，因為這些飲食內容是令人不愉快而且惹人厭煩，以致於有肥胖問題的人很快就放棄了。任何一種成功的治療法，是可以年復一年地被遵循運用的。為了使人能持續遵循，**飲食內容應該可以引發食慾**，它並不是那種用來控制身體體重的食物，而是與身高、體型及運動量有關的總食物熱量。食物應該要能讓人感到愉悅，但吃下去的分量必須有所限制。

減重不用挨餓

布萊恩・萊博維茨（Brian Leibovitz）在他1984年所出版的書中強調過這一點，並批評了各種為了控制體重並改善健康的時尚飲食，他的代表性言論是針對「普里特金低脂療法」（Pritikin diet）的論述。在納森・普里特金（Nathan Pritikin）的著作《普里特金的承諾：28天獲致更佳的健康與長壽》（The Pritikin Promise:28Days to a Longer；Healthier Life）一書的封套上，有著以下一些需要誠守的原則：

按照我的安全28天飲食法和運動計畫，我向您保證：

您會感覺每天真正活著；

罹患心臟病、糖尿病、高血壓、乳癌和結腸癌的風險會降低；

您不用挨餓就能減重。

萊博維茨的評論是：

普里特金的飲食計畫為低蛋白、低脂且高碳水化合物的養生法，它的優點是它強調了非精緻食物的重要性。在普里特金的飲食計畫中，油脂、奶油、鹽、糖及紅肉是不能攝取的；由於奶油和油脂皆不能攝取，所以食物必須經過燒烤或蒸煮。普里特金低脂療法雖然基本上很可靠，卻有兩個主要的缺點。首先，不一定要採取那麼斯巴達式的態度。雖然有很好的理由減少肉類、乳製品、油脂、奶油、鹽及糖等的攝取，但不一定要將它們完全從飲食中去除。根據我的經驗，這

6
兩項源自飲食的問題

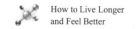

樣的作法太嚴苛了，導致很多嘗試「普里特金低脂療法」的人很難堅持下去。

這個故事告訴我們——不要走極端。例如，**不要採用單一食物的飲食法**，比如「禪宗組飲食法」，這種飲食法是將食物逐漸去除到只吃糙米飯，但遵守這種飲食法可能會導致死亡。請回過頭來採用某些你覺得合理且滿意的飲食習慣，以使你能年復一年地堅持下去。

在流行節食和難以遵守時尚餐飲而導致焦慮的作用下，產生了一個共同的悲慘結果——**神經性厭食症**（anorexia nervosa），尤其是一些青春期少女。估計約5～20%患有神經性厭食症的青少年（95%為女性）死於蛋白質、熱量及維他命的缺乏。常常，年輕人先是狼吞虎嚥，但一頓大餐之後卻引發嘔吐（稱為貪食症）。這種和貧窮或食物稀少不相關的病症，似乎是基於心理上對超重的恐懼。厭食症是一種很嚴重的疾病，病人需接受專家治療，包括心理治療。

很多作法可以在不嚴重干擾生活享受的情況下改善健康。一個合理的飲食控制法就是其中一種作法，另一個作法則是規律地使用維他命與礦物質補充劑，這正是本書的主題。

在進行體重控制時，有一點不容忘記——酒精是一種食品。**可飲用酒精，亦即乙醇（C_2H_5OH），具有相當高的燃燒熱，其為每100克700大卡熱量（kcal），比碳水化合物的燃燒熱（400大卡）還接近脂肪的燃燒熱（900大卡）。**一小杯（1.5盎司）的烈酒（酒精純度為80～100），提供了100～120大卡的燃燒熱；一品脫的啤酒提供160大卡；一杯葡萄酒提供100～150大卡。因此，一個飲酒適量的人，若一天喝2～3杯酒，可能會從酒精攝取到300～400大卡的食物熱量；而一個大量飲酒的人，則可能會攝取到1,000～1,500大卡，此量高達一般人每日熱量需求的一半。

結果是，大量飲酒的人會變胖，即使是適度飲酒者也有較容易變胖的傾向。若要減重，您需要減少的不只是蛋白質、碳水化合物及脂肪的攝取，還要減少酒精的攝取。

另一個大量攝取酒精的結果是，飲酒者吃得不多，除非他們額外補充維他命和礦物質，否則可能開始會有維他命和礦物質攝取不足的情況。在一項對加州聖馬帝歐縣（San Mateo County）隨機選取的居民所做的研究當中，H・D・喬普和L・伯斯洛（H. D. Chope and L. Breslow）發現，**飲酒適量的人比滴酒不沾的人健康；**但大量飲酒的人，亦即一天喝4杯酒以上的人，比較不健康（H・D・喬普和L・伯斯洛，1955年）。其中有一部分人健康狀況不佳，可能是缺乏維他命和礦物質的結果。

特別是在美國，幾乎所有人都聽說過，**頭號死亡原因——心臟和循環系統相關疾病的發生**，一直都和血管中的脂肪含量有關。既然具備了這個知識，幾乎每個人都會接受很多內科醫師和大多數營養師曾提出的論述，亦即血管中的高濃度脂肪，乃是由飲食中的高脂肪攝取量所引起的。

認清誰才是心血管疾病的元凶

曾為倫敦大學伊麗莎白女王學院生理學教授（1945～1954年），及營養暨飲食學教授（1954～1971年），而現為營養學名譽教授的約翰·尤德金（John Yudkin）有不同的看法。他在一系列的科學論文，以及尤德金、愛德曼和霍夫（Yudkin, Edelman and Hough）於1971年所編輯的《糖：蔗糖的化學、生物學和營養學面向》一書中，提出了他的觀點。他在他1972年出版的《甜蜜與危險》書中，為一般大眾綜述了他的發現。

尤德金針對脂肪追蹤受到廣泛支持的理論，他找到一份明尼蘇達大學的安克爾·凱斯（Ancel Keys）的論文「在1953年」。尤德金寫道：「凱斯讓大家注意到，在6個不同的國家，有一個高度暗示性的關聯，存在於脂肪的攝取和死於冠狀動脈心臟病的比率之間。這當然是對心臟疾病研究所做出的其中一個最重要的貢獻。這使全世界其他研究工作者提出了堆積如山的研究報告；它改變了幾十萬人的飲食生活，而且為採用這些特殊飲食內容的食品生產者賺進了巨額收入。」

一般大眾所接受的主張為，冠狀動脈心臟病是由高度攝取動物性脂肪（飽和脂肪）和攝取含有膽固醇的食物所引起的，跟這種主張不同的是，尤德金本身表示，對相同的國家而言，**冠狀動脈心臟病和糖分攝取量之間的關聯性，大於它與脂肪攝取之間的關聯性**。他發現，罹患冠狀動脈心臟病的人，平時都比那些沒有罹患冠狀動脈心臟病的人，攝取更多蔗糖或一般糖，而且他也表明：「在罹病者和未罹病者之間，並未顯示出在脂肪攝取上的差異，但這絕不會使凱斯博士和他的同事們在研究上做出任何讓步。」【註】

【編審譯註】：

研究顯示，過多糖份的攝取會使人體因為醣化作用而造成膠原蛋白斷裂，導致血管與心肌的彈性不足，而導致更多的中風與心血管疾病。

尤德金的觀察已被弗萊明漢（Framingham）在麻薩諸塞州針對人口所做的大規模且長期的流行病學研究證實，這個研究由國立衛生研究院贊助，未顯示出脂肪攝取和心臟疾病發病率之間的關聯性。儘管如此，可能一部分的原因是，巨大的經濟利益建立在食物中的脂肪、膽固醇及血液之間的關聯性，亦即在醫師建議及大眾心中的那個天真的一對一的關聯性。當我們讀到第十七章，就會知道這個觀念很難被抹滅。

冠狀動脈心臟病在75年前很少見，在今天是主要的死亡原因。1957年，尤德金提出了一個研究報告，其顯示出冠狀動脈心臟病在15個國家的死亡率與糖的平均攝取量之間的關聯性。每年的冠狀動脈心臟病死亡率穩定地從每10萬人之中的因每年糖分攝取量達20磅的60人增加到因每年糖分攝取量達120磅的300人，然後情況更嚴重地增加到因每年糖分攝取量達150磅的750人。在1964年和1967年，尤德金和他們同事報告了兩項研究結果，該研究是關於在倫敦患有心肌梗死或周邊動脈疾病的65位男性病人（在罹患該疾病的幾年以前的某段期間）和58位男性控制組受試者的蔗糖平均攝取量，在男性控制組受試者中，有些人健康良好，有些人因其他疾病住院。患有冠狀動脈心臟病的病人在45～65歲之間，平均年齡為56.1歲，而控制組受試者也在相同的年齡範圍，平均年齡為55.1。

患有心血管疾病的人的平均糖分攝取量為每年140磅，對照組則為每年80磅。這個差異有非常高的統計顯著性，所計算出的信賴水準大於99.999%。我們因此結論出，在45～65歲的年齡範圍內，糖分攝取量大的人罹患心臟疾病的機會比那些糖分攝取量小的人大很多。另一個研究顯出的結果基本上是相同。

尤德金的成果曾被批評，理由是，他藉由對住院後3星期內的病人，詢問他們平常的飲食習慣，來決定出糖分攝取量的這個方法並不可靠。他於是進行了一個研究來檢驗這個觀點，結論出這個方法，和營養師們平常使用的所謂更精緻的方法一樣可靠。

冠狀動脈心臟病包括的疾病有**心絞痛**，心絞痛的顯著症狀肯定不會被前幾個世紀的醫師忽略，所以它應該是一種現代疾病，它僅在過去100年內出現在醫學文獻中。**這個疾病正在升高的發病率，與正在升高的糖分攝取量密切相關，和動物性脂肪（飽和脂肪）或總脂肪攝取量完全沒關係。**

尤德金引用了好幾個研究，這些研究強烈指出，扮演心臟疾病元凶角色的是蔗糖，而不是動物性脂肪。A・M・科恩（A. M. Cohen）博士在耶路撒冷發現，

曾住在以色列只有10年或少於10年的葉門猶太人，很少人得到冠狀動脈心臟病，然而那些住在以色列25年的猶太人卻有很高的發病率。在葉門，他們吃很多的動物性脂肪和很少的糖；而在以色列，他們採取當地慣用的高糖飲食方式。這個觀察清楚地顯示出，一個攝取很多動物性脂肪的飲食方式，並不一定會導致冠狀動脈心臟病的高發病率；而且，它支持了尤德金的結論，亦即攝取很多糖的飲食方式會導致冠狀動脈心臟病。

此外，東非馬賽部落和桑布魯部落的飲食大多是牛奶和肉類，所以攝取了很多動物性脂肪；儘管如此，他們很少人得到冠狀動脈心臟病。過去，在整個南非的黑人人口中，幾乎沒有人得冠狀動脈心臟病；但是近10年來，他們的糖分攝取量大大地增高，於是冠狀動脈心臟病的發病率也快速增高。

有一個流行病學證據顯示，就算不存在於飲食之中，血液中的膽固醇量與心臟疾病的發病率俱有說服力的關聯性，這個證據逐漸被接受。當膽固醇水平下降時，冠狀動脈心臟病的發病率也下降。曾被建議來降低膽固醇的方法是：減少蛋、肉類及其他含有膽固醇的食物的攝取量。但是，從食物中所攝取的膽固醇並未直接進入血液中，所以也許採取另一種作法會比降低膽固醇的攝取量好得多，這個作法就是減少攝取在我們體內用來合成膽固醇的物質的攝取量。尤德金已經充滿說服力地將蔗糖歸類為這一類的物質。

正如在第四章中所解釋的，蔗糖經新陳代謝的第一步驟之後，產生大量的葡萄糖和果糖。葡萄糖直接進入細胞中許多新陳代謝循環，這些代謝循環產生能量，以投入身體細胞的生化機制。**果糖**某部分的代謝經由另一個不同的路線，以產生**醋酸**，作為我們在**肝臟細胞合成的膽固醇**的前體。

在臨床研究中已顯示出，蔗糖的攝取會導致血液中的膽固醇濃度增加。這個重要的研究是米爾頓‧威尼滋（Milton Winitz）與他的同事們在1964年及1970年發表的。這些研究人員研究18位受試者，在研究期間（約為6個月），這些受試者被關在一個被封鎖的研究機構中，無法獲得其他食物。在提供普通食物的最初期間，安排他們採取化學上明確定義的小分子飲食（17種胺基酸、一點點脂肪、維他命、重要礦物質和作為唯一碳水化合物來源的葡萄糖）。

唯一發現的明顯生理變化是血清中的膽固醇濃度，在所有18位受試者的體內皆快速降低。最初期間採用普通飲食，平均膽固醇濃度是每分升227毫克；過了兩星期採用葡萄糖飲食法，濃度下降至每分升173毫克；再過兩星期，下降至每分升

160毫克。之後將飲食中1/4的葡萄糖置換為蔗糖,其他飲食成分則維持不變,在一星期內,平均膽固醇濃度從160上升到178;再過兩個星期,上升到208。接著再用葡萄糖取代蔗糖,在一星期內,平均膽固醇濃度下降至175,後來又繼續下降到150,比最初的值少了77(見後面的圖表)。

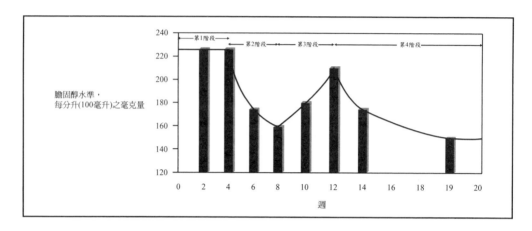

血液中的膽固醇。在被封鎖的病房中,18位男性實驗受試者一開始接受普通飲食,然後接受嚴格定義的飲食,其中蛋白質需求由胺基酸來滿足,儲備需求由重要脂肪來滿足,碳水化合物需求由葡萄糖來滿足。實驗中的4個步驟在此繪製成圖表。

第一階段:在前4個星期,受試者吃普通食物。

第二階段:從第4週到第8週,他們的飲食只包含葡萄糖作為來源的碳水化合物。

第三階段:從第8週到第12週,他們的碳水化合物來源混合為75%的葡萄糖和25%的蔗糖。

第四階段:12週後,他們的飲食恢復成葡萄糖(與在第二階段相同)。

請注意,每當蔗糖被去除,他們的血膽固醇明顯下降。

在這重要的實驗中,唯一的改變是將飲食中的某些葡萄糖置換為蔗糖,然後恢復成沒有蔗糖的飲食,這個實驗顯示出一個結論,那就是當蔗糖的攝取量增加時,會導致血膽固醇的濃度增加。由於血膽固醇和心臟疾病之間的關係,這個實驗將糖分攝取量直接和增加的心臟疾病發病率連結在一起。此外,該蔗糖-膽固醇效應有它以事實為根據的生化基礎,該事實為:消化蔗糖時所形成的果糖在體內經歷了各種反應,形成醋酸,然後有一部分轉換為膽固醇。這個由威尼滋(Winitz)和他的合作者們進行的臨床實驗,強烈支持了尤德金的結論,亦即糖(蔗糖)是既甜蜜又危險的。

普通飲食中,有20%的食物能量來自蔗糖,所對應的平均攝取量是每天125

克，亦即每年100磅（大約是45.4公斤）。將這個攝取量減半，可以改善健康，減少罹患心臟疾病和其他疾病的機會，降低血膽固醇，並強化身體的自然防禦機制。

藉由養成某些好習慣，你可以輕鬆地使糖分攝取量減半。

1.遠離糖罐。不要在茶或咖啡中加糖；一茶匙的糖重量是9克，您每少加一匙到您的咖啡或茶杯中，您便少吃了一次等量的糖分。

2.不吃加糖的即時早餐玉米片（糖霜玉米片）。某些這一類型玉米片的糖含量高達50%，每當你吃下2盎司（約56.7克）的這種玉米片，就相當於吃進了28克的糖。記得只能吃無糖的玉米片，而且只能加少少少少量的糖。

3.不要經常吃甜點。但就像尤德金（Yudkin）說的，這並不代表您在作客時就要拒絕吃下主人所準備好的甜點。

4.除了吧台專用蘇打水（氣泡水），不要喝軟性飲料（碳酸飲料）。通常一瓶6盎司（約180cc）的玻璃瓶裝或易開罐可樂，含有17克的糖。如果您一天喝上4瓶，加上維持一般美國人的飲食習慣，您的糖分攝取量將高達每年155磅（大約是70.3「公斤」）！而根據尤德金的研究，比起遵守這些原則而每年自我限制攝取50磅（大約是22.7公斤）以下糖分的人，您死於早年心臟病的機率將會高出15倍！

一杯薑汁汽水含有14克的糖、一杯奶油蘇打含17克、一杯水果風味汽水（柑橘、櫻桃、葡萄、草莓，湯姆柯林斯調味及其他口味等等）含20克、一杯沙士含18克、一杯通寧水（奎寧水，Tom Collins mix）含14克。

我不建議飲用低熱量汽水，因為它用人工甜味劑取代了蔗糖，而我會擔心這些「人工分子」物質內可能含有未知的毒性。除了需要進行低鈉飲食計畫的人（通常是腎臟病患者）以外，我對每個人所建議飲用的軟性飲料是吧台專用的蘇打水，因為其中不含蔗糖；另外，我也建議喝水。

如果您持續減少對糖分的攝取量，則維他命C能幫您對抗血液中高膽固醇濃度的其他風險。當我們在本書第十七章講到心臟病的主題時，我會解釋維他命C參與我們人體內膽固醇的合成及解構等種種生物化學反應。

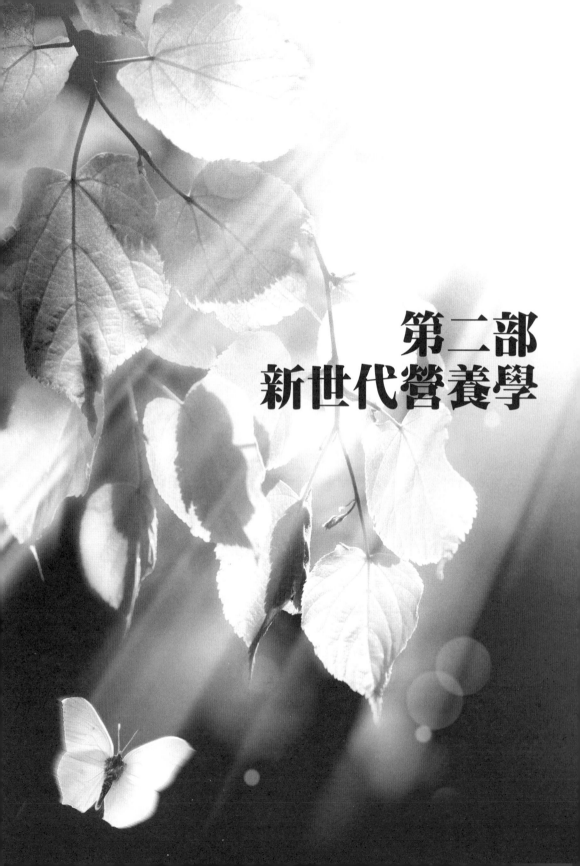

第二部
新世代營養學

第七章
維他命發現的始末

過去數千年來，壞血病、腳氣病、糙皮病、惡性貧血及軟骨症，都對人類造成相當重大的傷亡。現在我們已經知道，這些疾病都是由於身體和器官缺乏某種重要的物質所致。**缺乏維他命C會導致壞血病；維他命B_1不足則會得到腳氣病；糙皮病則是由於欠缺足夠的維他命B_3（菸鹼酸）所引起；若是患者無法自行合成一種能夠讓腸壁攜帶維他命的物質，則會使血液缺少維他命B_{12}，引發惡性貧血；而佝僂病（又稱軟骨症）則是飲食中缺乏維他命D，或是皮膚接觸陽光的時間不夠所導致。**這些病理知識都是在近100年來才被人們所了解，而在已開發國家中，這些相關疾病也幾乎被完全控制，使得人們的健康得以顯著地被改善。

抗壞血酸維他命C

壞血病已經出現了幾個世紀，但直到1911年，才確定這是由於飲食中缺乏某種營養素所引起的。在1880年以前，壞血病在長途旅行的水手們身上隨處可見，也時常在下列的情況下爆發——戰爭中軍隊裡的士兵、某些地區食物短缺的時候、被圍城許久的城市裡、監獄及救濟所等。而壞血病也在140年前和90年前的時候，肆虐了加州以及阿拉斯加淘金的礦工們。

壞血病開始發作時會身體無力、憂鬱、浮躁，做一件事很快就精疲力竭。皮膚也

變得蠟黃、暗淡，而患者會覺得肌肉疼痛，精神上感到鬱悶沮喪；接著，臉色愈顯憔悴、牙齦潰爛、牙齒開始脫落，呼吸的氣味則變得惡臭難聞，肌肉和其他組織開始出現大規模的出血，外表看起來就像大面積的瘀傷一樣。壞血病的後期會出現嚴重的全身無力、腹瀉，肺部與腎臟也開始出現問題，甚至會導致死亡。

對於早期的航海者而言，敗血病的危害非同小可。漫長的航程中，水手大部分都必須以維他命C含量稀少的餅乾、醃牛肉和醃豬肉裏腹度日。而在1497年的7月9日至1498年的5月30日之間，葡萄牙的航海家達伽馬發現了從非洲到印度的海上航線，使得船隻可以從里斯本航至卡利卡特。但在這段航程裡，160名的船員中，竟然有100名死於壞血病。1577年，一艘西班牙大帆船漫無目的在馬尾藻海域飄流，登船後才發現所有的船員都已經死於壞血病。1740年末，英國海軍上將喬治‧安生與961名水兵組成了由6艘載人船隻所編制的中隊，並展開了一項任務；當1741年6月抵達胡安費爾南德斯島的時候，超過一半的人死於壞血病，水手人員僅剩335名。墨西哥的征服者——埃爾南科爾特斯，在1536年發現了下加州半島，但是他的船員們卻接二連三地死於壞血病，使他在發現加州之前不得不撤退。

只要均衡的飲食就可以預防壞血病，但是建立這種簡單的概念仍舊非常緩慢。1536年的時候，法國探險家卡蒂埃發現了聖勞倫斯河，循著河的上游找到了現在的城市——魁北克，並與他的夥伴一同在那裡度過了整個冬天。不幸的是，其中有25人死於壞血病，即使是倖免於難的人，身體也非常衰弱。所幸一位好心的印地安人建議他們喝一種由生命樹（北美香柏）的葉子與樹皮製成的茶，而這種治療出乎意外地有效。後來才發現這種樹的樹葉或針葉，每100公克含有大約50毫克的維他命C。

16世紀的英國海軍上將約翰‧霍金斯爵士發現，長途航行的船員患有壞血病的比例，和船員們受限於只能吃乾糧的時間長短有關；不過，只要這些患有壞血病的人們食用了柑橘類這種多汁的水果，身體狀況就可以迅速地恢復。

但是，要在船上保持蔬果的新鮮度，顯然是非常困難的事情，因此人們開始積極尋找一種有利於海上航行的替代方案。

在1747年，蘇格蘭醫生詹姆斯‧林德在英國海軍服務的這段時間，進行了一項非常著名的實驗。除了其中的一個項目不相同，他給予12名壞血病病情嚴重的患者類似的飲食指南，試著找出這些飲食治療中一、兩個關鍵的差異。他給予每一對病人不同的飲食項目，第一組每天被分配2個橘子及1個檸檬，第二組是蘋果

汁，其他依序是稀釋硫酸、醋、海水，以及混合藥劑。6天結束之後，食用柑橘類水果的這一組恢復了健康，而其餘10個人的病情依舊嚴重。林德繼續更深入地研究，並把研究結果記錄在他1753年出版的《壞血病之論述》一書中。

一位了不起的英國探險家詹姆斯‧庫克船長，他控制壞血病的經驗更令人刮目相看。庫克是約克郡農場一名勞工的兒子，在他還是個小男孩的時候就展現了不凡的才能。18歲時，他到一家造船公司當學徒，而工廠老闆則鼓勵他努力學習數學和航海技術。後來，他加入海軍，並且迅速地被拔擢、升遷，進而成為世界上最偉大的探險家之一。

1768～1780年，在這趟太平洋的航程中，他如何睿智地處理壞血病的事跡，被科迪奇克和揚恩兩人在1969年的倫敦皇家學會的紀錄中詳細地被闡述了。兩位作者引用了這首由庫克船上的水手佩里所唱的歌——「堅強的皇家海軍艦隊」。

我們都是熱情的海兵，從不畏懼凜冽的傷寒。

航行在偉大的航道上，所有疾病都無法侵犯。

多虧偉大的庫克船長，一路走來全一肩承擔。

星羅棋布的繽紛島嶼，新鮮蔬果每天都上桌。

這首200多年前寫的歌，道出了庫克的船員們的信念。他們相信新鮮食物裡所蘊藏的某種物質能夠有效地預防感冒，並對抗其他的疾病。

其實，庫克船長利用了許多維他命C的媒介。每當船一靠岸，他就會命令船員去採集水果、蔬菜、莓果及綠色植物；而在南非、澳洲及阿拉斯加，他們會收集雲杉樹的葉子，做成類似藥酒的飲料，稱為「雲杉啤酒」。他們也會將蕁麻這種植物的頂部及野韭菜，連同小麥一同煮熟當作早餐來吃。庫克甚至在一次的航行中，在他的第一艘旗艦——奮進號上面，準備了7,860磅的泡菜（**德式泡菜富含大量的維他命C，每100克泡菜約含30毫克維他命C**），這足以供給船上70名船員為期一年、每人一週2磅泡菜的分量。即使仍然有其他的疾病發生，但在三次的太平洋航行中，**庫克以及他的船員沒有一個人是由於壞血病而過世的**。在壞血病不斷肆虐遠征船上水手的這個時期，實屬難能可貴。庫克的科學貢獻在他候選為倫敦皇家學

院的院士時受到認可,而皇家學院也因此頒給他科普利獎章,以表彰他在預防壞血病的成就。

從霍金斯時代開始,為了預防壞血病,聰明且經驗老到的旅人早已開始宣揚柑橘類水果(例如橘子、檸檬、青檸)的功效,並認為柑橘類水果是新鮮蔬菜用來預防壞血病很好的替代品。但在當時,大眾對於這個說法的接受度仍舊很低,因為水果不但價格昂貴,而且運送不易,所以船長和船公司都難以接受這樣的替代方案。就在爭議不休之下,有些人找到了解決方法,那就是**將橘子、檸檬、青檸做成濃縮果汁以方便運送,可是這些方法對於預防壞血病最後都以失敗作收。因為當時的人們並不知道水果裡面的抗敗血酸(維他命C)會在濃縮的過程中遭到破壞而流失。**因此,也使得柑橘類果汁的價值論證相持不下。終於在40年後,也就是1795年,林德(Lind)展開了一項令人出乎意料的實驗。林德與英國海軍總部合作,每天給予士兵們一定分量的新鮮萊姆汁(非濃縮果汁),很快地,軍中再也沒有壞血病出現的病例;而英國海軍總部也在這項實驗後,被冠上了「萊姆士兵」和「萊姆海軍」之名。

由於英國商會仍舊保有自由貿易的原則,不得干預各英國船隊的制度,使得壞血病持續地重創英商船隊的健康達70年之久。直到1865年以後,商會才為英商船隊制定了一個法規類似上述林德的實驗,以確保船員的健康。

至於現在的壞血病,則是因為營養不足而引起,例如飽受飢餓和營養不良的貧民們就常常受到這樣的侵害。在美國,壞血病則偶發於貧乏窮困的人們身上;若是沒有餵食添加維他命的奶粉,6~8個月大的嬰兒也可能發生壞血病;中老年人、單身或喪偶者,也可能為了一時方便,忽略了這些必要養分的攝取。

切拉金斯(E.Cheraskin)、林斯道夫(W.M.Ringsdorf),與希思黎(E.L.Sisley)在1983年出版的書《維他命C的關聯性》(The Vitamin C Connection)中提到一個故事,在美國加州,一位48歲女士因為疼痛、消化,以及腹部腫脹的問題進了醫院。在接下來的4年裡,她做了6次的外科手術,但每一次的手術都會發現她腫脹的腹部充滿了血液。為了避免流血的情形不斷發生,最後只好把她的卵巢、子宮、闌尾、脾臟,以及一小部分的腸子切除掉。終於,過了4年後,有位醫生詢問她平常的飲食習慣,發現這位女士的飲食中根本就沒有蔬菜、水果,而且也沒有攝取任何的維他命;因此她能從食物中攝取的維他命C微乎其微,僅足夠使她避免死於壞血病而已,但是卻無法讓她的血管堅強到能夠避免**內出血**的狀況發生。她的血液濃度每100毫升僅有0.06毫克的維他命C。後來,

這位女士開始每天攝取1,000毫克的維他命C，也逐漸恢復了正常的健康狀況。然而，即使是權威的醫生，也會因為一時不察，使這位女士白白遭受手術的折磨。

【註】

在美國，並不是很多人都會產生壞血病早期的症狀。但是，如同這本書中所探討的，我相信絕大多數的美國人都患有輕微的，甚至是相當嚴重的壞血病的前兆，而這些人也同樣遭受其他的營養缺乏症。因此，除了均衡的飲食、其他健康的習慣外，還要規律地攝取維他命C、其他維他命，及礦物質的補充品，才能帶領人們擁有更好的生活品質。

在《大英百科全書》第11版，其中有一篇古老的關於壞血病的文章解釋——壞血病的發生，取決於食物之性質。但發病的成因，究竟是由於食物中缺乏某種營養分子所造成，還是因為食物中蘊含某些毒素所導致，仍然有所爭議。

維生素B₁

另一個同樣關於缺乏維他命的研究——腳氣病，也有類似的描述。**腳氣病在東亞相當普遍，甚至擴及太平洋島嶼及南美洲等地區。由於當地的主食是精碾稻米，缺乏穀皮含有的維他命B₁，因而引起麻痺，失去知覺。**一開始會從腳部發作，而後延伸至心臟及呼吸系統，造成心律不整以及呼吸系統紊亂，進而導致死亡。100年前，在荷屬東印度群島，士兵、水手、犯人、礦工、園丁，以及微恙而送進醫院的人，有高達數千人死於腳氣病；有時即使是外表非常健康的年輕人，也可能突然因為無法呼吸而痛苦地死去。

1886年，一位年輕的荷蘭醫生克里斯蒂安（Christiaan Eijkman）被邀請研究這種疾病。雖然花了3年的時間，卻仍然一無所獲。後來，他注意到實驗室的雞隻常常死於類似腳氣病的一種麻痺症。可惜的是，當這些還沒有死亡的雞隻開始恢復健康，而且沒有新的病例出現後，他對雞隻疾病的研究突然被告終結。但他根據僅有的調查狀況發現，從6月17日到11月27日這段時間，一位負責餵養雞隻的人

【編審譯註】：

缺乏維他命C會使人體的結締組織（Joint tissues）構造不完整，（因無法合成膠原蛋白）而導致血管因缺乏彈性而破裂並產生皺紋，關節疼痛或腫瘤擴散等問題。

把軍醫院廚房為病人所準備的精碾白米（白米的外殼被去除），拿來餵食雞隻。而11月27日以後，因故更換了一名新的廚師，從此再無雞隻死亡。發現此事以後，克里斯蒂安趕緊阻止將軍人食用的白米拿來餵養一般雞隻，並在自己的演說中交代此事的緣由，因此獲得了1929年的諾貝爾生理醫學獎。這個疾病於7月10日在雞群內爆發開來，由於克里斯蒂安的努力，使得這種情況在11月底的時候消失殆盡。

在3～4週內，雞隻死亡的原因很快地就確定是由於精碾白米所造成。然而餵食糙米後，雞隻就能保持良好的健康狀況。隨後，**在荷屬東印度群島也有一項類似的研究，調查了101所監獄，共30萬名的犯人**，結果發現以精碾白米為主食的犯人，其**罹患腳氣病的機率比食用糙米的犯人高達300倍之多。**

克里斯蒂安發現，他可以從米的麩皮中萃取一種物質，而這種物質有對抗腳氣病的防護力量。一開始，他以為是精碾白米裡的毒素引發腳氣病，而麩皮中的某些物質能夠作為中和毒素的解毒劑。但是在1907年的時候，他和同事格里特（Gerrit Grijns）推論，認為應該是麩皮裡面含有一種不可或缺的物質，能夠讓人保持健康。

此時，有許多研究開始探討食物的營養價值。而調查顯示，為了身體健康，人體需要攝取一些必要的礦物質（如：鈉、鉀、鐵、銅等化合物，及其他金屬元素。），以及蛋白質、碳水化合物和脂肪。1881年，一位瑞士的生物化學家路林（Lunin），把純化後的蛋白質、碳水化合物、脂肪和礦物質混合後餵食老鼠，發現被餵食的老鼠會因此死亡；反而是餵食一樣的食物，但額外給予牛奶的老鼠存活下來。他判斷這是由於天然食品，例如牛奶等，含有除了為人所知的主要營養素外，還有鮮為人知，但對人體健康不可或缺的少數物質。10年之後，另一位瑞士的生物化學家索新（Socin），在同樣的實驗室（在瑞士的巴塞爾）也觀察到類型的情形。他發現除了使用純質精化的飼料外，還必須添加少量的蛋黃和牛奶才能夠維持老鼠的健康。在1905年的時候，荷蘭的生理學家佩克爾哈林（Pekelharing）發現，即使是存在於牛奶中非常少量的某些營養，就能夠使動物保持健康。1905～1912年，英國的生物化學家高蘭・霍普金斯（F. Gowland Hopkins）也在老鼠身上做類似的研究，並於1911年發表，而在1912年將詳細內容出版發行；最後**在1929年的時候**，與克里斯蒂安（Christiaan Eijkman）共享諾貝爾獎的殊榮。

波蘭的生物化學家卡西米爾（Casimir Funk）於**1911**年在倫敦的李斯特研究所工作，並發表「維他命理論」，目的是為了闡述當時關於營養學的錯誤知識，以及所造成的疾病。他建議人們攝取存在於天然食物的4種物質，以對抗4種相應的疾病——腳氣病、壞血病、糙皮病與佝僂病。**卡西米爾也創造了「維他病」一詞；Vitamin的Vita在拉丁文裡意指「生命」，表示對人體是不可或缺的；而後者的mine為化學術語，是由於發現這些重要物質不含有氮元素，屬於礦物的一種，所以將兩個字元組合變成「維他命」（Vitamin）一詞。**

同一時間，美國的麥卡倫姆（E. V. McCollum）已經在威斯康辛大學裡研究營養因子一段時間了。他和同僚在1913年宣布發現了兩種「人體必需」的食物因子，一種是可溶於脂肪的，而另一種則是可溶於水的。後來在1915年的時候，他將兩者分別命名為「脂溶性A」與「水溶性B」，這也是近代維他命正名的開端。而這種能夠預防壞血病的維他命，被命名為「水溶性C」；另一個被命名為「脂溶性D」的物質，則能夠防止佝僂病的發生。後來，研究繼續發現，「水溶性B群」不只包含了某些可以保護人體的元素，還發現其中的某些物質並不屬於維他命；此外，這些元素對於生命與健康的重要性，在當時仍舊沒有一個定論，但是如B_1、B_2、B_3、B_6、B_{12}這些當初所創的名稱，仍然沿用至今。

之後，**經過學者們不斷地努力，試圖將純粹的維他命C從檸檬和其他食物中萃取出來。終於在1928年的時候，艾伯特（Albert Szent-Györgyi）成功地將純維他命C分解出來。**一開始，艾伯特其實是執行其他的研究，而且也不知道他所分析出來的物質就是維他命C，後來他將這種物質命名為「己醣醛酸」（hexuronic acid），在1937年獲頒諾貝爾生理醫學獎，以表彰他的發現。在生物氧化的過程中，他解釋了反丁烯二酸（fumaric acid）在過程中扮演的角色，並特別提及了維他命C的存在。

1893年，艾伯特出生於匈牙利的布達佩斯，並在當地研讀醫學，後來繼續在布達佩斯開始了他在生理學與生物化學領域的研究生涯。1922年的時候，艾伯特在荷蘭研究某些水果的氧化反應，例如蘋果和香蕉腐爛時，所產生的**褐色**色素沉澱之現象。研究過程中，他發現了**甘藍菜**蘊含某些能夠預防褐色色素沉澱的還原劑（能與氧結合而發生氧化還原的反應），也在動物的**腎上腺**裡找到一樣或是相似的物質。由於艾伯特對生理的氧化還原反應產生高度興趣，所以他開始從植物組織以及腎上腺裡，試圖將此種還原劑分離出來。

1927年，艾伯特獲得洛克菲勒基金會的研究經費，讓他得以花一年的時間在英國劍橋的霍普金斯研究室裡做研究。他成功地從植物組織與動物的腎上腺萃取出這種物質；而後，他在美國的梅約醫療中心（MayoClinic）（明尼蘇達州的羅契斯特市）花了1年的時間，成功地萃取出25公克，並將之命名為「己醣醛酸」（hexuronic acid）。

艾伯特於**1930年**回到匈牙利，後來發現了**匈牙利辣椒粉**含有大量的己醣醛酸。於是他和他的同事，以及美國的研究員沃（Waugh）與金（King），一同在1932年的時候，將艾伯特所發現的物質稱作「**維他命C**」，並公諸於世。艾伯特憑著一己之力就找到了這個物質的化學式——$C_6H_8O_6$；後來他也將部分萃取出的結晶交給英國的糖類化學家哈沃斯（W.M.Haworth），並發現其分子的結構方程式是以原子對原子的形式連接而建構起來的（細節會於第九章的部分深入討論）。艾伯特和哈沃爾因此將這個能夠預防並治癒壞血病的物質改名為「抗壞血酸」。

哈沃爾向人們展示了兩個化學反應式。其中一個是**葡萄糖**，又稱右旋糖——其化學方程式為$C_6H_{12}O_6$的碳水化合物；只要放出**四個氫原子**就可以合成另一個化學式——$C_6H_8O_6$（抗壞血酸），並產生兩個水分子。基本上，**化學合成的抗壞血酸和活體細胞製造維他命C的方式如出一轍。因此，只要透過這種化學反應，就可以產生完全相同的合成維他命C。葡萄糖及其所產生的抗壞血酸這兩種分子，雖然以非常簡單的形式存在，但卻是維持細胞組織，並推動生理機能的主要引擎，表示維他命C不但是組織細胞中非常重要的物質，也是身體中隨處可見的健康要素。**

兩位20世紀的美國化學家兄弟——羅伯特（Robert R. Williams）與羅傑（Roger J. Williams），對於維他命B的知識貢獻良多。他們的父母都是傳教士，並且在印度生下他們兩個人。羅伯特工作多年，並擔任紐約的貝爾電話實驗室的主任，專門研究海底電纜的電路絕緣體。之後，他在自家成立了研究室，投入業餘的時間，嘗試從稻米的莢殼中分離出某種物質以對抗腳氣病。經過多年的努力，**羅伯特與布赫曼（E.R.Buchman）**及自己的女婿華特曼（R.R. Waterman），終於成功地解析出一種物質，**稱之為「硫胺素」（維他命B_1）**，並找出其化學結構，以及合成此物質的方法，讓全世界都能夠取得便宜的**維他命B_1**，使人們得以改善自己的健康。

羅傑（Roger J.Williams）於1993年在奧勒岡州立大學擔任化學教授時，發現了另一個維他命B，稱之為「**泛酸**」（維他命B_5）。後來，他在德州大學研究其他

學者的報告，發現分別在1931年發表的酵母，以及1938年公布的肝臟萃取物，兩者都能夠有效地控制動物貧血的狀況。於是，在**1941年**的時候，他和學生確定這就是維他命的一種，並將之命名為「**葉酸**」（**維他命B$_9$**）。

美國醫生戈伯格（J.Goldberger）於1916年的時候，揭露了在美國南方，一種好發於貧困的人身上，並帶給患者身心極大的痛苦，甚至是死亡的糙皮病；他說明治療這種疾病，除了改善患者的營養狀況（例如：食用牛奶或是雞蛋）外，別無他法。後來在**1937年**，美國的生物化學家**艾爾文**（**C. A. Elvehjem**）和學生一同在威斯康新大學發現**菸鹼酸B$_3$**（或稱菸醯胺）可用來治療和糙皮病相似的，但是好發於犬類的黑舌病；而在同年，發現這個物質—維他命B$_3$，能夠治療人類的糙皮病。

其他還有許多關於維他命的故事相當有趣，例如可以用來對抗惡性貧血，並擁有讓人驚豔功效的紅色鈷化合物結晶。在當時，即使是全世界最優秀的有機化學家，也無法確定其化學結構。而這種複雜的物質，在今天被稱作「**維他命B$_{12}$**」，**是由碳、氫、氮、氧、磷、鈷183顆不同原子所組成的**。最後是由牛津大學的晶體學家**桃樂絲**（**Dorothy Hodgkin**）利用**X光分析**出維他命B$_{12}$的結構。也因為這項成就，使她在**1964年**的時候獲頒諾貝爾化學獎。當然，還有許多值得一提的維他命發掘史，現在讓我們一一揭露這些物質究竟在我們的健康中扮演什麼樣的角色。

7

維他命發現的始末

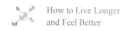

第八章
維他命的演化

　　我們習慣性地認為，人類是所有生物中最高級的物種。某種意義上來說是沒錯，因為人類已有效地控制了地球的大部分地區，而且甚至開始將他們的領域擴張到更遠的地方，如月球和火星上。然而，若從生化功能上來說，人類卻低於很多其他物種，甚至低於單細胞生物，如細菌、酵母菌及黴菌等。

　　例如，紅麵包黴（脈孢菌屬）可以在它的細胞內進行許多人類無法進行的化學反應。紅麵包黴可以利用非常簡單的介質，包括水、無機鹽、硝酸銨之類的氮氣無機來源、蔗糖之類的合適碳來源，以及作為單一維他命的生物素（biotin）中存活。紅麵包黴所需要的所有其他物質，皆由它們來合成。紅麵包黴不需要攝取胺基酸，因為它可以合成所有的胺基酸，並合成除了生物素以外的所有維他命。

　　紅麵包黴幾億年來的生存，歸功於其優越的生化功能。如果它像人類一樣不能合成各種胺基酸和維他命，又缺乏解決攝取充足營養的問題，就會無法存活至今天。

　　有些時候，紅麵包黴裡的基因會經歷突變，以致細胞失去製造對其生命至關重大的其中一種胺基酸，或如維他命物質的能力。這突變的孢子產生了紅麵包黴的缺陷株，其健康的維持，僅能藉由額外攝取原本用來滿足該黴菌原始株以外的營養素。大約在西元1938年，在史丹佛大學工作的科學家比德爾（G.W. Beadle）和塔特姆（E.L.Tatum），進行了關於紅麵包黴突變株的廣泛研究。他們可以在實

驗室裡，藉由對每個突變株，提供追加食物來保持良好健康，使突變株存活，此點可以由正常的成長率看出來。

第七章曾提到，**人類需要B1（維他命B_1）以防止死於腳氣病**，而雞隻的攝食中缺乏這類食物，也會死於類似腳氣病的神經系統疾病。事實上，人們已經發現，硫胺素是所有被研究過的物種中所需要的重要食物，包括被人類馴養的鴿子，實驗室的老鼠、天竺鼠、豬、牛、家貓以及猴子。我們可以推測，硫胺素對上述物種是一種重要食物，它們攝取硫胺素，以避免產生類似在人類身上所產生的腳氣病，這種需求源於一個發生在五億多年前的事件。

讓我們想一想，地球生命演化初期的時代，演化出今日棲息於地球各地區，鳥類和哺乳類的早期動物物種。我們設想該物種的動物以植物維生，同時可能攝取其他食物，因為所有植物都含有硫胺素B_1，於是那些動物會在牠們體內留下一起消化的B_1，也會留下牠們藉由自身合成作用而合成的B_1。現在我們設想一個產生基因突變的動物出現在動物群中，這個動物因為宇宙射線對基因的作用，或是某些引發有機體突變的媒介所產生的作用，失去了可讓物種製造B_1的生化機制。從食物攝取的B_1的量，足以使該突變動物生存得很好，基本上與其他未突變的動物沒有兩樣。該突變動物相較於其他未突變的動物，具有一項優勢——它的身體可以不用再負擔自製B_1的生物機制。結果，該突變動物可以產生出比該動物群的其他動物更多的後代。**藉由繁殖，該突變動物會將牠具有優勢的基因改變遺傳給某些後代，這些後代也會產生高於平均的後代數量**。於是經過一段時間之後，這種「不需要自製B_1或自身攜有製造機制」的優勢，便讓突變族群取代原有族群。

總而言之，許多不同種類的分子必須存在於動物體內，以使該動物的身體保持健康。其中的一些分子可以由該動物來合成，另一些分子則必須透過食物的攝取。如果該物質可以從食物中取得，則有利於該動物物種，擺脫擁有物質合成機制的負擔。

一般相信，千百年來，人類的祖先已經一次又一次地藉由食物中取得某些物質，包括重要胺基酸及維他命，因而簡化自己的生化功能，擺脫祖先們用來合成這些重要物質的機制。這種進化過程經過百萬年之後，導致新物種出現，包括人類在內。

一些有趣的實驗是，有關兩種不同生物體之間的競爭，其中一種需要某種物質作為食物，另一種不需要該物質，因為它們有能力自己合成。這些實驗是加州

8
維他命的演化

大學洛杉磯分校的柴門霍夫（Zamenhof）和艾希霍恩（Eichhorn）在1967年發表的新發現。研究指出一種稱為枯草芽孢桿菌的細菌，比較一個有能力製造色胺酸這種胺基酸的菌株，與一個已經沒有能力製造該物質的突變菌株。如果將兩個株種中相同數量的細胞放在一個未含色胺酸的媒介中，結果可以製造色胺酸的菌株存活下來，另一菌株則死掉。然而，如果將兩個菌株的某些細胞一起放在一個充分供應色胺酸的媒介中，數據則反轉過來，已經沒有能力製造胺基酸的突變菌株存活下來，有能力製造胺基酸的原始菌株死掉。

這兩個菌株的細菌，其不同之處僅在於簡單的突變，亦即喪失製造色胺酸的能力。我們因此得以結論出，需要使用合成色胺酸的機制，這種負擔不利於擁有這種合成能力的菌株，並妨礙其與突變株的競爭。完成這一系列實驗（始於相同數量的細胞，最後是由繁殖成百萬倍之多的突變菌株獲勝），所需要的世代（細胞分裂）的數量約為50代，與人類的1,500年（每世代30年）相對應。

我們可以說，柴門霍夫和艾希霍恩進行了物種進化過程的小規模實驗。這個實驗及其他數個也是由他們進行的實驗顯示出，如果該重要物質可以從附近環境的食物來獲得，對擺脫合成重要物質的內在機制是有利的。

大多數人類為了保持良好的健康而需要維他命，其他物種亦然。維他命A是脊椎動物必需的一種營養素，有益於視覺、皮膚組織的維護及骨骼的正常發育。核黃素（維他命B_2）、泛酸（維他命B_5）、抗皮炎素（維他命B_6）、菸鹼酸（維他命B_3）和氰鈷胺（維他命B_{12}）則對牛、豬、老鼠、雞和其他動物的健康來說是必需的。如果喪失合成這些重要物質的能力，很可能會如同喪失合成硫胺素B_1的能力一樣，在地球的動物生命史上發生得相當早。當時，原始動物大多以植物為生，植物中包含這些營養素。

艾雲‧史東（Irwin Stone）在1965年指出，雖然大部分的動物物種可以合成抗壞血酸，人類和其他受過測試的靈長類動物，包括獼猴、台灣長尾猴和狐猴或褐戴帽捲尾猴，並無法合成該物質，且需要攝取該物質作為補充維他命。他得出結論：喪失合成抗壞血酸的能力這件事，可能發生在靈長類的共同祖先身上，這個突變的發生時間，粗略估計應該大約是在2千5百萬年前（Zuckerkandl and Pauling, 1962）。

天竺鼠和印度食果蝙蝠，是唯一為人所知需要抗壞血酸作為維他命的哺乳動物。白喉紅臀鵯和其他某些（屬於燕雀目）印度鳥類也需要抗壞血酸。絕大多數

的哺乳動物、鳥類、兩棲類和爬蟲類有能力在牠們的組織合成抗壞血酸，通常在肝臟或腎臟合成。天竺鼠、食果蝙蝠、白喉紅臀鵯和其他雀形目鳥類之所以喪失該能力，可能是因為牠們所在的動物物種，群居在一個可在食物中提供充足抗壞血酸的環境。

我們可能會問，對於牛、豬、馬、鼠、雞以及其他許多確實會需要人類所需維他命的動物物種來說，為什麼抗壞血酸不是作為食物中被需要的維他命，而是存在於綠色植物中？數億年前，當綠色植物變成人類和其他哺乳類的共同祖先的固定食物之後，為什麼祖先沒有突變合成抗壞血酸的機制，也缺乏用來合成硫胺素B_1、泛酸B_5、維他命B_6及其他維他命的機制？

個人認為這個問題的答案是，為了最佳健康，我們在正常情況下，需要綠色植物提供更多的抗壞血酸。**動物們因為需要合成膠原蛋白，而需要更多抗壞血酸**，這一點將會在第九章中解釋。這種蛋白質大量存在於動物體內，而不是植物。

讓我們來看看2千5百萬年前的靈長類的共同前體。億萬年以來，這種動物和牠的祖先們，持續從攝取的食物中的**葡萄糖合成抗壞血酸**。讓我們假設這個族群當時居住的區域，充分提供富含大量抗壞血酸的食物，讓動物們從牠們的攝食中獲得幾乎是最佳健康所需的量的抗壞血酸。宇宙射線或其他誘變劑導致突變發生，以致於肝臟中那些催化L-古洛糖酸內酯氧（L-guluolactone），轉化成抗壞血酸的酶不復存在於肝臟中。某些突變動物的後代，遺傳到不俱合成抗壞血酸能力。這些突變動物在充分提供抗壞血酸的環境中，比能自行合成抗壞血酸的動物更具有優勢，對於產生抗壞血酸這點而言，突變動物已擺脫了建構和操作這種機制的負擔。在此情況下，突變動物便逐漸取代了早先的物種。

一個牽涉到喪失能力合成某種酶的突變常常發生，這樣的突變只需要該基因在某方面受到損傷或被去除。（反向突變，亦即導致擁有產生該酶的能力是困難的，只有極少數情況下會發生。）一旦某個物種的動物喪失了合成抗壞血酸的能力，該物種的生存端視能否從食物中取得抗壞血酸而定。

事實顯示，大部分許多科種的動物尚未失去自己製造抗壞血酸的能力，普遍能從食物中取得的抗壞血酸的比例無需達到最高。只有在特別環境中，才能提供比例高的抗壞血酸，足夠讓某個物種的動物放棄牠們自己合成該重要物質的能力。這些不尋常的環境，發生在人類和其他靈長類的前體身上，發生在天竺鼠、印度食果蝙蝠，也發生在白喉紅臀鵯和其他物種的燕雀目鳥類身上，經過了億萬年的演

8
維他命的演化

化，卻沒有發生在其他動物的身上。於是，關於進化過程的思考，如前述分析，顯示出平常獲得的食物，可能提供了近乎最佳用量的硫胺素B$_1$、核黃素B$_2$、菸鹼酸B$_3$、維他命A，以及對所有哺乳動物來說是必需營養素的其他維他命，但欠缺抗壞血酸。由其他物種的動物來合成食物是人類所必需，但其最佳攝取率顯然要大於日常飲食所能得到的比率。

因此，雖然喪失合成維他命C的能力，這一點反而賦予靈長類及相關物種一些演化的優勢，但這個基因上的缺失也將牠們暴露在某些危險中。克勞斯·W·瓊格布拉特博士，一位早在1930年代使用維他命C來治療傳染疾病的先驅，在一封1971年2月10日寫給我的信中，率先提出一個使我感到新奇的論點：「……也許有人甚至會進一步去問，為什麼在所有普通實驗室的動物中，天竺鼠和人類有某些共同的生理特徵，包括容易得壞血病，也容易得過敏性休克、白喉性中毒、肺結核、像脊髓灰質炎一般的神經病毒感染，以及病毒性白血病，與人類版本的病毒性白血病幾乎如出一轍，卻不對任何可以合成維他命C的實驗室動物（兔子、小鼠、大鼠、倉鼠等）產生相同的問題。」

我查過存在於110種，未加工的天然植物食品中的各種維他命的含量，如美國聯邦實驗生物學學會（奧特曼和迪特默〔Alman and Dittmer〕，1968年）所出版的代寫手冊中的表格所示，與一個成人每日所攝取的食物（該食物量提供2,500仟卡〔大卡〕的能量）的維他命用量對應比較，可以發現，**就大多數的維他命而言，該攝取量大約是食品營養委員會所建議的每日攝取量的3倍。但就抗壞血酸而言**，在110種植物食品的每日分配中的平均用量為2.3公克（克），大約是對每日有2,500大卡需求（見下頁的表格）的成人所建議的每日攝取量的**40倍**。

幾乎可以確定的是，在近代裡（在過去的幾百萬年以內），一些有益於演化的突變，發生在人類及他們上一代身上，以致於他們不必仰賴可提供高抗血酸的未加工天然植物食品，即使攝取量較少也可繼續存活。這些突變可能牽涉到腎小管有更多能力從腎小球濾液（稀釋尿液，集中在經過腎小管的通道上），並將抗壞血酸送回血液，同時某些細胞有更多能力從血漿中提取抗壞血酸。

我們已經發現腎上腺得到抗壞血酸的大量供應，從血液中提取它，並在合成腎上腺素時使用它。腎上腺素是身體回應壓力時十分重要的動員者。當營養所提供的抗壞血酸含量下降，提供給腎上腺的抗壞血酸可透過回流到血液中，開放給身體的其他部位使用。不過我們結論出，這些機制需要的能量對有機體是一種負擔。抗壞

血酸的最佳攝取量可能仍在上述的範圍內，每天2.3克或更多，或可能少一些；當然，個人生化獨特性的因素總是存在的，如第十章的論述。

　　過去百萬年間，人體多少適應了所獲得的食物中所能攝取的營養素數量，因此這個數量成了最佳攝取量的指標，這並非不合理。多年來，古生物學家、人類學家和其他科學家們所獲得的食物的大量資訊，是源於原始人在4千年前至發展農業的1萬年前，這段期間的人類的食物經驗。有些研究也是源自存活至今的少數狩獵採集社會所得。這個檢討舊石器時代營養的問題，於1985年喬治亞州亞特蘭大艾默里大學出版了一份關於舊石器時代營養的評論，這是由艾默里大學喬治亞亞特蘭大分校醫學院及人類學系的博伊德・伊頓（S. Boyd Eaton）博士和梅爾文・科納（Melvin Konner）博士發表的。這篇文章對以下的段落提供了大量的科學根據。

8
維他命的演化

110種未加工的天然植物食品的水溶性含量（毫克，意指能提供2,500大卡之食物能量的含量）

	硫胺素	核黃素	菸鹼酸	抗壞血酸
堅果和穀物（11）	3.2	1.5	27	0
低維他命C水果（21）	1.9	2.0	19	600
豆類（15）	7.5	4.7	34	1000
低維他命C漿果（8）	1.7	2.0	15	1200
低維他命C蔬菜（25）	5.0	5.9	39	1200
110種食物的平均值	5.0	5.4	41	2300
維他命C中等含量食物（16）	7.8	9.8	77	3400
羽衣甘藍	10.8	17	92	5000
細香蔥	7.1	11.6	45	5000
大白菜	6.2	5.0	32	5100
甘藍菜心	5.6	8.9	50	5700
花椰菜	10.0	9.3	65	7200
芥菜	8.9	18	65	7800
卡勒				8200
青花菜嫩莖	7.8	18	70	8800
黑醋粟（黑加侖）	2.3	2.3	14	9300
歐芹	6.8	15	68	9800
紅辣椒	3.8	7.7	112	14200
甜青椒	9.1	9.1	57	14600
青辣椒	6.1	4.1	115	15900
甜紅椒	6.5	6.5	40	16500

堅果和穀類：杏仁、榛子、夏威夷果仁、花生、大麥、糙米、全麥大米、芝麻、葵花籽、野生稻、小麥。

水果（低維他命C，低於2,500毫克）：蘋果、杏、鱷梨、香蕉、櫻桃（紅酸櫻桃或甜櫻桃）、椰子、棗、無花果、柚子、葡萄、金棗、芒果、油桃、桃、梨、鳳梨、李子、山楂果、哈密瓜、西瓜。

豆類：荷蘭豆（未成熟的種子或成熟種子）、豇豆（未成熟的種子或成熟種子）、利馬豆（未成熟的種子或成熟種子）、綠豆（種子或豆芽）、豌豆（可食用的豆莢或綠熟種子）、菜豆（綠色或黃色）、大豆（未成熟的種子、成熟種子或豆芽）。

漿果（低維他命C，低於2,500毫克）：黑莓、藍莓、小紅莓、羅甘莓、樹莓、醋栗、鵝莓、橘子。

蔬菜（低維他命C，低於2,500毫克）：竹筍、甜菜、胡蘿蔔、芹菜根、芹菜、玉米、黃瓜、蒲公英蔬菜、茄子、蒜瓣、山葵、萵苣、秋葵、洋蔥（生或熟）、防風草、馬鈴薯、南瓜、大黃、蔓菁、美國南瓜（夏季或冬季）、地瓜、綠番茄、山藥。

維他命C中等含量食物（2,500～4,900毫克）：朝鮮薊、蘆筍、甜菜、香瓜、菊苣、大白菜、茴香、檸檬、青檸、柳橙、蘿蔔、菠菜、草莓、瑞士甜菜、熟番茄、櫛瓜。

500萬年以前，水果和其他蔬菜食物是靈長類的主要食物內容。從彼時開始，分支成現今的人類和類人猿兩種靈長類，人類的祖先們開始攝取越來越多的肉。現代人（homo supiens）大約發展於4萬5千年前，智人的飲食大約為50%的蔬菜和50%的肉類，包括魚類、貝類、小動物及大型動物。

隨著農業的發展，大約1萬年以前，使用越來越多的穀類作為食物，飲食中的蔬菜量變成多達90%，肉量則劇烈地下滑。歐洲人在3萬年以前，由於肉類的高攝取量，約比他們在農業發展之後的後代高6英吋。伊頓和科納指出：「同樣的模式後來在新世界也被重複：古印第安人在1萬年前是獵猛獸的獵人，但他們的後代，在與歐洲接觸前不久的期間，實行集約型的食品生產方式，吃很少的肉，結果矮了相當多，顯示出未達最佳營養的骨骼情況，明顯反映出蛋白質熱量缺乏症，和營養不良與感染之間的協同交互作用所導致的直接效應。自工業革命以來，西方飲食中的動物蛋白含量更為充足，增加的平均身高指出了這一點：**現在的我們，幾乎和最初在生物史上出現的人類一樣高。然而，我們的飲食仍然明顯與他們不同，而這不同之處在於所謂的「富裕型的營養不良」。**

伊頓和科納指出，現代肉類的質是不同於舊石器時代的，家養動物比野生動物胖；現在的肉類含有25～30%的脂肪，而古代獵物則只含有4%的脂肪。蔬菜食物也不一樣，狩獵採集者吃根、豆類、堅果、塊莖、水果、花卉及食用膠，但只吃少量的穀物，如小麥、燕麥和大米，這和我們現代飲食中很大的一部分相似。

伊頓和科納以下面的方式，比較舊石器時代晚期的飲食和目前美國的一般飲食——較多蛋白質，較少脂肪；相同量的碳水化合物（但較多澱粉、較少蔗糖）；相同量的膽固醇（約每天600毫克）；較多纖維（每天36克對20克）；少得多的鈉；較多鉀且較多鈣；多很多的維他命C（每天400毫克比每天88毫克）。他們得出的結論是：「**我們遠祖的飲食，也許是一個現代人類營養的參考標準，並可當成預防某些『文明病』的典範。**」

8

維他命的演化

第九章
人體內的維他命

正因為維他命缺乏症（如第七章所述），進而發現了維他命。基於明確的定義和嚴重的病徵所賜，這些疾病可以證明一個事實，即每一種維他命皆可在體內的細胞和組織之中的單一或多重的生命階段中扮演關鍵性的角色。因此，某一特定維他命對於維他命缺乏症能產生專一和直接的功效性之作用，進而確立了大眾可能將維他命當成一種「神奇的藥物」之認知。然而大眾仍須被提醒，其實維他命為一種食物。各種維他命實際催化了我們物種的演化，對於我們的生存和健康，是重要而必需的。

人類和其他生物體具備一種驚人的特徵，即他們能進行千種以上的不同物質間的化學反應；而在一般狀況下，這些物質是不會輕易相互反應的。我們每天都燃燒約1磅的燃料，包括碳水化合物（主要是葡萄糖）和脂肪，以維持身體體溫和提供能量。這種反應發生在體溫為98.6°F時，但我們知道，如澱粉、糖、奶油等這些物質，在常溫下並不會燃燒，即使在更高的溫度下，它們也不易燃燒。例如，如果你拿著一顆方糖（蔗糖），**手持燃燒中的火柴，當火焰維持在方糖其中一角時**，你會發現，一部分糖會融化，但不會起火。

到底生物體是如何使碳水化合物和脂肪兩者在體溫狀態下與氧氣反應（燃燒）的呢？答案是，生物體能利用具有加速化學反應力量的輔助物質，且這些輔助物質在化學反應中，並不會改變本身的性質。這些物質被稱為「催化劑」，它們被用來催化氧化反應的進行。

如果你收集極少量的香菸灰，置於一顆方糖一角，並與點燃的火柴接觸時，方糖便會著火，且持續燃燒，直到整個立方體燒盡。燃燒發生於菸灰顆粒的表面，而菸灰本身保持不變，因此只要一點點的灰便能**催化大量**的糖燃燒。

該催化劑在人體內被稱為「酶」（得名於希臘字「酵母」），酵母含有酵素，能加速發酵過程，此過程將葡萄糖與氧氣反應轉換成乙醇。酶是**蛋白質**，具有巨大的分子，通常由1萬～2萬個原子所組成。它們具有高度專一的酵素活性，往往只能夠加快一個或幾個類似的生化反應。**在人體內，可能有多達5萬種不同類型的酶。**

有些酶是純蛋白質，只是一種胺基酸殘基的摺疊鏈。其他酶則是由1個蛋白質分子加上某些添加的東西組成，此必要的**添加物賦予酶促進特定化學反應的能力**，這添加的部分被稱為**「輔酶」**。

金屬元素和維他命（維他命或由維他命組成的物質，例如二磷酸硫胺素，由硫胺素即維他命B_1，和磷酸組成）作為輔酶，存在人體內許多酶系統中。例如，**酒精去氫酶**（alcohol dehydroqenase enzymes）分子含有兩個**鋅原子**，能催化肝臟中**酒精轉化為醋酸**（acetate）的氧化反應，此鋅原子是**維持它的酵素活性**所必須的。另一種酶──半胱胺氧化酶，其中含有1個鐵原子、1個銅原子，和1個鋅原子。某一種微量元素，例如鉬，僅需要極少量的原因，是因其為輔酶的一種，允許活性酶反覆進行催化維持健康的某種重要化學反應。以同樣的方式，每天只需攝食少量維他命（幾百萬分之一克的維他命B_{12}，但是藉由其催化反應，便能產生出極大量的某些重要物質。

大部分已知的維他命在許多酵素系統中作為輔酶，例如泛酸，是輔酶A的一個部分，它結合了酶蛋白，產生多種反應所必需的活性酵素。其中一個反應是在大腦中轉換膽鹼為乙醯膽鹼，為腦部神經傳導素之一。菸鹼醯胺（nicotinamide）【註】是維他命B_3的其中一種形式，為兩個重要輔酶──二磷酸吡啶核苷酸，輔酶I（略作DPN），和三磷酸吡啶核苷酸，輔酶II（略作TPN）的必要組成部分。有一些證據顯示，這些輔酶參與200種酵素系統，並且實際上的數字可能會更大。維他命B_6通常為磷酸吡哆醛，在超過100種已知酵素系統中作為必需的輔酶，而其

9

人體內的維他命

【編審譯註】：

nicotinamide亦稱為niacinmide，菸鹼醯胺為B_3菸鹼酸的一種形式，但在使用時不會產生皮膚熱潮紅的現象。

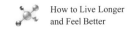

他維他命，除了維他命C外，也可作為輔酶。

通常酶蛋白僅部分在體內轉化為活性酶，增加攝入的維他命作為輔酶，可以增加活性酶的量。這種效果是現代營養科學中的一種重要學理，其重點強調最佳攝取量。

壞血病的破壞性症狀，表現於身體組織的耗損和崩解，提醒了我們熟知的維他命C，是人體內一個大量且無所不在的營養因子。幸運的是，此疾病可簡單的藉由攝取提供小量含有維他命C食品來治療。該療法的治療工作早在維他命被發現之前就已存在，更早於當今所理解的生化作用。

雖然仍有許多尚未明瞭且需要進一步研習之處，我們對於維他命C功能的了解卻比任何其他維他命更完整。出於這個原因，以及其明確的高度重要性，我們在此應更詳盡的考慮維他命C（亦即抗壞血酸）是什麼、它在體內的作用，以及它如何運作？

抗壞血酸是一種白色結晶粉末，易溶於水，其溶液具有酸性的味道，類似柳橙汁。它是一種弱酸，有點強於食醋中的醋酸，但弱於檸檬酸（檸檬和柚子）、乳酸（酸牛奶和酸菜）和酒石酸（葡萄）。在通常是中性的體液中，抗壞血酸能完全解離成1個抗壞血酸離子和1個氫離子。氫離子會結合蛋白質的鹼基或碳酸氫鈉（HCO_3）離子；抗壞血酸離子參與了許多需要維他命C的生理反應，尤其是合成極為重要的膠原蛋白以預防壞血病。

維他命C也能以抗壞血酸的鹽類形式服用，特別是抗壞血酸鈉（Sodium ascorbate）和抗壞血酸鈣（**Calcium ascorbate**）。這些分子溶解在體液中能產生抗壞血酸離子，它們與維他命C產生的抗壞血酸離子具有相同的性質和生理作用。以抗壞血酸、抗壞血酸鈉，或抗壞血酸鈣的形式使用，維他命C因而能以溶液或錠劑方式口服。只有後兩者抗壞血酸鹽類可採取靜脈注射，這是由於抗壞血酸的酸性溶液會對靜脈或組織造成損害。

抗壞血酸在人體內之首先功能，是它執行能減去或添加氫原子至1個分子這種全面性的雙向氧化還原反應。藉由丟失2個氫原子（指定的符號H）給氧化劑，它很容易氧化成脫氫抗壞血酸，此2氫原子位於連接於2個分子頂部之2個氧原子（O）上，如下方結構圖中所示：

HO   OH
　　C ＝ C

CH   C
HCOH   O   O
H₂COH

O   O
　　C ＝ C

CH   C
HCOH   O   O
H₂COH

抗壞血酸 (維他命C)   脫氫抗壞血酸

　　這個動作常為可逆的，脫氫抗壞血酸作為強力氧化劑（strong oxidizing agent），並獲得兩個氫原子還原成抗壞血酸。這可能是因抗壞血酸之還原能力和脫氫抗壞血酸之氧化能力造成了一些物質的生理特性。

　　對於膠原蛋白的合成，維他命C就如同生產膠原蛋白的機器一樣，是不可或缺的。當一個將死於壞血病者，**開始停止製造這種物質，導致他的身體崩潰時，他的關節會失效，因為他再也不能保持強勁的軟骨和肌腱，他的血管會裂開、牙齦會潰爛，且牙齒會脫落，他的免疫系統會惡化**，最後生命告終（Cameron, 1976）。

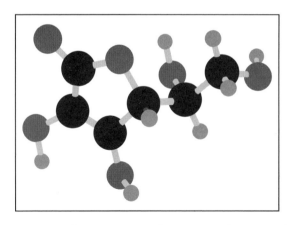

維他命C的分子結構，抗壞血酸具有獨特的形狀或三度空間配置，傳統的球狀（原子）、棒狀（原子鍵結）模型，顯示出其在體內之基礎生物化學的功能。4個碳原子和1個氧原子形成一個中央五圓環，在平面上呈一個傾斜角度。每個碳原子上的4個鍵結，這提供給它們無窮的有機分子結構多樣性，結合其他4個原子或其他3個原子其中一個原子為雙鍵結合。底部碳原子維繫一個大的邊原子團，並延伸出平面以上。附加的2個碳原子在邊原子團上連接2個羥基、1個氧原子與1個附加的氫氣。維他命C在重要羥基反應是需要的，導入羥基至許多其他的分子中，尤其是腎上腺皮質激素和構成結締組織的膠原蛋白分子。維他命C將它的形體與酵素的形體緊密結合，類似於手和手套之結合方式，並以此酵素進行這些反應。

膠原蛋白是一種蛋白質，為人體中數以千計不同種類的蛋白質之一。大多數蛋白質只以少量存在，舉例而言，各種不同的酶，具備強大的生化反應能力，在體內僅需要1克或2克，甚至幾毫克，即可令特定的化學反應迅速發生，但也有少數例外。在紅血球細胞中有很大量的血紅素（血紅蛋白），相當於一個人的重量的1%；然而血紅素的數量並非最多。為數最多的一種蛋白質——膠原蛋白廣佈在皮膚、骨骼、牙齒、血管、眼睛、心臟……實際上，幾乎涵蓋所有的身體部位。**膠原蛋白是白色的纖維，其堅韌度，強於相同重量的鋼絲**，伴隨黃色具彈性的網狀構造（稱為彈性蛋白），以巨形多醣體為主填物質，構成結締組織，使我們的身體維繫在一起。【註】

當骨骼、皮膚、軟骨，和其他動物的身體部位在水中煮沸一段長時間，分子會水解（與水分子發生反應），並形成更小的分子，稱為明膠（gelatin）。**明膠是一個相當不錯的食物，但它缺乏必需胺基酸中的苯丙胺酸和色胺酸**；高湯是一種明膠溶液，肉凍，當然還有明膠甜點（果凍類點心），亦是以明膠為素材的食物。

像其他蛋白質一樣，膠原蛋白是由多胜肽鏈的長鏈分子組成的，這種纖維包含上千個胺基酸殘基，大約有1萬6千個原子。它不同於幾乎其他所有的蛋白質組成，但實質上是由兩種胺基酸——甘胺酸、羥脯胺酸組成。膠原蛋白在其三維結構中是一種超級分子。這些胜肽鏈由兩個胺基酸構成的，彼此交替存在，並穿插一些其他胺基酸，以左手螺旋體盤繞。這3條螺旋鏈都是互相扭曲，彼此圍繞，就像繩子的一股，形成右手超螺旋，並組成完整的分子。

可以理解這種結構的合成歷經許多步驟。雖然已經廣為人知半個世紀之久，**維他命C是製造膠原蛋白不可或缺的**，但這個過程直到現在才被探討。由這個過程看來，維他命C參與合成膠原蛋白的每一步驟。

首先，一個三股鏈結構先被組裝，以胺基酸甘胺酸和脯胺酸為主成分。這還不是膠原蛋白，但為其前驅物。由最近的一項研究顯示，維他命C在膠原蛋白合成必定有一個重要的作用。**將抗壞血酸長時間暴露於人類結締組織細胞培養液中，能誘導8倍膠原蛋白的合成率**，但沒有增加其他蛋白質的合成（Murad et al., 1981, 1983）。由於前膠原的生產必須先於膠原蛋白的生產，維他命C在這個過程中一

【編審譯註】：

結締組織（joint tissue）為細胞與細胞之間質環境，其構造之主要基礎原料為二氧化矽（silics）之矽膠原。

定有重要角色扮演——由多胜肽鏈形成前膠原，以及其已被完整理解的作用，亦即轉換前膠原為膠原蛋白。

膠原蛋白的結構。膠原蛋白分子是強於相同重量的鋼絲，是最豐富的蛋白質之一，它提供了人體的結締組織，為天然的塑料而遍及人體各處。顯然在每一個階段維他命C在其合成膠原蛋白扮演著重要角色。

膠原蛋白可歸因的性能不僅在其化學成分，也來自於其組成物質的原子三度空間排列。碳、氫、氧和氮原子被組織成3個多胜肽鏈，其中每一個鏈以左手螺旋盤繞，3條鏈彼此纏繞，互相扭曲，就像繩子的一股，形成一個右手超螺旋。

原子排列在一整圈的左手螺旋的多胜肽鏈是傳統球（原子）和棒（原子鍵）模型。多胜肽鏈之組成是由頭尾相連的胺基酸胜肽鍵。這些鍵結合一個氮原子（N）至另一個胺基酸的碳原子（C）。

在整圈螺旋中的3個胜肽組所示，請注意在中間胜肽組的雙鍵中將碳與氮連接在一起。這是胜肽鍵，它可以同時顯示碳結合氧（O），因為它是在胜肽組的頂部和底部的轉彎處。在共振的鍵結中維持這兩種排列的6個原子的胜肽組合在一個平面上。（6原子，從頂部，是由1個碳連結2個氫原子〔H〕，或與1個氫和側基〔R〕連結；在平面外，碳、氧鍵結於碳，氮、氫鍵結於氮，和第二個碳。）與此相反，單鍵，連結氮、碳與相鄰的共享胜肽組允許的平面胜肽組繞著一個共同軸旋轉，形成一個共同的螺旋。

約由1,000胜肽組由16,000原子組合，並形成2,800埃長、厚度僅有72埃厚的膠原分子超細纖維（1埃〔Å〕是1億分之1公分）。長膠原分子連接起來，形成更長的環節。這些股，與膠原分子重疊了其長度（700埃）的1/4，排成一線並交叉連接，形成膠原纖維。週期性橫紋中的膠原纖維反映出聯結和交叉聯結分子膠原纖維中之重疊分子。

這種轉換涉及一種以羥基「OH」，替代一個氫原子「H」的反應，把多胜肽鏈上某些點的脯胺酸殘基，轉換成這些羥脯胺酸。這個羥化反應增加膠原蛋白三螺旋鍵結的穩定性。其次，胺基酸賴胺酸殘基之羥基化，轉化它們成羥賴胺酸，需此反應得以將三重螺旋交聯成纖維狀和網狀的組織。

這些羥基化反應是由兩個不同的酶所催化：

脯4-羥化酶和賴胺醯羥化酶。維他命C也作為其輔酶以誘導這些反應。最近由麥立拉（Myllylä）和他的同事所提出證明的是，當每1個氫原子被1個羥基取代

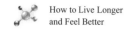

的過程發生，1個維他命C的分子就會被摧毀（Myllylä et al., 1984）。

在此我們提出兩大原因來說明，為何我們需要比存在所食用的植物中更大量的抗壞血酸維他命C來維持身體健康。首先是**身體需要持續地合成大量膠原蛋白，以增長新的膠原蛋白，並更換因日常磨損及撕裂所崩解的舊膠原蛋白。其次，維他命C在合成組織中膠原蛋白的關鍵反應中，不僅僅是一種催化劑，而且反應過程中會遭受破壞。**

維他命C的功能涉及另一項分子觀點——它的三度空間結構。維他命C是一種旋光性物質，它的分子有旋光性（「旋光」這個詞來自希臘字「cheir」，意思是「手」）。抗壞血酸通常被稱為L-抗壞血酸，以確定分子的左旋（L為左旋的「左」），而不是右旋（D為右旋的「右」）。就像一隻手，L-抗壞血酸分子與其鏡像是完全不同的。

偏極光旋光性幾可謂生命的特徵，實際上某些無機物質也具有旋光性：例如礦物石英，可形成右旋性和左旋性晶體，和其他的某些礦物質一樣，但生命體已經充分利用了旋光性，且在程度上更遠遠超過了無機物的相關旋光性質。經由生命製程生成的有機分子，圍繞建構於碳原子上，從而導出它們的碳原子旋光性。碳在它的4個鍵結上，可能結合4種不同類型的原子或分子團，這類有機分子必為右旋性或左旋性，就像人的左手或右手，不同於它們的鏡像。

人類主要的巨分子營養素為碳水化合物、脂肪和蛋白質。所有的碳水化合物都為旋光物質，此一事實可由它們的一些命名說明。**葡萄糖又稱右旋糖，它的分子被認為是右旋性的。**我們的主食澱粉，是一種聚合物（一種由葡萄糖脫水縮合產生），也可稱為右旋性的。可消化澱粉成葡萄糖的酶，本身具有旋光選擇性，這些酶可以消化普通右旋性澱粉（D-澱粉），而不是左旋性澱粉。**果糖**（水果中所含的糖）也被稱為**左旋糖**，它可以說是一個左旋性糖，它的左旋性質說明了果糖不會因其為能量物質而被完全燃燒掉，就像葡萄糖的例子一樣，因而可以作為合成**膽固醇**的部分原料。

大部分的脂肪不是旋光物質，但一些相關的物質（脂質）是旋光物質。一個具體的例子為，維他命E：D-α-維他命E和L-α-維他命E具有不同的維他命E的活性。

蛋白質為旋光性物質。這些極重要的生物巨分子（一個人體可以合成五萬多種不同種蛋白質分子在體內進行不同的工作）是由胺基酸殘基之長鏈組成的，所

有這些胺基酸殘基都是旋光性物質，除了那些最簡單的胺基酸分子，如甘胺酸。這是一個了不起的事實，所有的二十多種胺基酸構成的蛋白質，在人類、在其他動物和植物中皆有相同的旋光性質：它們全是L-胺基酸，除了甘胺酸，其旋光性與它的鏡像相同。

現在我們可以理解為什麼生物體是僅由一類胺基酸所組成。在穩定的蛋白質中，其主要的胺基酸殘基鏈之摺疊方式是已知的，我們可以看到，當它們是由一類胺基酸所組成，無論是D類或L類，這些結構是穩定的，但它們不能做出D和L混合。

地球或許也由同類D-胺基酸生物體群體，與L-胺基酸生物體群體所組成。如果人體的蛋白質構造，突然轉換成他相反方向的反式狀態，只要他沒有吃任何普通的食物，一開始不會察覺有任何的不對，他可以喝的水，吸入空氣，利用空氣中的氧分子它燃燒，呼出二氧化碳，並就像從前一樣進行其他身體機能。如果他吃了普通的植物或動物，他就會發現他不能消化它。（在路易斯‧卡羅爾所著《Through the Looking Glass》一書中，愛麗絲說：「也許鏡中的牛奶並不好喝。」我們現在知道，她的臆測是正確的。）

這反式蛋白人，可保持活著只在食物中添加在化學實驗室合成的D-胺基酸。他無法擁有任何後代，除非他能找到一個曾以同樣的過程，變成她自己鏡像的妻子。此外，即使他服用大量的普通維他命C，但因維他命C本身就是一種旋光性分子（L-抗壞血酸），他亦將死於壞血病。

抗壞血酸有4個相對應的立體異構物——4個具有相同原子組成的分子，以相同的順序排列連在一起，只是在三維空間中的排列不同。因此，我們可以稱之為三度空間分子LL和LD、DL，和DD。LL是普通的維他命C，L-抗壞血酸。DD是其確切鏡像，具有與L-抗壞血酸完全一樣的屬性（除非它們涉及旋光性），它們有相同的熔點，在水中也有相同的溶解度；但一個的偏振光轉向是以順時針方式，而另一個異構體則為相反方向（但卻具完全相同的角度）。但是，DD物質，就是所謂的D-低聚木糖-抗壞血酸，並沒有維他命C的活性。LD和DL的物質，這是互為對方的鏡像，也沒有提供防止壞血病的保護。

這一事實顯示，維他命C的作用並不僅僅取決於其作為還原劑或氧化劑之活性，因為這是它與其立體異構物的共同之處。相反的，它取決於維他命C的分子形狀，假定這個特定的分子形狀能緊密放入一個在羥基酶上互補的空穴中，它就

9

人體內的維他命

可以協助合成膠原蛋白，從而形成一個活化複體。還需要進一步研究，以確定這些酵素的結構及其他能與維他命C形成活化複體之酵素種類。可能有許多不同種類之酵素，因為維他命C在我們的身體進行這麼多不同的功能。

在羥基化反應中，維他命C可促進膠原蛋白的合成，就如同在許多其他的生理過程扮演之角色。例如有一種物質叫**肉鹼**，能幫助供應燃料，供應肌纖維收縮之能量。其合成的賴胺酸經由連續五個反應而產生，每一個反應由一個特定的酵素催化；第二個和第五個反應涉及羥化，其中需要維他命C的參與。在**腎上腺**，羥基化反應經由大量存在的維他命C中介，同樣的先將胺基酸酪胺酸轉化為**多巴**（dopa），然後轉化為**多巴胺**（dopamine），接著轉化為**正腎上腺素**（noradrenaline），最後形成**腎上腺素**。當受壓力刺激時，重要的荷爾蒙腎上腺素可瞬間湧入體內，進而活化肌肉進行戰鬥或逃跑的動作。在這一關鍵週期中，抗壞血酸從半去氫抗壞血酸鹽透過一個特殊的電子傳遞機制重組，所以維他命不被破壞。

本篇維他命C在人體內生化反應功能之回顧文獻，可以用來解釋為什麼我們需要攝入大量的這種維他命；而且攝取量要遠大於其他種類維他命，也要大於膳食中一般的蔬菜和水果所能供給的維他命C量。暫時撇開個別生化因素，這部分將在下一章討論，我們可能會問，什麼是每日補充維他命C最佳的攝入量？

植物只需要少量的這種維他命，它們不製造膠原蛋白來強化他們的結構，他們利用的是一種碳水化合物，也就是纖維素，來達成這個目的。我已經檢查了在目前110種未加工的天然植物食品中的各種維他命含量，參照的是美國聯邦實驗生物學學會出版的代謝手冊表中所示之標準（Altman and Dittmer, 1968）。當計算成人一天份的食物中相當的維他命含量（提供2,500千卡〔Kcal〕能量之分量），可以發現，對於大多數維他命這一含量是食物與營養委員會建議每日攝取量（RDA）的3倍左右。然而，單純針對抗壞血酸以同樣的方法計算，在110種植物食材中得出的平均每天含量是2,300毫克（mg），大約是以每天攝食2,500千卡估算的**維他命C每日建議攝取量（RDA）的40倍**（參閱第八章表格所示）。這種計算表明，RDA應規定至少40倍於目前苛刻的60毫克來當維他命C的建議攝取量。

最富含此種維他命的14種植物食材中所含平均抗壞血酸含量，每2,500大卡為9.4克（g）。表中所列食材中以各式辣椒（辛辣或甜，綠色或紅色）及黑加侖的抗壞血酸含量最豐富，每2,500大卡為15克。

關於上述評論，均延伸和精算自生物化學家伯恩（Bourne）和歐文‧史東

（Irwin Stone）所主導提出的研究論述。伯恩於1949年指出，大猩猩的食物攝入主要包括新鮮植物，每天約含4,500毫克的抗壞血酸，而在農業發展前的人類很大程度上依靠著綠色植物，輔以一些肉類來攝取抗壞血酸。他總結說：「因此這是可能的，**當我們在爭論每天攝取10～20毫克的維他命是否足夠時，我們可能遠離實際值。或許我們應該討論是否每天1,000或2,000毫克才是正確的攝入數量。**」史東（1967）引述了這項反駁，並針對老鼠製造抗壞血酸的速度進行研究來補充伯恩的觀點。報告指出，正常情況下的老鼠，每天每公斤體重合成抗壞血酸的速度介於26毫克（Burns, Mosbach and Schulenberg, 1954）至58毫克之間（Salomon and Stubbs, 1961）。如果提出假設，人 能以同樣的速度生產抗壞血酸，則在一般情況下，一個體重70公斤的人（154磅）每一天應攝取1,800～4,100毫克維他命C。

其他動物，包括山羊、牛、羊、小老鼠、松鼠、沙鼠、兔、貓、狗，亦是以相當快的速度生產抗壞血酸，**以每70公斤（154磅）體重而言，平均每天約生產10,000毫克**（Chatterjee et al., 1975a）。如果這些動物生產大量的抗壞血酸反而是不利於他們的話，這將是難以置信的；另外，人類假使是如此不同於其他動物，可以只使用動物需求量的1/200而能保持最佳的健康狀況，這也是很難以置信的。如果我們的飲食中需要的抗壞血酸真如同食品與營養委員會公布的這般小的話，則突變造成剝奪靈長類動物來合成自己的維他命C能力，一定會發生於6億年前，同時狗、牛、豬、馬和其他動物將從食物獲得抗壞血酸，而不是自己製造存於他們的肝細胞中。因此我的結論是，以成人來說，**每天2,300毫克的維他命C攝取量尚低於最佳攝入量**。

一般來說，人類的飲食要求已發現和其他靈長目動物十分類似，研究在這些靈長類動物身上的維他命C，應該會產生很多關於維他命的最佳人體攝入量的珍貴資訊，就像猴子被大量地用於醫學研究中一般。正如我在第一章中提到，實驗室動物營養小組委員會一直致力於尋找各種營養素攝入量，使人們臻至最佳健康狀態。這些細緻的研究已獲致數種配方，相當類似實驗室猴子的膳食。在這些膳食中，抗壞血酸用量的範圍介於每天1.75～3.5克之間，若將體重擴大到70公斤重；若以獼猴之配方放大量，則為每天1.75克（Rinehart and Greenberg, 1956），若以松鼠猴（Portman et al., 1967）之配方放大量，則為每天3.5克。這些猴子只有幾公斤的重量，但毫無疑問，所需之抗壞血酸與體重是成正比的，且由有能力去製造該物質的動物所製造之抗壞血酸之含量，被發現在一廣大的範圍內與體重有相當密切的比例關係，從小至20克的小鼠到大至70公斤的山羊。從這些猴子的研究中，我們可以得出以下的結論，即人類之維他命C之需求量，應介於每日1.75～

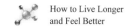

How to Live Longer
and Feel Better

3.5克的範圍內。

更多的證據已由天竺鼠之抗壞血酸最佳攝入量研究中提供了。葉俞（Yew, 1973）觀測手術前後的壓力之增長率、麻醉後恢復的時間，和結痂與傷口癒合所需的時間、傷口癒合時羥脯胺酸和羥賴胺酸之製造量後發現，結果皆支持每100克體重的年輕的天竺鼠，通常維他命C需求量為每日5.0毫克的結論，且若處於壓力之下，此需求量甚至更高。對於人類而言，在正常條件下，其相應的攝入量是每天3.5克，在壓力之下則需更大量。

為什麼關於人類的類似研究還沒有進行呢？部分答案是，研究人類比動物更難。另一部分是，許多醫生和營養學家似乎已經接受維他命C除了防止壞血病外，對人類並沒有價值，試圖去確定最佳的維他命C攝入量，將是白費力氣。還有另一方面的問題是，這些官員堅持無視許多已進行的研究中，已經證明了每天幾克的攝入量可以改善健康。

我的結論是，對大多數成人，最佳的每日維他命C攝取量範圍介於2.3～10克之間。對於一個較大群體，個別生化變異（第十章）產生的所需量差異，原則上其範圍可從每天250毫克至20克以上。

這些量遠遠大於食品與營養委員會所公布的維他命C建議每日用量，如前所述。此委員會專為維護幾乎所有健康的美國人良好營養而設計的建議用量，嬰兒為每天35毫克、兒童為每天45毫克，成年人則提高到每天60毫克（孕婦為80毫克、哺乳期婦女為100毫克）。委員會做出建議，防止壞血病的抗壞血酸每天最低攝入量約為10毫克。「增加抗壞血酸的攝入量會產生有利影響」的這種想法已被下列文獻報告否決，根據報告，當每天補充了70～300毫克之間的抗壞血酸，對男人體力和精神的表現並未改善，而軍人在3個星期內每天補充100毫克或200毫克抗壞血酸，牙齦出血的發生並沒有受到影響。然而有許多已發表的報告中，都提及攝取大量維他命C的有利影響。

抗壞血酸並不是一個危險的物質，醫學文獻中描述它為「幾乎無毒」。天竺鼠施予口服或靜脈注射（抗壞血酸鈉，為抗壞血酸之鈉鹽），在一段時間內，每天施以牠們身體體重0.5%的用量，結果並無明顯毒性症狀（Dernole, 1934），這一用量相當於一個人每天施打350克（3/4磅）。許多狗和貓已經施以大劑量來控制犬瘟熱、流感、傳染性鼻氣管炎、膀胱炎和其他疾病，成果頗有效益，並且沒有產生毒性跡象（Beifield, Stone 1975；Belfield, 1981, 1983）。每1磅體重每天需求用量為1g（靜脈注射，早晚各一劑），成人的用量相當於每天約150克。以25年

sot

的追蹤研究顯示，每天實際服用10～20克的維他命C，並未發展出腎結石或其他副作用（Klenner, 1971；Stone, 1967）。青光眼患者被施以每天大約35克維他命C（0.5克每公斤體重）長達7個多月（Virno et al., 1967；Bietti, 1967），唯一報告的副作用是在最初的3～4天，腸子出現鬆弛感。而病毒性傳染病患者或精神分裂症施以多達每天100克，也沒有產生毒性的症狀（Kienner, 1971；Herjanic and Moss-Herjanic, 1967）；另外，一位癌症病人已攝取每日130克長達9年，對於病情頗具效益。服用大量的（幾克）抗壞血酸而沒有進食其他的食物，可能會導致胃部不適，少部分的案例會有腸子鬆弛的情形，但尚未有報告指出更嚴重的副作用。

抗壞血酸的毒性比普通的糖（蔗糖）還低，更低於普通的鹽（氯化鈉）的毒性。沒有任何報導指出因攝取抗壞血酸而死亡的案件，事實上，也沒有因此導致嚴重的疾病。

可以從我們吃的食物中攝取到維他命C，例如各式椒類（辛辣或甜，綠色或紅色）及黑加侖。高維他命C食物中的，每100克的食材含有350毫克維他命C，遠高於其他植物性食物所提供的維他命C含量。橙汁、檸檬汁、酸橙汁、西柚汁、番茄汁、芥菜、菠菜、布魯塞爾豆芽，它們含有的抗壞血酸含量，每100克的含量從25毫克至100毫克。綠豌豆和青豆、甜玉米、蘆筍、鳳梨、番茄、醋栗、小紅莓、黃瓜，及萵苣，其抗壞血酸的含量每100克介於10～25毫克間。在蛋、牛奶、胡蘿蔔、甜菜、熟肉製品中其含量較少，每100克小於10毫克。（見表68頁。）

食品中的維他命C很容易在高溫烹調時破壞，尤其當廚具中含有銅及一些其他金屬存在，如此一來，熟食通常只保留約生食時一半的抗壞血酸。建議縮短烹飪時間，使用最小的水量來降低維他命的損失。

一杯普通的果汁，包括綠色蔬菜和柳橙汁或番茄汁，可以提供每天100毫克的維他命C，但許多人甚至連這麼少的數量都無法達到。一份於1971～1972年由美國健康教育福利部之衛生資源行政的研究中指出，在10,126人中由1～70歲的10個代表地區中，發現一半的人，每日維他命C的攝取量低於57.9毫克，另外約1/3的人每天攝入不到60毫克，無法達到成人RDA建議的每日攝取量（Abraham et al., 1976），只有30%的人每日攝入超過100毫克、17%的人攝入大於150毫克。大眾平均攝入量低於貧乏等級以下的，占整體人口之78%，其中57%的人低於RDA建議的每日攝取量。幸運的是，這一重要的營養飲食要求，不論哪一種人應有的需求量，皆可藉由補充高純度的抗壞血酸物質（包括抗壞血酸結晶，或是它的某一種鹽類）而得到滿足，包括每日最佳攝入量或是較大的治療用量。這部分在本書後面我們將會提到。

第十章
個人營養的生化獨特性

基因突變移除了人類維他命C的合成能力，彰顯出活生生的例子：大自然的物競天擇導致無數的基因差異，產生了物種的多樣性，並造就今日我們所知的世界，窺視存在其中的生化奧妙，可讓我們從內在去了解演化的過程。它提供了單一物種間的差異量化測試的樣本，並從中發現「物競天擇，適者生存」的生物特性；同時也顯示出，每個人都或多或少會發展出些許難以察覺的生化差異性。

讓我們思考一下某些基因上的特性，像是肝臟重量與人的體重的相關性，或是某種酵素在紅血球細胞中濃度的高低。研究發現，當取樣100個人的實驗中，物種的變異性是很大的。其中的變異性大約是標準的鐘形概率函數（常態分布），當坐落在95%的範圍內時，我們稱之為「正常」；當坐落在剩餘的5%的時候，就是異常。假設每個人都擁有500個互不相干的遺傳特徵，我們可以計算的出來，僅有4%的機率，一個人跟世上其他所有人口相比（針對全部的特徵做比較）後是正常的。

然而，據估計人類身上有10萬個基因，每一個基因皆具有數種功能，譬如：控制某種酵素的合成。因為基因上的差異，且差異的數量不止500，而是近10萬之多，所以人的特質就更具多樣性。據此，我們得到一個結論：地球上的人類，就其全部特質而言（在占全人類95%的樣本範圍內），沒有一個人稱得上是正常人。當然，這種結論過於簡單化，但是它有助於強調人與人之間的差異性，不但在道德上，而且在生物學上，都應視為不同的個體來對待。

在基因特質上，人類比其他物種的異質性更大。但是，科學家發現實驗室裡的動物（如天竺鼠）也具有個體差異性。科學家很早就發現，餵食天竺鼠會導致壞血病的相同膳食，即給予每天每公斤體重不到5毫克維化命C的食物，天竺鼠間發展出壞血病的嚴重度和速度並不相同。威廉斯和迪森（Williams and Deason）在1967年進行了一項著名的實驗，研究員先從動物販賣商那裡取得一批剛斷奶的雄性天竺鼠，先經過一個星期的觀察。在觀察期間，天竺鼠得到良好的飲食，包括供應新鮮的蔬菜；之後，提供牠們不含維他命C的飲食，或者添加某定量的維他命C。研究員將天竺鼠分成8組，每組10～15隻，一組飲食中不含維他命C，其他各組以滴管餵食不同毫克的維他命C。在沒有餵食，或是餵食每天每公斤體重只有0.5毫克維他命C的天竺鼠中，大約80%的天竺鼠出現壞血病的症狀；但是那些餵食每天每公斤體重1～4毫克的天竺鼠，只有25%出現壞血病症狀；而每天獲得8毫克或更多維他命C的天竺鼠則沒有任何一隻出現壞血病症狀。這些研究結果符合一般的看法，即要預防天竺鼠罹患壞血病，維他命C的攝取量每天每公斤體重大約要5毫克。

然而在為期8週的實驗中，有2隻只攝取1毫克（每日每公斤體重）抗壞血酸的天竺鼠，卻依然保持健康並增加體重；甚至其中1隻顯示出增加的總重，比攝取2、4、7，或16倍量的其他鼠隻都來得多。

另一方面，在前10天的飲食中每天吸收8、16，到32毫克（每日每公斤體重）的7隻天竺鼠卻不健康且成長遲緩。之後，他們被給予較大量的維他命——其中5隻一天被給予64毫克，另外2隻每天被給予128毫克。這些動物顯現出明顯的反應：在提供較少量抗壞血酸的10天中，牠們平均只增加12克的體重，但在提供較大量的維他命C後，平均體重卻增加了72克。結論指出，每日給予8～32毫克的7隻天竺鼠，為了健康，需要比其他鼠隻補充更多的維他命C。威廉姆斯和迪森（Williams and Deason, 1967）得出的結論是，**100隻的天竺鼠中，至少有相差20倍的維他命C的個別需求**。他們指出，人類的人口大概不會比在實驗中的天竺鼠更單純，因此**人們對於維他命C量需求的個體差異可能也是如此之大**。

我接受他們的結論，以及其他研究者所得出的類似結論，**建議人類維他命C的最佳攝取量有極大的彈性，可以從每日250毫克至20克或更多**。

自從50年前維他命C被發現後，人類不斷地對它進行研究，並發表了數以千計的相關科學論文。然而這本書的讀者很可能會首先提問，為什麼維他命C的最佳攝入量沒有在早些時候被發現？第二，為什麼沒人能告訴我們，多少攝取量對

身體最好？針對第一個問題所提出的解答是，只有極少量的維他命C，也許每日10毫克，就足以讓大多數人遠離壞血病威脅。醫生和營養學家在接受了這個觀念後，便認為沒有必要多攝取維他命C。儘管一些醫生在四、五十年前早已發現百倍，甚至千倍的維他命C攝取量足以控制許多疾病（就如本書所述），但醫學界和大多數的科學家卻刻意忽視這些證據。

針對第一個問題的另一個答案是，只有付出極大努力以及龐大費用的研究才能獲得此解答。研究一些可以立即使病人得到助益的強效藥物，相較之下簡單得多了（即便強效藥物對於部分被開立處方的人，所帶來可能是長期或難以察覺的傷害）。一些流行病學的研究，包括營養，以及在不同年齡層的疾病發病率和死亡率等其他相關因子，皆已被證實。其中一些研究有表列出所攝取的食物的天然成分，而飲食中的維他命C，以及其他的維他命的含量，也使用維他命含量表中所陳列的數值來計算。其中一些研究指出，在各個年齡層攝取較大量的維他命C的人，其疾病發生率和死亡率相較於攝取較少量維他命的人來得低。不過在這些研究中，維他命C的攝取量很小，例如：大致上來說，低攝取群組一天大約攝取0～50毫克，而高攝取群組一天攝取量約50～100毫克。

在加州聖馬刁郡，布瑞斯婁（Lester Breslow）以及其研究團隊，在1948年隨機訪談了577位該郡50歲以上的居民，取得了諸多可能會影響居民健康狀況的環境、行為和營養因子等相關資訊；7年之後，他們查閱了死亡紀錄，並比對了各種因子相關的年齡校正死亡率。在所有的因子當中，發現年齡校正死亡率與維他命C的攝取有最大關聯，甚至大於與吸菸的相關性（Chope and Breslow, 1955）。

雖然不論哪個年齡，抽菸者的死亡率為不抽菸者的**2倍**，但低維他命C攝取者的**死亡率卻是高攝取者的2.5倍，且生病的機率也相對較高**。這種差異，代表高維他命C攝取者比那些低攝取者可以多享受10年以上健康美好的人生。兩者的界線是每日攝取50毫克，幾乎等同於每日建議攝取量（RDA）；低攝取組每日平均攝取量為24毫克，而高攝取組為127毫克。有趣的是，只要每天喝一大杯柳橙汁（每6盎司的果汁含約90毫克的維他命C），或服用100毫克錠劑，就算是維他命C的高攝取者。

可使高攝取者維持健康的原因，可能還有其他可提供維他命C的食物。毫無疑問地，柳橙汁、萵苣和其他蔬菜、水果，就有重要的營養素可提供維他命C的攝取。從聖・馬特奧（San Mateo）的研究中得知，**除了維他命C，攝取較高的維他命A也可改善健康，但是效果是攝取維他命C的一半；而攝入較高的菸鹼酸（維他命B**

群之一）所產生的效果僅為攝取維他命C的1/4。具高維他命A和菸鹼酸的食物，儘管可以促進健康，卻不似高維他命C食物那麼有效。

在維他命C的服用上，大部分的維他命C會透過口腔黏膜及小腸的前端吸收至血液當中。若服用的劑量（**250毫克以內**）相當少，使用的維他命C會有**80%**被吸收至血液中；而服用愈多，吸收的比例就會減少，如2克的劑量中只有**50%**會被吸收，劑量更大的話則吸收比例更小（Kubler and Gehler, 1970）。因此，攝取較小劑量的維他命比較經濟，例如每隔**3**小時服用**1**克會比一天只攝取一較大劑量來得好。另外，對於疾病的治療上，同劑量的抗壞血酸鈉（維他命C）若用注射的方式會比口服來得有效。

維他命C攝取量被低估的生化理論基礎

每日少量攝取抗壞血酸，以不超過150毫克為例，血漿裡抗壞血酸的濃度與攝取量幾近正比：每公升5毫克的濃度約等於每日攝取50毫克的劑量，每公升10毫克濃度等於每日攝取100毫克，而每公升15毫克的濃度等於每日攝取150毫克的抗壞血酸。若每日攝取超過150毫克的維他命C，血液內抗壞血酸濃度的增加速度會隨著攝取量增加而遞減，以每日攝取10克來說，濃度僅達到每公升約30毫克（抗壞血酸加上脫氫抗壞血酸；Harris, Robinson and Pauling, 1973）。

造就抗壞血酸維他命C需要大量補充的原因的原因，是因為**當我們每次攝取維他命超過150毫克，其中有大部分就會隨尿液排出**；腎臟的功能之一，就是清除血液中的廢物和有害分子。有毒物質分子經由食物、不乾淨的空氣或是廢棄物質如尿素等進入血液中，而身體中的老舊蛋白質分子就是在退化的過程中產生這些氮化合物。每20分鐘，所有的血液就會透過腎臟內200萬個腎小球進行過濾。腎小球的毛細血管具有許多小孔，血液就是藉著這些小孔流通。腎小球過濾器的小孔，孔洞小到不會讓血液中的蛋白質分子（如抗體等）通過，以保護我們抵抗疾病，但是卻可以讓水分子和其他如血糖（葡萄糖）、抗壞血酸等物質通過。而血壓負責推送部分血液中的水分，順便將一些小分子透過這些孔洞帶到周圍的包膜。**血液每天製造出的腎小球過濾液及稀釋尿液高達180公升，是血液本身總量的36倍之多，我們不能眼睜睜地失去這麼多水分**。還好，身體有個機制會濃縮尿液至每日的正常量，當腎小球過濾液攜帶著尿液經由腎小管到達膀胱時，血管壁則以幫浦運動，把大部分的水分打回血液中。血糖是身體的燃料，因為對身體很重要，我們不希望它流失。所以，身體內有特殊的管狀幫浦，可以把葡萄糖分子打回血液中；其他還有一些特殊設計的幫浦，專為保存維他命C等其他重要物質而存在。

這是值得慶幸的，因為如果腎小管對維他命C的再吸收不作用的話，就算是大劑量的維他命也會在近一、兩個小時內被排出殆盡。事實上，**一個人若是每日攝取100毫克的維他命C，僅有10毫克會經由尿液排出**。誠如第七章所討論的，當我們的祖先喪失合成的能力後，我們必須依賴食物獲得維他命C，因此產生了保存的必要性以供應身體所需。我們發展出腎小管再吸收的機制，以近乎完美的程度執行（99.5%的抗壞血酸可由腎小球過濾回血液中），直到容量達到飽和。**當血漿中濃度達到每公升14毫克時，即達到飽和極限**，相當於每日攝取約140毫克的維他命C。

換句話說，當每日維他命C的攝取量大於140毫克時，超過的部分將會由尿液排出；由此可知，當身體組織達到飽和狀態時，將會開始拒絕其他額外的劑量。儘管此想法是錯誤的，但仍在醫學與營養學的文章中被提出，**而每日140毫克的攝取量，也就是所謂的組織飽和極限，才會被認定成維持「正常健康狀態」所需維他命C劑量的上限**。

另一方面，從第九章衍生出一個類似的論調，導出的結論是：在幫浦達到工作量飽和狀態時，此種攝取量是最佳攝取量的下限（Pauling, 1974c）。我們來比較兩個抗壞血酸的管狀幫浦，其打入血液中的抗壞血酸飽和工作量，一個濃度是每公升14毫克，而另一個濃度只達到每公升13毫克。第二個幫浦比第一個的飽和濃度少7%，提供運作的動力相對也少了7%，而這動力是由燃燒身體所攝取的食物當燃料所產生的。相較於大的，小一點的幫浦對我們造成的負擔當然較小，那麼我們的身體裡為什麼要發展出較大的幫浦來運作呢?答案是我們需要較大的幫浦保留額外7%的維他命C。因此，人體發展出的腎小管再吸收率限制，代表著維他命C最佳攝取量的下限，這個下限是食品營養委員會所設定的每日建議攝取量（RDA）的2倍以上。

抗壞血酸維他命C的附加效益

如果攝取大量的維他命C，進入血液中的62%會從尿液排出，因此只有38%留在體內發揮寶貴的作用。然而，尿液中含有維他命C是有益的，因為可以避免尿道感染以及膀胱癌，這些將在第十九章進一步闡述。

再者，口服大量的維他命C，留在腸道裡的部分有其價值。德科斯（DeCosse, 1975）與其同仁，針對有遺傳性傾向的人進行研究，發現**每天服用3克抗壞血酸，對控制直腸腺癌性、息肉增長具有功效**。此假設是很慎重的，因為息肉經常會發展成惡性腫

瘤。在8名患者當中，有2名的息肉完全消失，部分消失的則有3名。

尿液中出現維他命C，被營養學權威當作是反駁高維他命C攝取量的證據。弗雷德里克‧史岱爾博士的著作《吃出健康》（Eating for Good Health, 1969）中就主張，每天攝取（維他命C）60毫克或70毫克就足夠了，多餘的維他命無法被儲存在體內，只會被排出體外。在正常飲食情況下，你並不需要維他命C藥丸。而這種說法在他最新合著的《儲藏室恐慌》（Whelan and Stare, 1975）中被再度提起，**但其實這些理論並不正確，這些言論也是不正確的。**

由一些觀察中可以了解，**維他命C對每個人都具有不同的生化獨特性，個體間腎小管再吸收能力的差異，會造成血中的抗壞血酸濃度不同。**在一項研究中，19名受試者的腎小管再吸收能力，每公升可以從10毫克到20毫克不等（Friedman, Sherry and Ralli, 1940），而其他的研究者也觀察到類似的差異性。

抗壞血酸遍存於各種體液和器官，特別是白血球細胞和血液中，在腦部的濃度也很高。當人從飲食中攝取的抗壞血酸不足時，抗壞血酸會快速的從血液中散布到白血球細胞及其他細胞，或是脾臟等器官中。當血液中剩下的抗壞血酸濃度低於腎小管的再吸收率時，抗壞血酸幾乎不會跟隨著尿液被排掉。

很久以前研發了一種測試（Harris and Ray, 1935），是以血清中的抗壞血酸移轉到組織的程度來顯示其親合力。此測試稱為「負載測試」，藉由口服或注射方式，給予受試者定量的維他命C，並蒐集接下來6小時內的尿液，以進行抗壞血酸分析。如果給予約1克之口服劑量，大多數血清中未耗盡維他命之受試者，6小時內收集的尿液中，約含有20～25％被排出體外的抗壞血酸。

受試者排出較少量抗壞血酸量的原因，可能是因為此人的飲食缺乏足量維他命，致使組織枯竭，需要血清提供更多的抗壞血酸；或者是某些生化異常，可能藉由快速將抗壞血酸轉換成其他物質，使身體迅速地從血清中移除抗壞血酸。**1966年，泛德坎（VanderKamp）指出，若欲於尿液中產生一定數量之抗壞血酸，慢性精神分裂症患者需要之抗壞血酸劑量約為常人的10倍。**此觀察後來被賀潔尼克及摩斯賀潔尼克證實（Herjanic and Moss-Herjanic, 1967）。

另一負載測試結果顯示於上圖中（Pauling and others, Chapter 2 in Hawkins and Pauling, 1973）。在這項研究中，分別提供1.76克之抗壞血酸口服劑予44名近期住院之急性精神分裂症患者及44名其他受試者，並蒐集接下來6小時內排出的尿液，以進行抗壞血酸分析。結果排出量之個體差異達20倍之多，從2～40％，精神分裂症患者排出量只有他人之60%左右。這種變化可能部分肇因於營養因素，部分肇

因於遺傳因素。此分配函數顯示人類代謝抗壞血酸的等級可分為三類—低排出量群、中排出量者群、高排出量者群。然而，此想法尚未被徹底測試。

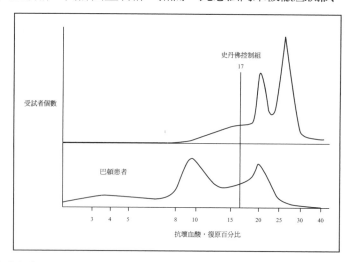

維他命C與精神分裂症。在1973年進行的研究中，44名住院的急性精神分裂症患者和44名史丹佛大學的學生，以口服方式服用1.76克劑量的抗壞血酸（維他命C）。研究人員測量了服用後6小時內尿液中排放出抗壞血酸的比例，許多學生（上曲線）排出約25%的抗壞血酸，少部分學生則排出20%左右，而有些學生的排出量更小。下曲線代表的是精神分裂症患者，似乎也顯示出三個類似組別，由於曲線的雙峰左移，表示精神分裂症患者排出較少量的抗壞血酸，且患者中排出少量維他命C者占有更大比例。高排出組與低排出組以17%排出量為界線。

在這項研究中，持續8天，每天針對某些實驗對象給予1.76克抗壞血酸，而在最後一劑後6個小時內測定所排出的量。在16位低排出量的實驗對象（排出量低於17%者）中，有8人脫離了低排出量級，但其他8位的排出量仍然很低。這表示這些人無法以正常的方式來處理所攝取的維他命C，他們可能需要攝取更大的量，才能維持健康。

第十一章中將討論幾個嚴重的遺傳性疾病，如苯丙酮尿症、半乳糖血症和甲基丙二酸尿症等。現在已知這類疾病中，在攝取大量適當的維他命後，有些疾病便可得到控制。相較於嚴重的遺傳性疾病而言，溫和的遺傳性疾病較難識別，但可能有較多人受此折磨，而造成更多的痛苦。許多抗壞血酸的低排出者（如圖例所示）很可能具有遺傳缺陷，若維他命C攝取不足，對其所造成的損害將比一般人更嚴重；對他們而言，若要延長壽命並享受較好的生活品質，便必須攝取更大量的維他命。目前，除非經過各種不同攝入量測試，否則非常難以判斷各人的營養需求。但是，我們希望在不久的將來，會開發出可靠的臨床實驗，來顯示各人不同的需求。

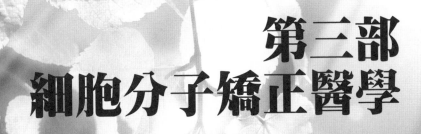

第三部
細胞分子矯正醫學

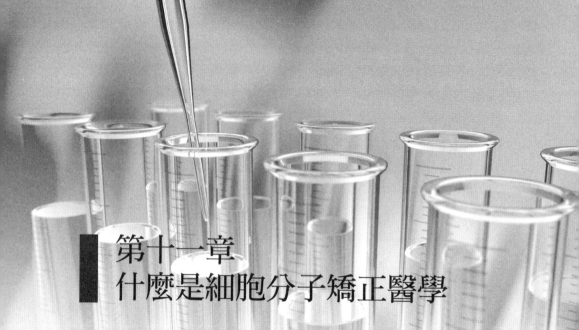

第十一章
什麼是細胞分子矯正醫學

　　我相信，一般治療疾病所使用的物質，如抗壞血酸，通常存在於人體中為生命所需物質，比一般使用功能強大的合成物質或植物產品作為治療要好，因為通常後者可能都有不良副作用。這些物質如維他命C和其他大部分維他命是因其毒性顯著地低，而且當攝取比日常飲食可攝取的量還多時，也沒有副作用產生。我創造了「**分子矯正醫學**」（orthomolecular medicine）這個名詞，使用正常健康人體所必需的，同時已內含的許多物質，以其不同的濃度作為保持良好健康和疾病治療的研究（鮑林，1968b）。伯納德‧瑞蘭博士（Dr. Bernard Rimland）於1979年也強調我的觀點，同時建議，將目前主流醫學所使用的藥物稱為「**毒物分子醫學**」（toximolecular medicine），以作區隔。

　　因飢餓造成的死亡，惡性營養不良、腳氣病、壞血病，及其他營養素缺乏性造成的疾病，都可以經由提供每日足夠的碳水化合物、必需脂肪、蛋白質（包括必需胺基酸）、人體必需的礦物質和硫胺素B₁、抗壞血酸等維他命攝取量來避免。為了達到保健最好的效果，對於人體所需的食品的攝入量，應該足夠供應人體細胞層面所進行的生化活動分子之最佳濃度相當，如抗壞血酸。

　　分子矯正醫學的其中一個例子是正在注射胰島素的糖尿病患。糖尿病是一種遺傳性疾病，通常是由一個隱性基因控制，此遺傳缺陷導致胰腺生產胰島素這種荷爾蒙的生成量不足。胰島素最主要的作用是增加從血液中的葡萄糖進入細胞的提取率，而葡萄糖要在細胞中才能被代謝。在缺乏胰島素的情形下，會造成病人血液

中的葡萄糖濃度，遠遠大於正常值的病兆產生。

從牛胰腺或豬胰腺萃取的胰島素和人的只是在分子結構上略有不同，而且它們基本上有相同的生理活性。注入牛或豬胰島素到人體可提供病人體內正常胰島素濃度值，它就能讓葡萄糖以正常的速度代謝，從而抵消遺傳缺陷造成的供應異常。因此，胰島素治療即是一個分子矯正醫學療法的例子，它的主要缺點是胰島素進入血液的途徑只能經由注射。

如果病情不那麼嚴重，另一種分子矯正醫學治療糖尿病的方法是調整飲食中糖的攝取量，特別是透過這種方式也可維持血液中的血糖濃度在正常範圍之內。第三個例子是**增加維他命C的攝取，以減少胰島素的需求量**。戴思和丹尼爾（Dice and Daniel）於1973年在一個糖尿病研究主題的報告指出，**每口服1克的左旋-抗壞血酸（L-ascorbic acid），所需胰島素的量可以減少2個單位**。

第四種控制糖尿病的方法是透過使用所謂的口服胰島素。口服的藥物，一般不視作分子矯正醫學的例子，因為口服胰島素是一種合成的藥物，對人體而言是外來的物質，有可能產生不良的副作用。

另一種使用分子矯正醫學治療法的疾病是苯丙酮尿症（phenylketonuria）。此疾病源自某種基因缺陷，導致正常人體肝臟中催化苯丙胺酸進行氧化成為酪胺酸的酶含量不足，或效率不彰。一般蛋白質就含有約幾個百分比的苯丙胺酸，已經可提供遠大於一個人基本所需的量。如果病人食用一般正常的飲食，其血液內和其他體液中的苯丙胺酸的濃度會變得異常的高，進而導致智力缺陷、嚴重的濕疹，以及其他症狀表現。這種疾病可以透過飲食做控制，從嬰兒期開始，病人就遵行比一般食物含量更少的低苯丙胺酸膳食療法。如此一來，苯丙胺酸在血液和其他體液的濃度可大略保持在正常水平，而這種疾病的病徵就不會出現。

另一種有點類似的疾病，也可以分子矯正醫學法做控制，是半乳糖血症（galactosemia），它是由於病人體內無法製造進行半乳糖代謝機制的酶，半乳糖是牛奶中所含糖類的一部分（乳糖）。這種疾病表現出來的症狀是精神發育遲滯、白內障、肝和脾硬化，以及營養失調。這種疾病的症狀可透過不給嬰兒任何含牛奶中糖類的飲食來避免，如此半乳糖在血液中的濃度就不會超過正常範圍。

可以想像的，對於苯丙酮尿症或其他涉及基因缺陷的遺傳性疾病的分子矯正醫學療法，通常都會從其他人體的組織中分離出正常的基因（去氧核糖核酸分子，也就是DNA），注入此類疾病的患者體內細胞中。例如，某些基因分子，功

11

矯正醫學 什麼是細胞分子

能是指示體內合成催化苯丙胺酸氧化為酪胺酸的酶,可以從正常人的肝細胞中分離出來,再注入苯丙酮尿症患者的肝細胞中。像這樣在生物體中遺傳特性的改變已在微生物體內發生,但尚未發生在人類體內,它也不太可能成為一種控制基因缺陷的重要方法,除非經過幾十年時間之後。

另一種治療苯丙酮尿症可能的分子矯正醫學療法,類似使用胰島素控制糖尿病,即注射活性酶。有兩個原因說明這樣的治療為何至今尚未發展。首先,雖然知道這種酶是存在於動物的肝臟,包括人類,但尚不能以純化的形式被分離出來。第二,自然免疫機制,其中涉及抗體對異物蛋白質的作用,它會破壞從動物或其他物種的肝臟中得到的酶,這種機制通常限制了人類疾病的治療使用。

另一種可能類型的分子矯正醫學療法。**許多酶分子由兩部分組成:純蛋白質的部分,被稱為「酶蛋白」;非蛋白的部分,被稱為「輔酶」。具有活性的酵素,稱為「全酶」,由酶蛋白與聯結其上的輔酶構成。**通常,輔酶是維他命分子或密切相關的分子。舉例來說,一般了解人體內有各種不同的酶,各自催化不同的化學反應,都可由二磷酸硫胺素作為輔酶,它是一種硫胺素(維他命B_1)的衍生物質。

某些遺傳疾病中,酶不是不存在,只是活性減低。缺陷基因還是可以運作的其中一個方法是產生一個結構異常的酶蛋白,如此一來,它就不和輔酶完整結合成活性酶。在一般有正常輔酶的濃度之生理條件下,也許只有1%的異常酶蛋白和輔酶結合。根據化學平衡的原則,較多數量的異常酶蛋白可用增加體液中的輔酶濃度來與其結合,如果輔酶濃度增加100倍,大部分的酶蛋白分子就可能和其結合,產生正常量的活性酶。

因而這種疾病可以受到控制的可能性就提高了,只要病人大量攝入維他命作為輔酶。這種分子矯正醫學療法,只涉及已存在於正常人體中的物質(如維他命),在我看來,是較好的治療方法。

以這種方式控制疾病的例子是甲基丙二酸血症(methylmalonicaciduria)。這種疾病的患者缺乏催化一個簡單的甲基酸轉換成琥珀酸的活性酶。據了解,氰鈷胺明(cyanocobalamin,維他命B_{12})是用作這種反應的醋酶。據研究發現,提供非常高劑量的維他命B_{12},約正常濃度的1,000倍時,在許多病人身上就可引發此種反應以正常速率進行。

使用非常大量的維他命在控制疾病的應用上,叫做「**大劑量維他命療法**」(megavitamin therapy),是分子矯正醫學上一個重要的步驟。我的看法是,隨

著時間過去，我們將發現使用大劑量維他命療法來使數百種疾病受到控制是可能的。例如，亞伯罕・賀弗和漢弗萊・奧斯蒙德證明，如第三章提到的，很多精神分裂症患者都經由大劑量維他命治療而獲益（奧費，1962年；奧費和奧斯蒙德，1966年）。其治療包括每天使用菸鹼酸（ofnicotinic acid, niacin）或菸鹼醯胺（nicotinamide, niacinamide）3～18克，連同每天食用3～18克抗壞血酸，以及適量的其他維他命（霍金斯和鮑林，1973年；鮑林，1974b）。

一般認為一種聲稱能治療許多不同疾病的藥物，其實並無法針對所宣稱的任何一種疾病產生真正的治療效果。然而，這本書中總結到，有證據顯示，**大量攝入維他命C有助於控制許多疾病：不僅是普通感冒和流感，還有其他病毒和細菌性疾病，如肝炎，以及看來相當無關的疾病，包括精神分裂症、心血管疾病和癌症**。造成維他命C和普通藥物療效上的差異是有原因的。一方面，大部分藥物是威力強大的物質，在特定的互動方式下，對一種分子或組織或體內疾病的媒介物造成作用，以助於控制某種疾病。然而，該物質可能對身體的其他部位產生有害的互動，從而產生副作用，使藥物變得危險。

另一方面，**維他命C是構成身體的正常組成成分，也是生命所需的物質**。它在本質上是調和所有發生在體內的生化反應，及參與所有人體的保護機制。以一般維他命C的攝取量而言，對調和這些反應和參與機制運作上不足以產生效率；只攝取每日建議攝取量（RDA）60克的人，可能只能稱為「正常體弱狀態」，但醫生及營養師卻稱其為「正常健康狀態」。有最佳的維他命C攝取量，連同其他保健措施，可提供真正健康的體魄，並增加對所有疾病的保護。正如我們將在第十二章中探討的，所增加的防護是藉由增強免疫系統達到保護的功效，其中維他命C在免疫系統的防衛機制中，具有至關重要的作用。最佳攝取量必須非常大量。當人們學到這個知識以及親身實踐之後，**維他命C所能對人體提供的保護可能是所有分子矯正醫學療法中最重要的**。雖然不太了解其他的維他命，但毫無疑問的是，適量的使用下，他們也可以很有價值。

在後面的章節，我們討論補充維他命的攝取量可以預防許多疾病，維持身體對於外力和疾病損傷的抵抗力，並提供比藥物更佳的有效治療方式；並在必要時，連同其他常規藥物及治療方法一起使用。

如果沒有提到一些疾病，讀者可能會得到「改善營養狀況是無益」的結論。針對許多疾病和醫療問題，已有多篇相關報告指出，提高單一維他命攝取量或使用其他分子醫學矯正物質具有明顯成效。這類報告通常不會發表在標準的醫學期

11 矯正醫學 什麼是細胞分子

刊，但他們可能發表在如《預防雜誌》（Prevention magazine）上。該報告可能不完全可靠，因為作者可能歸結了未詳加斟酌的結論——即他們增加維他命攝取量的同時，實驗對象的健康狀況也正在改善。而事實上，這不過是個巧合罷了。然而，就算是醫學研究人員缺乏對維他命的興趣，而未進行任何驗證的研究，如果同樣的報告被提出了許多次，其可信度就可能相對提高。

維他命C與肝炎

尤其重要的是設法改善營養素的攝取，進而控制「不治之症」的疾病，如同查瑞斯金（Cheraskin）和林斯道夫（Ringsdorf）於1971年指出的，多發性硬化症是他們其中一個例子。當沒有強而有力的證據顯示藥物的可能療效時，當然不建議嘗試使用藥物，因為藥物是危險的。幸運的是，維他命的毒性和有害的副作用幾近於無。

我記得13年前一位年輕醫生來到我家說：「鮑林博士，你救了我的命。我本將死於慢性肝炎，但聽說了你的『大劑量維他命C療法』，而它成功將我治癒了。」

從那時起，一些針對維他命C在預防及治療肝炎上之價值的優秀研究陸續問世（第十四章），但其他疾病在這方面的研究尚未進行，其中之一是肌萎縮性側索硬化症（ALS），它引起了公眾的注意，因為這種疾病造成著名的洋基棒球運動員盧·格里格的死亡。1985年8月，我收到了一封一位醫生寄來的信，他用以下內容形容自己：「我是一個醫學上的『奇蹟』。我罹患ALS超過8年，喪失功能的肢體維持在相當的範圍，並沒有蔓延。我每天吃12～20克的抗壞血酸，避免脂肪和油脂，並且每日至少服用200毫克完整的維他命B群。」

接受分子矯正醫學療法在某種程度上，一定有助於解決現今高成本的保健問題。1965年全美公共和私人醫療開支為400億美元，在20年中已增加10倍，達到4,000億美元（基於美國衛生及公共服務部於1985年的報告）。此種日益增加的醫療成本，因通貨膨脹影響多增加出76%，而人口成長使支出再增加11%；醫療保健的費用占1965年國民生產毛額6%，到了1985年占11%。此一增長反映了迅速崛起的醫療服務收費（考慮通貨膨脹後的校正值）及昂貴的高科技診斷和治療方式。

一份由阿特金斯等人（Atkins et al., 1985）在1985年所提出的討論，提到

目前正使用於高科技心臟病學的一些新技術，包括遠端監測心律不整的系統、診斷心導管插入術、侵入式電生理評估、三角（pennanent）人工心臟起搏器、心電圖和都普勒影像研究評估心臟功能、核子成像、體外循環開心手術，以及心臟移植。此篇繼續討論到以下新技術不久將可應用：磁共振成像、心臟高速電腦斷層掃描、和植入可自動糾正可能致命的心律不整「心臟節律調整器」（cardioverters）。其他附加技術包括：在高風險病患體內植入可以在心跳停止後恢復心跳的去纖顫器、人工心臟植入術，以及可直接觀察冠狀動脈粥樣硬化斑塊，並可導正阻塞血管，使其恢復正常血流量（recanalizing）雷射血管內視鏡。

伴隨該技術開發而來的問題是，對患者和醫者兩方都帶來相當大的成本和壓力，因為有時可能發生新技術使用不當的情形。維吉尼亞大學的喬治·A·貝勒（George A. Beller）博士，列出10種不計成本的力量會遏制心臟病學：第一，醫生主動盡可能提供最優質的照護，不計成本。第二，大多數醫生仍基於有償服務的基礎來收費。第三，支付醫生的最高酬金用於執行複雜的技術程序。第四，醫生可能試圖說服醫院管理人員取得最創新的技術。第五，行政人員在面對增加患者進而提高醫院市占率的競爭壓力下，認為應該取得這些技術。第六，病人會被能提供最新設備，服務和解調器技術的醫院吸引而選擇到此治療。第七，高科技產品和服務的供應商持續增長。第八，一些醫生對替病人做一些不必要的檢查感到壓力，但醫療顧問的建議通常已經寫在病人的紀錄表裡，如果病人不按照顧問的建議去做，法庭上可能會被視為疏忽。對醫療事故訴訟的恐懼，肯定是讓醫療成本失控的因素。第九，往往很難區分目前進行的測試，對臨床研究是必要的，還是對臨床診斷管理是必要的。第十，對全人完整診斷的需求，已經成為實踐心臟病學領域中一個盛行的要素了。

貝勒（Belier）博士同時指出，另一種力量是我們的社會特別同情那些正在受苦受難的人。他引述阿拉巴馬大學的格雷戈里·便士（Gregory Pence）的話說：「醫療成本是不可控制的，因為我們缺乏有關如何拒絕醫療服務的道德協議。決定如何誠實並正直地說「不」，也許是我們的社會將在未來數年面臨最深刻、最困難的道德問題。」

以上這些都是難題。我相信，分子矯正醫學能有助於問題的解決。**維他命比藥物便宜得多。因治療方式造成病人痛苦的程度應該列入考量——給予高單位維他命的攝入量，有助於患者改善健康狀態，並有助於控制某些傳統治療造成的不良副作用。最後，如果醫療照護的目的不單單是治癒疾病，而是要提升健康，那麼醫生首要銘記在心的就是——改善營養可以非常明顯地幫助病人達到美好和愜意生活的目標。**

11
矯正醫學
什麼是細胞分子

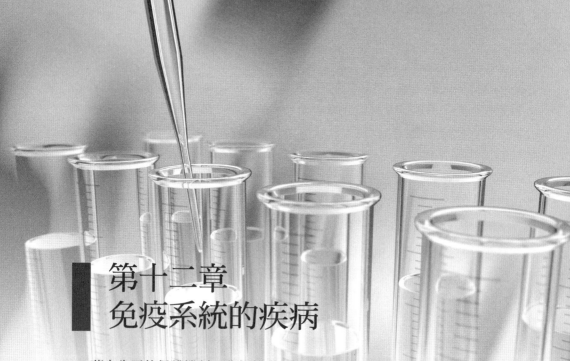

第十二章
免疫系統的疾病

　　藉由先天的保護機制，我們的身體免於來自體外和體內的攻擊。這些機制中最重要的就是免疫系統。盡可能保持免疫系統的有效運作，能大大促進我們身體的健康。

　　半世紀前，當科學家首次針對維他命進行研究時發現，在好幾種維他命中，缺乏其中任何一種都會導致免疫系統的損傷，譬如：血液中白血球細胞數目減少，對感染的抵抗力下降。要維持良好的免疫力，人體需要維他命A、維他命B、泛酸、葉酸和維他命C。當這些維他命的攝取量超過通常建議的數量時，似乎還能強化免疫系統。其中**維他命C對免疫系統的作用最大**。本章將討論有關這方面的證據。

　　在我和卡麥隆合著的《癌症和維他命C》（Cameron and Pauling, 1979）一書中，討論了有關免疫系統和癌症的關係，我們在書中寫道：免疫的防衛系統首先要擔負將「非自身」（病毒的侵略性載體，譬如細菌或惡性細胞）和「自身」（正常細胞）截然分辨出來這種辨識敵我的艱鉅任務。辨識藉由判別分子結構上的差異而達成。對於濾過性病毒和細菌來說，這些疾病的載體和人體正常細胞的差異相當顯著，因此要達成辨識相對容易，**但癌細胞和人體正常細胞的差異則非常微小，免疫系統要發揮效率則要具備高度的能力**。正如斯洛思-凱特林癌症研究紀念中心（the Memorial Sloan-Kettering Cancer Center）前總裁路易士・湯瑪斯（Lewis

Thomas）的描述，免疫系統的功能就像警察，不斷在人體內巡邏檢查，留意惡化的細胞，一旦辨識出，便予以消滅。

諸多證據顯示，免疫系統要發揮功效，維他命C很重要。免疫系統機制及某些分子，它們主要是溶解在體液內的蛋白質分子，還涉及到某些細胞。維他命C同時參與這許多分子的合成，以及這些細胞的製造和功能維持。

抗體（antibodies），又稱免疫球蛋白（immunoglobulins），是相當大的蛋白質分子，每個分子由1萬5千或2萬5千個原子組成，而人體能夠製造大約100萬種不同的抗體分子，每一種能夠辨識一群特定的原子組，即所謂的半抗原組或半抗原（hupten）；半抗原是由它的抗原（antigen）—— 一個外來的異類分子攜帶進人體的。多數的人不會製造與自身半抗原結合的抗體，不幸有這種狀況的人便是罹患所謂「自體免疫性（autoimmune）」的特殊疾病，紅斑狼瘡和腎小球性腎炎可能就是這類疾病。

抗原中的半抗原群（The huptenic group）刺激人體細胞，人體便產生相應的特異性抗體，並進而分化複製成數量眾多的新細胞。這些新細胞釋放特異性抗體到血液中，與抗原分子或抗原細胞結合，將它們標誌出來以便摧毀。

科學家發現，增加維他命C的攝取，能製造出更多**抗體分子**。威仁斯（Vallance, 1977）的研究報告指出，增加的抗體類型有**免疫球蛋白G和免疫球蛋白M**。在他的研究中，受試者被隔離在南極洲的英國研究站裡，避免接觸到任何新感染源，以免刺激免疫球蛋白產生，而製造出實驗的干擾變項。普林茲和他同事讓25名健康的男大學生攝取1克的維他命C，另外20名類似的受試者則使用安慰劑，75日後他們發現，有攝取維他命C的受試者血清中的免疫球蛋白A、G、M都有明顯增加（Prinz et al., 1977）。以天竺鼠做的實驗同樣觀察到，維他命C的攝取和抗體製造之間有類似的相依關係，這反映出我們依賴食物攝取這種維他命的重要性（Prinz et al., 1980）。

鼻腔分泌液中所含的抗體，數量最多的是免疫球蛋白A（還有一部分是免疫球蛋白M），免疫球蛋白A主要負責對抗在鼻黏膜液中活動的濾過性病毒。上述三種免疫球蛋白都存在於血液和間質液中，以免疫球蛋白M數量最多。

藉由**特異性抗體分子**的附著，細菌細胞和惡性細胞被標誌為異類，但要將其摧毀，前置工作還包括，與血液中其他蛋白質分子補體因子結合。有證據顯示，維他命C參與補體因子氯酯酶的合成，而此重要物質的數量隨著維他命C攝取量的

增加而提升。缺乏這種重要的補體因子，補體活化如瀑布般的流程將無法進行，「非自身」細胞也就無法摧毀。無疑地，人體也需要維他命C來合成氯酯酶，因為這種補體因子所含的蛋白質分子和需要維他命C來合成的膠原質分子雷同。

一旦異類細胞或惡性細胞被辨認和標誌出來，在人體內巡邏的巨噬細胞（Macrophage）便會攻擊和摧毀它們。這些吞噬細胞是存在於血液和體液中的白血球細胞，在對抗感染所產生的膿瘡裡會發現大量白血球細胞。

白血球細胞是淋巴細胞，在淋巴腺中製造，藉由淋巴（類似血漿的清黃色液體，其中有細胞懸浮）載送，從淋巴管進入血液中。在對抗癌症和其他疾病的戰場上，淋巴細胞似乎是最重要的吞噬細胞。惡性腫瘤中通常都會看到滲入的淋巴細胞，高程度的淋巴細胞滲入，目前被公認為疾病癒後樂觀的可靠指標。此外，研究顯示，讓天竺鼠維持非常低的維他命C攝取量，便不會排斥從其他天竺鼠移植來的皮膚，這種耐受性和牠們的淋巴細胞抗壞血酸鹽異常低下有關（Kalden and Guthy, 1972）。在給予天竺鼠大量的維他命C後，移植皮膚馬上受到排斥，顯示免疫系統再次發揮作用。

淋巴細胞只有在保持相當大量的抗壞血酸鹽時，才能有效地發揮噬菌作用，以旺·卡麥隆博士和我根據此眾所周知的事實，以及這些實驗研究的觀察，在1974年提出建議：攝取高單位維他命C，能夠讓抗癌防衛機制中的淋巴細胞展現高度的效率。這項推測現在已獲得證實。米本和他的團隊（Yonemoto, Chretien, Fehniger, 1976；Yonemoto, 1979）服務於國家癌症機構，他們研究5名年齡從18～30歲、健康的年輕男女。受試者在實驗初期攝取相當低劑量的維他命C，並在接受具抗原性的異類物質PHA（植物血凝素）刺激後，取出受試者血液樣本，分離出淋巴細胞，測量新生淋巴細胞芽生長（新的淋巴細胞初抽芽生長時的產物）的速度；然後研究者在接下來的三天中，給予每位受試者每日5公克的維他命C。研究者使用同樣的分離檢驗技術，發現新淋巴細胞生長的速度在幾天內幾乎增加了1倍（增加83%），且此高速度的成長持續了一週；而連續三天每天10公克劑量，生長速度達到3倍，每天18公克劑量則達到原先的4倍。這項研究無疑顯示出，**癌症患者服用高劑量維他命C，能夠增加人體淋巴細胞的防護功能**，並可預估遭受癌症或其他疾病感染的病人，有較好的診斷結果。不管是口服還是靜脈注射，要攝取多少維他命C才能達到淋巴細胞芽生的最大速度，還有賴更嚴謹的研究才能做決斷。但根據米本和他團隊的研究，**最適當的口服劑量，每天也許要超過18公克**。

許多研究報告指出，不管是正常受試者或是某種疾病的患者，增加維他命C攝取量能夠增加白血球細胞的動能，讓它們能更快速地移動到受感染的位置（Anderson, 1981, 1982；Panush et al., 1982）。進一步的證據顯示，當白血球細胞抵達時，維他命C還能增加它們的噬菌能力。這是那些被辨認並標識為異類、要予以消滅的細菌細胞或惡性細胞，它們被白血球細胞包圍並摧毀的過程：白血球細胞個體包圍並吞噬異類細胞。要完成這個過程需要維他命C。科學界很早就發現，**缺乏足夠的抗壞血酸鹽，白血球細胞無法有效發揮吞噬作用**（Cottingham and Mills, 1943）。最近一項研究（Hume and Weyers, 1973）顯示，採用蘇格蘭一般飲食習慣的健康成人，白血球細胞內抗壞血酸鹽的數量，比進行吞噬作用時所需的數量還要多出一些，但是在個體感冒的第一天，抗壞血酸鹽的數量便銳減一半，並且數日都維持低量，這使得個體容易再度遭受細菌感染。每天攝取250毫克的維他命C，並不足以讓白血球細胞維持有效的吞噬作用，但研究者發現，在感冒初發時每天攝取1～6公克維他命C，就能夠使這個重要的保衛機制維持運作。

我從這項研究中得出結論：要保持健康，抵抗疾病，對大多數人而言，預防性的攝取量應該每天規律地攝取大於250毫克的維他命C。**在考量其他因素下**，我建議**多數人每天的攝取量為2,500～4,000毫克，甚至10,000毫克**（Pauling, 1974c）。如此的攝取量應該能減少罹患普通感冒或流行性感冒的機率，而即使遭受濾過性病毒感染，也能防止再遭到細菌感染時後者的症狀惡化開來。

歐文・史東（Irwin Stone, 1972）曾以下文描述維他命C和細菌性疾病的關係：

1. 它有殺菌和抑菌作用，能殺死病原生物，或阻止其生長。

2. 它有化解毒素和毒物毒性，使其無害的作用。

3. 它控制並維持巨噬細胞的吞噬作用。

4. 它無害也無毒性，為了達成上述功效，大劑量服用也不會危害患者。

干擾素是最近在免疫系統中發現的另一個因子。這些蛋白質具有抗病毒的活性，由受病毒感染的細胞，也有可能是惡性細胞所產生出來。干擾素藉由擴散，改變鄰近細胞的性質，使它們能夠對抗感染。有證據顯示，干擾素能協助人體控制感冒、其他感染或癌症的擴展。不同物種合成不同種類的干擾素。**人類大約能夠製造出20種不同的干擾素分子**，它們帶有不同的活性，存在於人體中不同的細胞

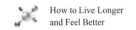

裡。干擾素引起科學界極大的興趣，因為很少有藥物能有效地對付病毒感染和癌症。

　　因為干擾素是種蛋白質，動物干擾素會以抗原的形式在人體中活動，注射到人體裡必定會引起過敏反應，其過敏的程度於再次注射時會相當嚴重。現在已經有利用白血球細胞培養的人類干擾素，但價格相當昂貴。研究顯示，注射這些干擾素來治療癌症和感染性的疾病，具有某些功效（Borden, 1984）。

　　維他命C的攝取量增加，能夠促進人體產生較大量的干擾素，此一推測（Pauling, 1970a）已獲得證實。在有更多證據支持注射人類干擾素的功效之前，明智的方式可能還是遵照卡麥隆的建議：「**多攝取維他命C，自己製造干擾素。**」

　　前列腺素是一種小分子物質（脂質，與脂肪有關），在人體功能中扮演重要的核心角色。它們以激素的形式作用，與規律心跳、血流有關，參與藥物對細胞的破壞，並且參與免疫系統的反應。科學家主要是從1960年開始針對它們的特性進行研究，1970年後許多發現出爐。$C_{20}H_{34}O_5$是前列腺素PGE1的化學式，其他前列腺素則有相同或相近的化學式。

　　不管什麼組織受到干擾或破壞，它會釋放出前列腺素（**Vane, 1971**）。前列腺素，尤其是前列腺素**PGE2和PGF2-α**，它們會與其他物質共同製造組織胺產生發炎反應：**發紅、腫脹、疼痛、觸痛及發熱**──這是因為這些前列腺素的作用，使得感染部位的血流量增加，白血球細胞、其他細胞及物質都往這個區域移動的緣故。在第二十六章針對藥物和維他命進行比較時我們會看到，阿斯匹靈能在某種程度上控制前列腺素對發炎症狀的作用。1978年，哈洛賓（Horrobin）發表報告說，**維他命C能抑制PGE2和PGF2-α的合成，因此維他命也能發揮相當的抗發炎效果。**【註】然而，他又報告說，阿斯匹靈能抑制PGE1合成，維他命C卻能增加它的合成數量（Horrobin, Oka and Manku, 1979）。前列腺素PGE1參與淋巴細胞的製造，並且在調節免疫反應中扮演主要角色。因此，維他命C能增加PGE1的製造，這一點再度支持人體攝取最適量的維他命C時，能強化免疫系統，維持更好的健康狀態。

【編審譯註】：

前列腺素PGE1可發揮抗發炎的效果，並平衡PGE2減少過敏與發炎的產生，PGE2的形成與食用油中的過量花生四烯酸有極大的關連性。

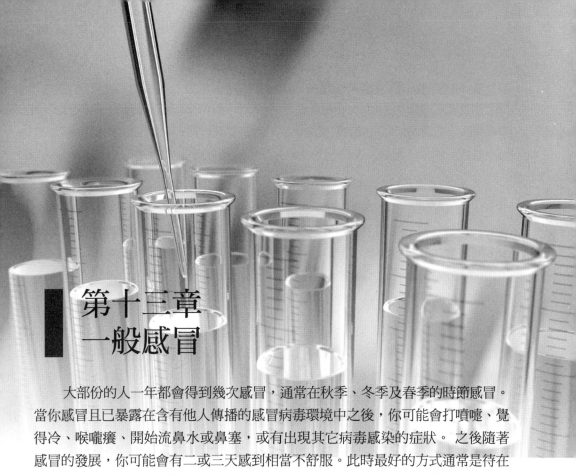

第十三章
一般感冒

大部份的人一年都會得到幾次感冒,通常在秋季、冬季及春季的時節感冒。當你感冒且已暴露在含有他人傳播的感冒病毒環境中之後,你可能會打噴嚏、覺得冷、喉嚨癢、開始流鼻水或鼻塞,或有出現其它病毒感染的症狀。 之後隨著感冒的發展,你可能會有二或三天感到相當不舒服。此時最好的方式通常是待在家裡並在床上休息──為了你自己的健康以及避免家人及同事被你傳染感冒的風險。一個星期或是十天後你通常就會康復。

一年內得到二或三次的感冒是不愉快的。更糟的是,感冒可能會引起嚴重的併發症─支氣管炎、鼻炎、中耳感染、乳突骨感染(乳突炎)、腦膜炎、支氣管肺炎或大葉性肺炎,或其他疾病的惡化,如關節炎、腎臟病或心臟病。

一般感冒(急性鼻炎,acute coryza)是由病毒感染而引起上呼吸道發炎。這種感染改變了鼻子、靜脈竇及喉嚨內黏膜的生理機能。一般感冒發生的機率比起其他疾病加起來還要多。然而這種病毒感染不會在小而孤立的社群內自然發生,它需要帶有病毒的境外患者引入,並使他人暴露在含有病毒的環境中。由於位於挪威的斯匹次卑爾根島在一年中一向有七個多月是孤島;島上首要的朗伊琴爾城中,五百零七位居民在寒冷的冬天裡幾乎不會得到感冒:在三個月中只有四名感冒患者。然而在第一艘船到達後的兩個禮拜內,就有兩百位居民因感冒而生病(Paul and Freese,1933)。

接觸病毒後，感冒的發展程度是由病患的健康情形及環境的因素來決定。疲勞、體溫偏低、身著溼透的衣物或鞋子，以及空氣中出現易引起過敏的物質等原因在傳統上都被當作是誘發感冒的因子。然而試驗性的研究指出，這些原因並不像一般認為的那樣重要（Andrewes, 1965; Debré and Celers, 1970, 第539頁）。

在接觸病毒與症狀表現之間的潛伏期通常為二到三天，第一個表徵就是本章第一段所提到的那些熟悉的症狀：頭痛、一般的不適感（無法確切說明的不舒服）和發冷（感到寒冷並伴隨著驟發性的顫抖、臉頰發痛、皮膚蒼白及嘴唇發紫）通常都在感冒中發生。有時候會產生體溫稍微增高的情形，通常不超過華式101度（攝氏38.3度C）；鼻子內的黏膜與咽喉也會腫脹，鼻孔之一或鼻孔全部可能會被濃稠的分泌物阻塞，鼻孔周圍的皮膚可能會痛且嘴唇上可能會長皰疹（由病毒造成的單一皰疹）。

一般感冒的治療依照慣例包含在床上休息、喝果汁或水、攝取簡單且富營養的食物、避免刺激物（如從呼吸道吸煙），以及使用成藥如阿斯匹靈、非那西汀、抗組織胺劑等去減緩症狀（見第26章）。幾天後，鼻子及喉嚨因病毒感染而衰弱的組織常會受細菌侵擾。這繼發感染可能致使鼻內分泌物化膿（含有膿汁）。此外，繼發感染可蔓延至鼻竇、中耳、扁桃腺、咽、喉、氣管、支氣管和肺部。如上述所說乳突炎、肺炎、腦膜炎及其它嚴重的感染可能隨之發生。因此普通感冒的控管可減少更多嚴重疾病的發生。

不是每一個人都會因為普通感冒的感染受到影響。大部份研究者指出，估計有6～10%的人口比例從未得過感冒。此數據加強了期望以增加個人對病毒感染的抵抗力來成功減低感冒人數之合理性。佔總人口中6～10%的人得以避免感冒，很有可能是因為他們天生的抵抗力。如同其他生理特性一樣，個人對於病毒感染的抵抗力，可以用近似常態鐘型分布曲線呈現。這些得以抵抗感冒的小比例人口，據推測分布在曲線的尾端，而這些人擁有針對病毒感染的最強抵抗力。若整體人口的抵抗力往上提升，那麼會有較大比例的人口會分布在相同範圍內，對於感染就有完全抵抗的能力且將與感冒絕緣。此論述有力地指出，在一份包含對於病毒感染之抵抗力的研究中，例如營養的部份，可以使易受一般感冒影響的整體人口數顯著地降低。就這個可能性來看，孤立社群如斯匹次卑爾根島，一般感冒的消失，使我再次相信一般感冒帶來的威脅與煩擾是可以完全消滅的。

現在，針對普通感冒的重要性我以美元做了粗略的估算。假設因普通感冒而

患嚴重疾病後，平均所失去的時間為每一人在每一年當中流失七天。人在一年若遭受感冒或一系列感冒的侵擾，會使他離開他的工作，或是減低其工作效率，或可能不舒服到使他覺得浪費了七天。不論如何，感冒所造成的損失估計約略為：當患者重病時其工作生產力的消失加上一年中減少七天的薪水。美國人的個人收入總額每年約三兆美元（1985）。而每週的收入是這個數量除以五十二。因此我們可以合理地說，美國人民每年因普通感冒造成的損失，粗估約是六百億美元的財政虧損。

此數據等同於每人每年的收入的損失或其健康的耗損約兩百五十美元。如此就很容易理解，即使那些感冒藥的藥效有限，美國人每年仍會花數億美元在感冒藥的購買上。

據悉已有超過二十年的時間，大多數人懂得適當使用維他命C來預防感冒、或是抑制感冒發展帶來的不舒服。讓感冒可以輕輕帶過。

但是在目前的醫學資料中仍然表明，針對一般感冒尚未開發出明確、有效的藥物。各式被開作處方或由醫生推薦，用來緩解不適的症狀的藥物，在舒緩上有用，但是它們在阻止整個感冒發展過程中的效力不高。事實上醫生無法有效治療或預防感冒經常成為笑柄。當醫生對病人說：「你感冒了。我不知道如何治癒它，但如果發展成肺炎的話我可以治好你。」還有另一則出現在我1970年所出版的書《維他命C與普通感冒》1970年出第一版後出現：醫生對病人說：「你吃了過多維他命C才會這麼難受，所以讓我來給你打一針感冒病毒中和它吧。」

很多人向我表示讀了我寫的書後他們的生活改變許多。在過去幾年他們都因感冒受苦，然而攝取維他命C使他們面對疾病保有完善的抵抗力。有些人則認為我的建議並沒有使他們免於感冒的加劇，而這樣的感冒就如同他們以往得到的一樣嚴重。針對此問題的後續研究讓我有了結論：每個人因有不同的生化獨特性，防禦感冒所需要的維他命C攝取量也就因各人而異。對於某些人來說，我書中所提的建議量並不適用，他們應該攝取更大量的維他命C以維持健康並有效對付感冒。如今我認為每一個人都可以保護自己抵禦普通感冒；即使感冒出現，人們還是可以藉由服用他（或她）適用的維他命C攝取量來大幅減緩原本感冒所帶來的不適。

若你已知道你該攝取多少劑量的維他命C，那麼在普通感冒流行的季節你將不會得到感冒。這項論述實際上可用另一種方式表達：若你在感冒流行季節尚未患病，

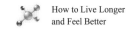

很有可能你已得知符合自己最合宜的維他命C攝取量。

但是你增強的抵抗力也有可能無效。當你感覺到有感冒的前期症狀，你就應該要增加維他命C的攝取，使之達到有療效的程度。就我自己的經驗來看，在每天醒著的時候每一小時攝取一克或再多一點的維他命C才是有療效的。感冒症狀通常可以馬上抑止住，且若持續使用一定劑量則可以維持療效，否則感冒仍然存續。此養生法的唯一的不適可能是在開始幾天時，腸道出現鬆弛感。

我這單純自然的處方，想當然爾，仍被保守派的營養學家以及大部份的醫生視為異端。我曾經上過大衛佛斯特（David Frost）的電視節目，幾年前與一位營養學權威——費德列克. J. 史代爾（Dr. Fredrick J. Stare）博士一同參加「馬丹摩莎的『營養大師』」節目。身為我的客座來賓，史代爾與我分別對於維他命C給予不同的論述及討論，這樣就講了整集節目。節目最後史代爾說：「我知道鮑林博士預防感冒的方法不好，我嘗試過了，卻一點用都沒有。」我正要開始問他是如何嘗試，但佛斯特說：「各位來賓，很抱歉我們的節目已接近尾聲，感謝你們的參加蒞臨。」當我們正離開時，史代爾轉向我並說：「當然我並沒有用你所建議那如天文數字的劑量。」

提及這則故事的原因在於，內科醫生總的來說不會建議病患服用維他命C來幫助對抗感冒或其他疾病。雖然內科醫生在其訓練過程，被指導必須要非常謹慎的決定及控管處方內每種藥物的劑量，但他們在維他命C的使用上似乎有記憶障礙。史代爾或許可以使他的感冒停止加重，如果他真的服用我所建議的「天文數字」的量。

我認為**每個人在得到感冒或其他疾病時，對於他（或她）自己身體會造成永久或一定程度上的損傷，而且會縮短其平均壽命。**而使用維他命C來預防感冒或可延遲老化過程。這就是依循我在書中推薦的養生法得出的部份貢獻，將生命的時間延長，特別是延長正值享受生命健康的階段。

在營養學專家及我自身經驗之間明顯的矛盾實為一簡單論點：維他命C在防禦普通感冒時若使用量少則其效用不大；但反之則價值效用就大。多數研究論及在1967年八月號的【營養評論】（Nutrition Reviews）中，也就是在本書第三章提到的，包含給予實驗對象服用少量抗壞血酸（通常為每日兩百毫克）的這篇社論文章。就算是這些針對如此少量的維他命C的研究，也表明縱使成效不大，攝取少量的維他命C，在某個程度上亦具有防禦普通感冒的保護效果。防護價值會隨

著維他命C的注射量增高而增加，若要立即反擊感冒則每一天需攝取近10～40克的劑量。

當維他命 C 被定為抗壞血酸之後沒幾年，才開始維他命C與一般感冒關係之研究。1938年，德國奧本豪森聖伊莉莎白醫院的羅傑科柏許醫生（Dr. Roger Korbsch）就是針對此領域做研究說明並出版的專家之一。抗壞血酸已被報導可有效抵抗許多疾病，包括胃炎和胃潰瘍，此實據啟發他將之運用在治療急性鼻炎及感冒上。1936年他發現口服劑量若達到每日一克即可抵抗流鼻水、急性鼻炎、以及繼發鼻炎和因生病伴隨而來的煩擾，如頭痛。接著他發現，**在感冒第一天注射250～500毫克的抗壞血酸鈉總是可以馬上抑止所有感冒徵兆**，有時候則第二天也有可能需要相同劑量的注射。他聲明抗壞血酸比起其他感冒藥（例如氨基比林，一種鎮痛解熱劑）來得有效，此外抗壞血酸也沒有危險，即使使用高劑量，目前沒有任何證據顯示有嚴重的副作用。

在德國（Ertel，1941）曾做過試驗，三億五千七百萬的維他命C日劑量被分發，其中包括孕婦、奶媽、嬰幼兒及學生共三百七十萬人。埃泰爾（Ertel）報告指出接受維他命C的人民比起對照組的人口在各種方面上享有較好的健康。由埃泰爾提供唯一的量化資料是從一組學生中蒐集到良好的統計數據，其中患有呼吸道感染疾病的人數比起前一年減少了20％。

1942年格拉茲布魯克與湯姆森（Glazebrook and Thomson）報導了一份研究的結果：在一機構裡約有1500位學生，年齡範圍為15至20歲，菜色的準備上並不充分，頂多在上桌前加熱約兩個多小時左右，每一天每一位學生的抗壞血酸總攝取量僅有5～15毫克。部份學生（約335位）會被提供額外的抗壞血酸，每一天200毫克，持續6個月；其他的學生（約1100位）則當做對照組。感冒以及扁桃腺炎的發病率在施予抗壞血酸的實驗組學生中，比起對照組少了14％。因患嚴重感冒及扁桃腺炎申請入住病房許可的實驗組學生，比起對照組少了25％。此數據差異具有極高的統計意義（在一致性人口中只有1％的或然率）。每個學生因感染（普通感冒、扁桃腺炎、急性風濕炎、肺炎）住院治療的平均天數分別為：接受抗壞血酸的學生為兩天半，而對照組學生則為五天。在對照組共1100位學生中，有17例肺炎及16例急性風濕炎；而335位實驗組的學生則沒有任何一例罹患他種疾病。在這樣一致性人口中，兩組數據極具差異性的或然率非常的小（少於0.3％），這**強力地說明了維他命C既可以防禦這些嚴重的感染疾病，也可以抵抗一般感冒及扁桃腺炎。**

　　一份因一群誹謗者詆毀我維他命C處方而出名的研究，就是我在第三章提到的柯文、德西及貝克（Cowan, Diehi and Baker）。研究的主要結果說明那些接受安慰劑的學生平均有1.6天因為感冒而沒有上課，而那些接受微量維他命C，每一天約200毫克的學生平均有1.1天沒有上課，少於31％。在這種一致性人口裡差異性的或然率只有0.1％，這樣看來很可能增加那些疾病的原因就是抗壞血酸。

　　在這種實驗裡，最好的方法是將對象隨機的分成兩組，其中一組的對象管理給予測試物質（抗壞血酸）；而另一組則提供安慰劑（一種近似於欲測試的物質，但較不活躍，例如含有檸檬酸的膠囊可以用來當作抗壞血酸的安慰劑）予以管理。在雙盲實驗中受試者將不知道他們是否有使用安慰劑。當雙盲實驗開始時，研究者會評估配劑的效果，受試者不會知道他們接受的是配劑還是安慰劑直到研究完成，而資料檔案則會由他人保管。

　　第一份研究，以每一天謹慎控管採較高量約1000毫克的抗壞血酸雙盲試驗，這是由瑞士巴賽爾市學區內醫療服務所的內科醫生 G. 瑞擇爾 （Dr. G. Ritzel）在1961年提出的。他在一個滑雪勝地，與279位男孩在分別為五至七天中的兩段時間做此實驗。會設定實驗人數如此多的原因，是在於讓短期間內測得的感冒病例數大到一定的程度（大致為20％），那麼所得的實驗結果才會有明確的統計意義。受試者皆屬同樣的年齡層（15至17），並且在研究期間都取得類似的營養。依照雙盲實驗的擬定規則，受試者及內科醫生對於1000毫克抗壞血酸藥片與安慰劑藥片的分配完全不知情。這些藥片在每天早上分配，並且監督受試者食用以確保沒有交換藥片的行為。每天受試者都會被檢查有無感冒或其他感染的症狀。大部份的紀錄是以受試對象的症狀為本，部份以客觀的觀察為輔（測量體溫、呼吸器官的檢查、肺部的聽診等等）。第一天就有感冒症狀的人將會退出實驗。

　　在整個實驗完成後會有一組完全獨立出來的專業人員來作統計評估，開始識別接受抗壞血酸和安慰劑的受試者，並以身分的編號來作區分。以每人的生病天數為標準，實驗組的生病總天數只有接受安慰劑對照組的39％；以每人個別病徵數為標準，接受抗壞血酸實驗組的病徵總數只有對照組的36％。統計估算說明了這些差異超過99％的信心水平，且具有統計意義。我們在這裡看到瑞擇爾的實驗中，在生病人數方面，維他命C的受試對象只有使用安慰劑受試者的三分之一。

　　而另一篇滑雪營的研究，受試對象為46位學生，巴叟洛克（BesselLorck, 1959）發現在每日接受1克維他命C的學生人數中，其生病人數是未服用維他命C

而生病的學生的一半。

在我寫的《維他命C與普通感冒》出版後，有很多很棒的雙盲研究開始進行。第一個在加拿大的多倫多（Anderson, Reid, and Beaton, 1972），有407位受試者接受抗壞血酸（每一天1克，若要立即攻克疾病則每一天服用3克）及411位受試者接受極度相似的的安慰劑。這項實驗進行了四個月。**每一個接受抗壞血酸的受試者因病待在家中的天數，比起接受安慰劑的對照組來說少了30％，而每一個人請假的天數則少了33％**。作者們提到這差異有高度的統計意義（99.9％的信心水平）。

另外一份研究則在相當不同的條件下進行，針對112位在北加拿大進行作戰訓練的士兵作為實驗對象（薩比斯頓與拉朵姆斯基，1974）。半數的受試者在四週的研究期間內每日服用1克的抗壞血酸，而另一半的人服用安慰劑。**接受抗壞血酸的受試者平均生病的天數，與另一組相比少了68％。**

在這四個研究實驗中，每一天服用1克或2克的量對於普通感冒的防禦力約48％，也就是說在服用維他命C的受試者中，生病人數相對於用非活躍藥片的那組少了一半。

原則上來說，由於雙胞胎會有一樣的免疫系統，他們毛遂自薦也想做這種實驗。目前已經報導了兩個有誤差的研究及分別一個以安慰劑、一個是用維他命C的實驗結果：卡爾（Carr）與其同事策劃了一個為期一百天的雙盲研究，對象為澳洲的95對雙胞胎。年齡範圍從14歲到64歲，平均年齡為25歲。所有的受試者同時都服用含有70毫克劑量的維他命C藥片，然而每對雙胞胎的其中一人每一天服用1000毫克的維他命C而另一位則服用相配的安慰劑。其實驗結果最後以三段文章的方式出版（Carr, Einstein, et al., 1981a, 1981b; Martin, Carr, et al., 1982）。然而這95對雙胞胎中，有51對是居住在一起的。結果顯示在這些雙胞胎中，不論服用高攝取量或少量維他命C，對雙胞胎生病情況的影響幾乎沒有太大差異。在我看來可能的解釋是同居的雙胞胎們可能沒有留心自己需服用的藥片。再者，緊密的接觸感冒的另一個人可能會使兩人從維他命C得到的抵抗力失去效力。而其他44對分開住的雙胞胎，攝取高劑量的雙胞胎在平均生病的天數上為6.32；而攝取低劑量的雙胞胎為12.08，正好相應每一天服用額外的1000毫克維他命C會得到48％的防護力。

由米勒等人（Miller et al., 1977,1978）的另一個雙胞胎的研究上，四十四對的雙胞胎以年齡做區分，每日被施予分別為500、750、1000毫克的維他命C或澱粉質

的安慰劑。結果顯示在使用維他命C與安慰劑的雙胞胎中，生病的人數幾乎沒有差異。實驗中所有的雙胞胎都是在家共同居住，這樣可能會導致搞混藥片或是交叉感染的發生。

有更多的醫生發現維他命C有助於控制感冒以及其他疾病。一份針對萊比錫2,600位工廠工人的研究，舒納特（Scheunert, 1949）報導：**每一天攝取100或300毫克的維他命C，可降低約75%呼吸道疾病與其他疾病的發病率**。巴特力、克列柏斯與歐布理恩（Bartley, Krebs and O'Brien, 1953）發現，缺乏抗壞血酸時感冒發病的平均天數，比起有攝取抗壞血酸的天數上大了2倍。孚來徹與佛萊徹（Fletcher and Fletcher, 1951）說明每天補充50～100毫克的抗壞血酸，會增加孩童對於病毒感染的抵抗力。巴恩斯（Barnes, 1961）、麥肯（Macon, 1956）及班克斯（Banks, 1965, 1968）也有報導攝取少量抗壞血酸的其他益處。馬克威爾（Marckwell, 1947）指出，服用足夠的抗壞血酸會有50%的機率可以止住感冒：一開始馬上服用0.75克，接著每3～4小時攝取0.5克，若之後還有需要則以此劑量續續服用。

1967年7、8月號的《真相》雜誌，出現了道格拉斯・基德史利夫醫生（Dr. Douglas Gildersleeve）用筆名題以〈為何吃了醫療機構的感冒藥還會打噴嚏？〉一文，顯然他害怕用真名在通俗雜誌上撰寫會被當作是異端的文章。該作者提到，比起他閱讀過那些研究者說的，每天攝取200毫克的抗壞血酸，他可以用超過20或25倍的抗壞血酸來完全抑止感冒的症狀。在最後得了400次感冒的25人當中，大部分是他自己的病患，他發現服有抗壞血酸的治療方式，對於病患有多達95%的效力。最常見的感冒症狀如過多的鼻涕，在使用抗壞血酸後完全消失，若出現其他症狀——打噴嚏、咳嗽、喉嚨痛、聲音沙啞和頭痛等症狀，也幾乎感覺不到。他還提到這些參與研究的病患中，沒有一個因細菌而有繼發的併發症。

在這篇文章中，基德史利夫提到他在1964年發表了一篇他記錄自己觀察結果的論文。他將論文投稿至11家不同的專業期刊，每一家都拒絕刊登。其中一家的編輯對他說，他的文章會使該期刊無法刊出有關感冒治療方式的文章；還提到，**醫學期刊的生存仰賴廣告商的支持，而刊物中超過25%的廣告都與有申請專利、可以舒解感冒症狀，或是可以用於嚴重感冒處方的藥物有關**。

其中某位編輯說他拒絕刊登是因為基德史利夫的論文是錯誤的。當基德史利夫質問這位編輯的時候，他說：「我在25年前曾是研究維他命C小組的一員，當時我們根據結果認為這種藥物無法治療感冒。」而且他也不覺得意外，當時基德

史利夫告訴他，若要獲得明確的結果，以必要用的抗壞血酸劑量來看，早期研究中只用了應用劑量的1/12。

在解釋其文章之標題上，基德史利夫總結道：「身為一位在此領域的研究人員，我主張維他命C可以有效治療感冒，這樣子的治療是可行的；之前此研究被忽視，是由於打擊藥物製造商、專業期刊和醫生會導致公司財政虧損。」

有些研究也指出，維他命C除可以預防感冒之外，在治療疾病上也有療效，他們的研究結果證實了使用筆名的基德史利夫醫生的經歷。1938年，魯斯金（Ruskin）報告在感冒開始發病時，他對超過1,000位病患立即施打450毫克的抗壞血酸鈣，還因情況可能施打第二針。他發現其中有42%的病人完全康復，而48%病患的康復情形也有明顯的進步，他總結說：「抗壞血酸鈣不再像過去那樣，總是被當作治療普通感冒的失敗處方。」

許多類似的研究也在艾爾文·史東（Irwin Stone）所著作的《治療的要素：抵抗疾病的維他命C》（1972）中提到。**史東本人建議在有初期感冒病徵的時候，口服1.5～2克劑量的抗壞血酸鈣，然後每間隔約20～30分鐘重複同樣的劑量，直到症狀消失，通常在第三劑就可以完全改善病況。**

麻薩諸塞州沙連的艾德米·雷格梟醫生（Edmé Regnier）在1968年的報告中，他發現大量服用抗壞血酸在抵禦與治療感冒上的重要性。從7歲開始，他就因為中耳炎不斷發作而痛苦了很多年，他曾用多種方式控制感染，20年後他嘗試使用類生物黃鹼素（bioflavonoids）（從柑橘類水果萃取）及抗壞血酸。他認為此療方有一定的益處，但成效沒有很大，於是決定增加劑量。在多次實驗後他發現，那些嚴重、令人不耐的感冒與隨之而來的中耳炎，可以由服用大量的抗壞血酸來避免，而且光用抗壞血酸就有同時使用抗壞血酸加類生物黃鹼素一樣的療效。之後他進行一項研究，由21位參與者分成4組使用不同藥物：單獨使用抗壞血酸、抗壞血酸加類生物黃鹼素、單獨使用類生物黃鹼素或是安慰劑。這項研究進行了5年，原本受試者都不知道他們服用的是什麼，但之後（最後一年）雙盲研究變得不可行，因為一位病患的感冒已經嚴重到連病患都知道自己沒有服用可以預防感冒的維他命C。

雷格梟建議的治療方式是在病徵初現時（喉嚨癢、流鼻涕、打噴嚏、發冷），服用600毫克的抗壞血酸，並在之後每3小時服用額外的600毫克，或是每1小時服用200毫克的抗壞血酸，睡覺前注射的劑量則提高至750毫克。這樣每一天

13
一般感冒

約4克的攝取量需維持3～4天，之後減少為每3小時服用400毫克，如此持續幾天，再減少為每3小時200毫克。雷格桌的研究指出：服用抗壞血酸加類生物黃鹼素的34名感冒患者中，有31位得以抑制病情；而50位單獨服用抗壞血酸治療的病患，如上述所說的方式，有45位得以避免。不過，在單獨使用類生物黃鹼素或安慰劑的組別內，並沒有任何結果。

他有一重要發現：**曾因大量服用抗壞血酸而抵禦感冒成功的病患，若抗壞血酸在持續一個或多個禮拜後突然停用，則感冒可能會復發。**

科望及狄耶海（Cowan and Diehi, 1950）的報告也提出，若在感冒發生後才開始治療，以攝取每天約3克且持續3天來看（前兩天都攝取2.66克，而第三天則服用1.33克），則不會有多大療效；若從感冒開始加重時每天攝取3克，同樣也會失效。這是由78位英國醫生（Abbott et al., 1968）做實驗後所得出的結果。

於大英國協的英國普通感冒研究單位所進行的實驗（Tyrrell et al., 1977）中，由在英格蘭各地區工廠服務的人員自願參加，每個人被給予一個裝有10錠發泡錠的小藥瓶，其中有些藥瓶裝的是每錠約1,000毫克的維他命C，而其他的藥瓶是安慰劑。每人依照指示，從初期感冒症狀加重時開始服用藥錠達兩天半。初期感冒的數值發展將近相同：服用維他命C的為31.1%，而安慰劑組的則是33.2%。但由於兩組人員在初期感冒加重前皆採取相同的食療法，所以差異性不大可想而知。

在感冒期間也沒有任何差異變化。感冒開始前兩天服用10克維他命C的失效，說明了高劑量的維他命C應於感冒已控制後再攝取。此發現證實了雷格桌認為感冒可能會復發的觀點。若感冒沒有被完全抑制，維他命C的停止攝取可能會回應復發的感冒，並可能使它發展完整的感冒流程。

在普通感冒研究單位進行的研究中有一個重要的發現：服用維他命C的101位男性中，長達4個月的實驗期間患有初期感冒的人，有23位在之後有繼發性的感冒；而使用安慰劑的98位男性中，將近有43位得到繼發性感冒，為使用維他命C組的2倍。這2倍的差異性具有明顯的統計意義。**在初期感冒期間所服用的10克維他命C，可能在免疫系統上給予強化作用，並得以維持1～2個月。**在繼發性感冒的發病率上，此差異性的觀察並沒有包含女性的受試者，理由可能是相對英國女性來說，男性們比較重視維他命C的重要性。

第二個多倫多的研究（Anderson et al., 1974）中，有2,349位的志願者被分成8組：一組275人皆於感冒第一天服用共4克的維他命C，第二天則服用8克；在第一

天的服用劑量上，每一組都沒有規定要規律地攝取。第一組並沒有明確的優勢，但作者指出，比起4克有療效的劑量，8克的劑量與不容易生病有關聯。病患的病況都被記錄下來，因使用天數減少而得到的防護效果，在使用單劑4克的組別為5%，而在單劑8克的組別則是高達20%。

　　有關維他命C療效最有力的研究是阿斯佛拉（Asfora, 1977）的實驗：他將各30克的維他命C及安慰劑給了133位受試者（醫科學生、醫生或是在巴西柏南布哥洲的診所病患），這些受試者已回報確定患有正發展中的感冒。維他命C的發放是1,000毫克的發泡錠，並指示每一天應服用6粒（一次2粒，一天3次）維持5天；安慰劑的發放也以此方式作業。有些病患在感冒第一天服用，有些在第二天服用，其他人則在第三天服用，如下圖所示：

30克維他命C在感冒第一天、第二天及第三天服用後療效的管控實驗結果（一天6粒，為期5天）

組別	一	二	三	四
人數	45	30	17	41
男／女	25／20	17／43	11／6	25／16
開始服用維他命C	1	2	3	安慰劑
因細菌引發併發症的比例	13	20	41	39
感冒平均天數	3.6	5.4	9.0	>5*
患併發症	15.2	16.0	14.6	>5*
沒有併發症	1.82	2.71	5.10	>5*

*未記錄

　　在治療失敗的組別中，受試者會患有繼發性的細菌感染，平均會不舒服長達15天的時間。該組人數的分布為：第一天服用維他命C組有13%、第二天服用的組有20%，而第三天服用的組有41%（安慰劑組為39%）。每一組剩下的人中，沒有併發症的人平均生病天數，以第一天、第二天及第三天服用藥物來看，分別為1.82、2.71及5.10。我們的研究結果發現，在第一天或第二天開始服用的人，每一天服用6克的劑量，是所有人中感冒被完全抑制的族群。

　　我們已經看過有關每日攝取維他命C，可防禦感冒加重或減緩感冒症狀的30篇研究，有研究人員認為維他命C可以降低感冒的發病率及嚴重性：利茲爾（Ritzel）的研究中，每位男學生每一天攝取1克的維他命C，降低約45%的發病率

（每人感冒次數），而個人感冒的嚴重程度也降低約30%（每人感冒天數）。其他研究顯示只有些許降低發病率：安德森（Anderson）說明，只針對感冒初期察覺到的少數症狀來看的話，很難判定該病人是否真的得到感冒。

在後面的表格列出了16個實驗的結果，包含我所了解的有符合特殊項目的實驗。其中之一是在一大群受試者裡隨機選出尚未生病的人，規律地予以服用抗壞血酸，並維持一段時間。但是由馬賽克等人（Masek et al., 1972）所做的研究不包含在內，因為服用維他命C的受試者是在一礦坑工作的工人，而安慰劑組的受試者則是在另一個礦坑工作的工人；如此一來，外在環境條件的不同會影響這些工人，例如本來就比較健康或本來就身體很差的人，實驗結果會無效。在所有實驗中，只有一個實驗發放類似於維他命C的安慰劑、藥片或膠囊給受試者。唯一的例外是由葛拉茲布魯克及湯姆森（Glazebrook and Thomson, 1942）仔細完善引導的研究：男生被分成7組，且在7家不同的餐廳用餐，實驗是在其中一組或多組的食物（可可或牛奶）裡添加抗壞血酸。

實驗中分別使用維他命C與安慰劑的受試者，其感冒人數的研究縱論

研究	降低的感冒人數
*葛拉茲布魯克及湯姆森（Glazebrook and Thomson, 1942）	50
*巴特力、克列柏斯與歐布理恩（Bartley, Krebs, and O'Brien, 1953）	31
*達爾柏哥、安傑爾、萊丁（Dahlberg, Engel, Rydin, 1944）	14
*佛蘭茲、山茲、黑爾（Franz, Sands, Heyl, 1956）	36
*安德森等人（Anderson et al., 1975）	25
利茲爾（Ritzel, 1961）	63
安德森、雷伊德、比頓（Anderson, Reid, Beaton, 1972）	32
查理斯頓、柯雷格（Charleston, Clegg, 1972）	58
埃利耶特（Elliott, 1973）	44
安德森、蘇爾亞尼、比頓（Anderson, Suryani, Beaton, 1974）	9
庫勒函等人（Coulehan et al., 1974）	30
賽比斯頓與拉東姆斯基（Sabiston and Radomski, 1974）	68
卡爾洛斯基等人（Karlowski et al., 1975）	21
克雷革與麥克當諾（Clegg and Macdonald, 1975）	8
皮特與柯斯垂尼（Pitt and Costrini, 1979）	0
卡爾等人（Carr et al., 1981a, 1981b）	48
平均數	34

*每一天服用70~200毫克，平均數為31%；其他較高的劑量則為40%。

在這16個實驗中所減少的感冒人數比例變化有1～68%，而對於每一天攝取1,000或2,000毫克的量，是否會比只攝取70～200毫克的劑量有較多的防護力，則沒有明確的證據。這些研究中，最弱及最強防護力的結果是在以士兵為對象的實驗當中出現。皮特與柯斯垂尼（Pitt and Costrini）的實驗對象為南卡州兵營裡的海軍新兵，研究結果顯示維他命C對於感冒並沒有防護效果，但卻對肺炎有相當顯著的防護力。賽比斯頓與拉東姆斯基（Sabiston and Rodomski）是在有較嚴重情況下做的研究，對象為北加拿大住在帳篷裡的軍人；相較於南卡州的研究結果，此研究裡的感冒人數為前者的3倍。造成此差異性的可能解釋為，南卡州海軍新兵所配給的維他命C劑量比加拿大軍人來得多，因此所得到的防護也比較多。或許更貼切的解釋是由安德森、比頓、柯雷和史貝羅（Anderson, Beaton, Corey and Spero）在1975年所做的研究結果：就算維他命C的追加劑量為每一週只服用500毫克的藥片，也就是每天約70毫克，防護力為25%。眾所皆知的是，加拿大居民所吃的食物中，維他命C的平均攝取量相較於美國來得少。

為何多數控制完好的實驗會無法證明維他命C有預防能力或療效，其主因在於它們設定的攝取量太少。這就好像醫生或營養師錯誤的推論：既然一小劑量的維他命C可以治療壞血病，那為何需要超大的劑量來治癒感冒呢？即便如此，這16個研究降低感冒人數數值的平均數約34%。在規定每一天服用70～200毫克抗壞血酸的5個研究中，其中降低感冒人數的平均值為31%；而其餘每一天只服用1克或更多劑量的11個研究的平均值為40%。我們因此可總結：即使是追加維他命C劑量，不論是每一天100或200毫克，都會產生相當大的數值，而攝取更高的劑量可能會使數值也增高。

在這篇文章中，不在我認定標準範圍內的研究，不僅是因為它們規定的服用劑量太少，而且服用維他命C的時間也不夠長。另外，不同人會有不同的需求，也就是不同的生物化學特性；在這一點上，這些研究人員欠缺考慮。生化特性的要素，在第十章標以「維他命C與精神分裂症」的實例中有清楚的說明。口服的維他命C標準值為1.76克，會在服用後6小時內經由尿液排出，該數值的變化會從約2%到約40%；出現這極端表徵的病患，可能對於用維他命C控制感冒一事有不同的反應。

我會在下一章對於羅柏特・F・凱斯卡特醫生（Dr. Robert F. Cathcart）的研究多做說明，他在配給感冒病患維他命C的劑量上有大量的經驗。他對於數千名病患的觀察讓他得出一個結論：要用多少劑量的維他命C來控制由病毒傳染的疾

13

一般感冒

病，要從疾病與病患本身性質來做決定。他在1981年發表的報告中建議，不要有「用才幾克重的維他命C就想治療『100克感冒』的想法」。

　　凱斯卡特發現，用以控制病毒感染所需的最剛好的維他命C攝取量，應逐次增加到發生軟便為止──要注意提升維他命C的攝取至充分足夠的高劑量，會有通便的效果。這種「維他命C飽和量滴定法」據他所說，健康正常的人在每24小時攝取4～15克之間的劑量，而之後若他們得到病毒感染的疾病，則提高劑量為每24小時超過200毫克。伊文‧卡麥隆醫生（Dr. Ewan Cameron）也對癌症病患做了類似的觀察研究。

　　現在我們可以知道，要做維他命C與感冒之間關係的實驗是很困難的，劑量的多少應該以每個人所能接受的維他命C飽和量來決定。用適當的維他命C飽和量來配製相配的安慰劑是可行的，但要達到百分之百有效的實驗，攝取高劑量的維他命C會很難取得理想結果。

　　我已收到數百封民眾寄來的信，他們提到在開始依序使用500毫克、1克、3克、6克或更多維他命C後，已有多年沒有得過感冒。我們知道那些從沒有得過感冒的人中，有6～10%的人在飲食上有攝取足夠的維他命C。值得相信的是，其他6～10%的人所攝取的劑量接近於這樣的抵抗力：每一天保護他們免於感冒的500毫克；其他族群可能需要每一天服用1,000毫克，而有些人甚至需要更多。

　　我認為每一個人都可以保護自己免於感冒。得到感冒並讓它發作整個過程就是一個徵兆，它在提醒你沒有攝取足夠的維他命C。

　　從現有的實據來看，我確信維他命C比起感冒藥供應商所建議使用的止痛劑、抗組織胺劑或是其他危險的藥物來得好。每一天、每個小時，電台或是電視台的廣告都在瘋狂的推銷各種感冒的治療藥物。由於未來有更多值得進行的研究，我希望在電台或電視上可以有更多在維他命C與感冒上的教育宣導，包含反對使用危險藥物的告誡，如同現在美國公共衛生部門、美國癌症學會、心臟協會及其他組織所贊助之「吸菸有害健康」的廣告一樣。

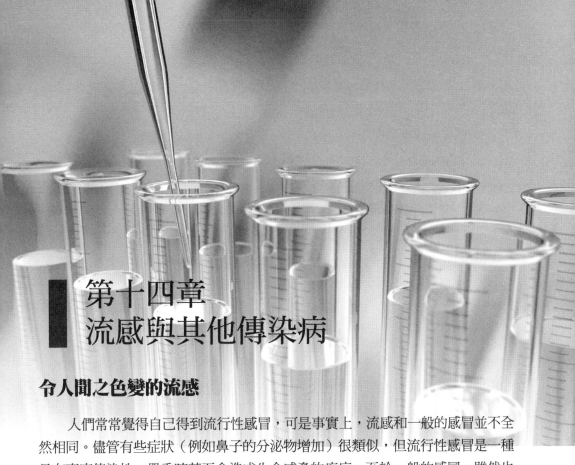

第十四章
流感與其他傳染病

令人聞之色變的流感

　　人們常常覺得自己得到流行性感冒，可是事實上，流感和一般的感冒並不全然相同。儘管有些症狀（例如鼻子的分泌物增加）很類似，但流行性感冒是一種具有高度傳染性、嚴重時甚至會造成生命威脅的疾病。至於一般的感冒，雖然也是由病毒造成的，感冒病毒和流感病毒卻分屬不同支派，而且兩種病毒也以截然不同的方式呈現。

　　流行性感冒的潛伏期（遭受病毒攻擊到症狀發作之期間）只有短短2天的時間，所以症狀發作的時候，常讓人感到突如其來。一般來說，流感的症狀為畏寒、發燒、頭痛、精神不濟、全身不適、食慾不振、肌肉痠痛、噁心反胃，偶爾會有嘔吐的情況發生。有時候還會出現呼吸道的症狀，例如打噴嚏或流鼻水等，不過相較於一般感冒，上述的情形比較少出現；此外，也有可能出現乾咳（沒有痰）或是聲音沙啞的狀況。若是發燒的話，通常會持續2～4天左右，當病情緩和時，體溫會升高至攝氏38.3～39.4度（華氏101～103度）左右；而嚴重時，體溫可能高達攝氏40.6度（華氏105度）。

　　發燒的治療方式不外乎躺在床上休息至少24～48小時，直到體溫回復正常；倘有發生細菌感染的情況，有時候也可以使用抗生素來控制病情。飲食則講究清淡，並大量地飲用開水（每天至少3～3.5公升，約7品脫）或是果汁。除非碰到流

感高峰，或是遇到能在各國肆虐的超強流感病毒株，不然幾乎所有的病患都能夠健康地痊癒。

流行性感冒是一種存在已久的疾病，希波克拉底（Hippocrates）在自己的書《傳染病》（Epidemics）中曾經提到西元前400年，在克里特島的沛林瑟斯（Perinthos）這個地方有一種快速蔓迅的疾病；其迅速擴散的特性，使我們可以確定為流行性感冒。直到1557～1558年的時候，流行性感冒的疫情才正式被宣布，並於1580～1581年在歐洲造成大流行。而1658年、1676年、1732～1733年、1977～1978年（疫情較為緩和）、1837年、1889～1890年、1918～1919年、1933年，和1957年，都有流行性感冒的疫情或是大規模流行的紀錄，

1918～1919年的時候，發生了有史以來最嚴重的流感疫情，當時連續爆發了三波流行性感冒並橫掃全世界，分別為1918年的5月到7月、1918年的9月到12月，以及1919年的3月到5月。一般認為它是從西班牙開始蔓延，所以也被稱為「西班牙流感」（科利爾〔Collier〕，1974）。由於當時戰爭的情勢、軍隊的遷徙和戰時的環境與條件，使得西班牙流感幾乎同時在歐洲各國爆發開來，並且快速地席捲各地。第一波疫情並未觸及歐洲以外的地方，例如南美、澳洲、大西洋與太平洋諸多島嶼。但是造成最多人死亡的第二波流感，除了聖赫勒拿島（St. Helena）與模里西斯島（Mauritius）外，幾乎籠罩了全世界；當時遭到流感侵襲的國家，約有80～90%的人都得到了流行性感冒，並造成大約2,000萬人死亡。但很顯然地，第二波的疫情並不是原先最早爆發的流感，因為1918～1919年的第一波流感，主要感染的對象多為年輕人，然而在後來的第二波與第三波的疫情中，患病者則以老年人為主。

1892～1918年這段時間，當時的人們已經從患者的痰和血液中分析出來一種稱作「拜菲爾氏菌」（Pfreiffer's bacillus）的細菌，並將之視為流感的罪魁禍首。後來在1918年，法國的研究員德勒雷（Debr）在流感患者與麻疹患者的身體中觀察到類似的免疫反饋，而麻疹是一種病毒引起的疾病，德勒雷因此推斷流行性感冒可能也是由病毒造成的。這些跡象與證據立刻被德國的塞爾特（Selter, 1918）、突尼斯的妮可（Nicole）和李貝伊（Lebailly），以及法國的杜加里克（Dujarric）與里維耶爾（Rivire）報導出來。至於進一步的證據則是透過以下實驗而獲得——研究員將感染者的痰和血液穿過細菌無法通過，但病毒可以穿越的細微孔洞而確定；接著，實驗也將過濾後的液體注入猴子以及人類志願者的鼻腔通道內，而兩者都產生一樣的疾病與症狀。**由於此種疾病的病毒粒子比細菌更小，**

因此流行性感冒的病毒也被稱作「濾過性病毒」（Filterable Virus）。

1933年，英國研究員威爾遜（Wilson Smith）、克里斯多福（Christopher Andrewes）與派翠克（Patrick Laidlaw）根據病毒的性質使用透穿透隔離法，成功地將流行性感冒的病毒株分離出來。而在1965年的時候，克里斯多福才將這項研究結果的步驟公布出來。1933年流感疫情發威的時候，克里斯多福與威爾遜兩人都是英國國家醫學研究院（British National Institute for Medical Research）的成員，並致力於流行性感冒的研究。那時克里斯多福也患有流行性感冒，而威爾遜打算利用克里斯多福漱口後的鹽水，將疾病傳染給兔子、天竺鼠、老鼠、刺蝟、倉鼠和猴子等動物，但最後都宣告失敗。不過在當時，同一研究機構的派翠克，已經能利用此方法將犬瘟熱傳染給雪貂；因為派翠克發現，若是將克里斯多福使用的漱口溶液注入雪貂的鼻子內，就能使動物被感染而患病。後來，將這個方法應用於老鼠身上，也成功地使老鼠得到了流行性感冒。

事實上，人們花了很長的時間才找到證據，證明有些流感的病毒株能夠同時感染數種動物及人類。不過在1732年的大流行就有觀察者發現，馬匹所得到的疾病，似乎和人類身上的病症是一樣的。而造成1918～1919年大流行的病毒，已經被證實和豬隻身上的病毒（豬流感）有完全相同的抗原。但在流感橫行的當時，並沒有人研究病毒，因為人們的焦點都放在細菌身上，所以等到15年後，才陸續有研究投入病毒相關的調查。1935年，克里斯多福發現，在20歲以上成年人的血液中擁有高濃度的抗原，並足以抵抗豬流感的侵襲；然而，低於12歲的孩童則完全沒有任何抗原能夠保護他們。由上述的跡象可以歸納出清楚的結論，在1915～1923年這段時間——據推測應該是1918～1919年，當時侵襲孩童的疾病，應該就是豬流感病毒。

透過學者的努力和研究，已經將流感病毒分類成不同的型態，而每一種病毒都有許多不同類型的病毒株。流感病毒可以分為：A型流感（還有亞型A_0、A_1、A_2）、B型流感，以及C型流感三種；而所有病毒中，只有A型流感為非人類之流感病毒（哺乳類動物及鳥類都會被感染）。如果人類從其中一種病毒中康復，就能夠獲得其病毒的免疫力，不過對於其他種類的病毒仍然缺乏抵抗力。

疫苗注射是對抗流行性感冒很好的方法之一。至於疫苗的製作，是先利用雞蛋的胚胎（病毒只能在活體細胞內繁殖）培養病毒，之後再將雞蛋的尿囊液取出，而這個部分可以觀察到病毒粒子繁殖的狀況，接著再利用甲醛弱化病毒的強度。弱化後的病毒即不具有感染性，也就是說，病毒已經無法再滲透人體或是其

他宿主的細胞，也無法繼續複製額外的病毒粒子。不過，弱化後的病毒還是能夠作為抗原，並使宿主製造特異抗體分子；而抗體分子能夠結合具有活性的病毒，並消滅它們。如此，注射疫苗接種的人們就能夠獲得保護以對抗疾病。

疫苗通常是利用當時在該國肆虐的病毒株所製作出來的。而接種疫苗所產生的免疫力大約可以持續一年，一年後必須再接受新的疫苗注射，才能夠獲得額外的抵抗力；預防接種對於病毒的保護力，估計約有70～80%左右。但是，由於病毒株會持續的異變而產生新的病毒株，使得疫苗的病毒株和後來人體被感染的，可能已經不是同一種型態，所以有時候會造成疫苗無效的情形。不過，注射疫苗對於老年人和慢性疾病者仍舊格外重要，因為預防針能夠提供他們一定的保護力和抵抗力。

然而，**接受疫苗注射也有一些副作用**。例如，**曾經對於雞蛋有過敏紀錄的人，則不適合預防接種**；甚至有些人可能會因為疫苗而產生局部性或是全身性的過敏反應，但是會因為急性過敏反應而死亡的案例少之又少。不過，也因為這些可能的副作用，所以醫生常常會建議病人除非有特殊的需求和理由，才需要打預防針。由於上了年紀或是身體微恙的人，自體防禦機制會逐漸減弱，再加上醫院與診所的工作人員時常暴露於病毒的威脅當中，所以流行性感冒還是可能會因為這些原因而蔓延，並造成流行。

1973年，薛美克（Schmeck）根據美國國家衛生統計中心（National Center for Health Statistics）未公布的資料，明確地指出流行性感冒的嚴重性。以1971年的統計資料，在各種疾病對於健康衝擊的排名上，流行性感冒和肺炎（常常是流行性感冒的併發症）名列第一，因為這兩種疾病曾經讓2億600萬名病患失去行動力而臥病在床（206,241,000）；第二名是造成了1億6,484萬名病患的上呼吸道感染（164,840,000）；第三名則是危害了9,313萬人的心臟病（93,137,000）。若是以死亡人數統計，流感和肺炎造成的死亡人數為5萬6千人，排行第四，落後於心臟病（74萬1千人）、癌症（33萬3千人），與腦血管疾病（20萬8千人）。

對抗流行性感冒最好的武器，其實是人體的天然防禦機制。在1918～1919年大流行的時候，有1/6的人都是靠這些天然的防禦機制躲過了流感的侵襲；可以想見，多虧了自體防禦機制的有效運作，部分人們才得以度過此次的浩劫。而流行性感冒常常被拿來和一般的感冒討論，其實已經有許多的證據顯示，**攝取大量的維他命C可以增強人體天然的防禦機制，使防禦機制能夠與疾病相抗衡。若是攝取足夠的維他命C，就能讓更多的人口擁有抵禦流感的能力了**。因此，若是在正確的指示

下，適當地使用維他命C以及疫苗，應該能夠有效地預防流行性感冒的傳播，或是其他傳染性疾病的蔓延。

1976年的時候，美國聯邦政府害怕豬流感的疫情會像1918～1919年發生的大流行一樣重創國家，因此撥出1億6,500萬美元補貼疫苗的製作，使得數百萬人因此受惠而接受了疫苗注射，也遏止了大規模流感疫情的發生。有相當多的人在接受疫苗之後，出現了嚴重的副作用，因而強力地要求政府終止補助計畫。至於最嚴重的副作用莫過於格林巴利綜合症（Guillain-Barré syndrome），此症狀是一種會導致肌肉無力，並造成四肢出現感官障礙的神經性疾病。

攝取維他命C預防並治療流行性感冒，用這種方法來對付一般感冒，在本質上並無不同。大部分的人應該先從每小時攝取1公克以上的維他命開始；此外，不能因為補充了高劑量的維他命C，就認為工作到精疲力竭也沒關係。而**感冒或是得了流感的人，應該躺在床上休息幾天、飲用大量含有維他命C的液體或水，才能避免後續的併發症或是更嚴重的病情產生。**若是出現持續發燒好幾天，或是發燒時體溫過高的情況，一定要立即去請教醫生。

如果出現疾病的徵兆，大量攝取維他命C能夠預防可能的繼發性細菌感染。若是症狀已經開始了，你的醫生可以試著開立一些對症下藥的處方、養生療法以及抗生素來控制病情；有些醫生可能也會給予病患大量的維他命C。

任何患有特殊疾病的人，例如心臟、肺臟、腎臟等功能有問題，或是有代謝方面的疾病，如糖尿病等，建議應該接受疫苗接種以對抗流行性感冒；其他如醫生、護士，或是時常暴露於病毒環境的人士，由於這些人罹患感冒的機會比一般人還大，所以也建議他們服用維他命C，才能有效對抗流感。**因為攝取維他命C不但可以減弱疫苗接種的副作用，還可以對抗流感等疾病的侵害。**

倘若流行性感冒的徵兆已經浮現，而且無法藉由維他命C鎮壓下來，此時仍須持續攝取大量的維他命C，才能夠使病情減緩，並縮短感冒持續的時間。

維他命C的價值在於不僅能夠預防，並治療一般感冒以及流行性感冒，同時還能對抗其他的病毒性疾病與各式各樣的細菌感染。而維他命C的運作機制是透過增強人體的免疫系統，使人體能夠對抗疾病和病毒的侵害（這些部分將於第十二章做更深入的討論）。某種程度上，維他命C可以降低病毒的活性，因此有直接對抗病毒的效果。由於能有效對抗病毒感染的藥品寥寥可數，所以將維他命C作為醫療用途，並對抗病毒的這個方法更顯得難能可貴。雖然大部分的細菌感染，都可以藉

14

流行性感冒
與其他傳染病

由適當地使用抗生素或其他藥物成功治癒，但是維他命C對於治療方面，也可以提供額外的貢獻與價值。

1935年，哥倫比亞大學外內科學院的克勞斯教授（Claus W. Jungeblut）首先提出，藉由攝取高劑量的維他命C而提升人體抗壞血酸的濃度，不但可以降低小兒麻痺症病毒（poliomyelitis virus）的活性，還可以破壞病毒造成孩童癱瘓的能力。此外，克勞斯和其他研究者也發現，維他命能夠降低皰疹病毒、牛痘病毒、肝炎病毒，及其他病毒的危害（上述早期的例子由Stone於1972年提出）。雖然克勞斯不幸於1976年過世，不過他在有生之年，不但成為這個領域的拓荒者，更引領川流不息的研究者投入無數的心血與研究於其中。

村田（Murata）及其同事也發現維他命C具有抗病毒的作用。他們利用被病毒感染的細菌作為樣本，發現自由基的機制能夠中和病毒，並使之瓦解。

弗萊德‧金納（Fred R. Kienner）博士，同時也是美國北卡羅萊納州（Reidsville, North Carolina）的一位醫生，他拜讀克勞斯的文章並受到激勵，開始使用維他命C作為小兒麻痺、肝炎、病毒性肺炎，以及其他疾病的治療手段（Fred R. Kienner, 1948 to 1974）。弗萊德利用靜脈注射的方式來治療病毒性肝炎，並建議1公斤的體重必須注射400～600毫克的維他命C，也就是150磅（68公斤）的成人，必須注射28～42公克劑量，並且每8～12小時就要重複注射一次。而弗萊德醫生針對不同的狀況，有時甚至會使用2倍的劑量來對抗病毒的侵害（Fred R. Kienner, 1971, 1974）。

維他命C除了有抗病毒的功能外，許多的研究者也發現抗壞血酸能夠降低細菌的活性。其中最早提出的是1937年的布瓦塞萬和斯畢蘭（Boissevain and Spillane），他們發現只要人體血液中每100 c.c含有1毫克的抗壞血酸，就可以防止結核病菌的繁殖與成長，而要使體內的血液濃度達到上述的維他命C含量並不困難。後來，也有越來越多的研究者發現，維他命C不但可以降低細菌的活性，也能夠弱化細菌的毒性。例如白喉、破傷風、葡萄球菌、痢疾，或是由細菌引起的傷寒、破傷風，以及金黃色葡萄球菌的感染等（上述例子由Stone於1972年提出）。而維他命C鈍化細菌的方式，似乎和降低病毒活性的機制很類似，**兩者都是透過抗壞血酸和氧分子，並藉由銅離子的催化，以產生自由基來攻擊細菌與病毒**（Ericsson and Lundbeck, 1955；Miller, 1969）。

弗萊德‧金納（Fred R. Kienner, 1971）與麥考密克（McCormick, 1952）及其他的學者已經藉由許多成功的案例證實，高劑量的維他命C能夠治療人體中細菌

感染的情況；而這些成功的實例，也許該歸功於維他命C在某種程度上能夠直接減弱細菌的活性所致。（上述的案例與證據將於第十三章呈現）不過，我認為抗壞血酸能有對抗細菌和病毒的作用，大部分必須歸因於維他命C能夠增強人體自然的防禦機制（Cameron and Pauling, 1937, 1974）。

傳染性肝炎

肝炎的成因是肝臟經由感染，或是因為有毒物質而發炎的一種狀態。肝炎常會伴隨黃疸的發生，使血液中產生過量的膽色素，並造成皮膚及眼白發黃；而有毒物質，例如四氯化碳、某些特定的藥物，或是重金屬等，都會造成中毒性肝炎。維他命C用來預防病毒性肝炎有一定的作用，因為維他命C的排毒能力相當有效，況且能夠結合重金屬，將有機毒物羥基化而使之氧化，或將有毒物質糖基化而使之轉化成糖蛋白。

傳染性肝炎（A型肝炎）可能經由病毒或細菌而感染，通常是由於食用被病毒污染的食物或水造成的，一般的治療方式是躺在床上休息至少3週以上。血清性肝炎（B型肝炎，或稱接種後肝炎）是由於不同的病毒——B型肝炎病毒所引起的，通常病患是因為輸血、使用未消毒的注射針頭，或是未消毒的牙醫鑽頭而罹患B型肝炎，其潛伏期從1～5個月不等。血清性肝炎大部分好發於年長的人身上，所造成的危害也比傳染性肝炎更大；某些研究顯示，血清性肝炎的致死率比起傳染性肝炎甚至高出20%。

當日本的森重福美（Fukumi Morishige）博士還只是醫學院學生時，就一直對維他命C很感興趣，當時他的論文是研究維他命如何加速傷口的復原。後來森重成為胸腔外科醫生，他就任日本福岡市醫院的院長後，曾經給予因手術而必須輸血的病患們大量的維他命C，發現這些病患沒有感染到血清性肝炎；然而，其他類似的病人，因為沒有補充維他命C而有7%的肝炎感染率。1967～1976年這段時間，森重福美與村田（Murata）在日本福岡的醫院調查了1,537位因手術而必須輸血的病患，並於1978年發表他們的觀察結果。報告中指出，170位沒有補充維他命C，或是維他命C補充很少的病患中，有11人罹患肝炎，發病率約為7%左右；然而，有1,367位病患，每天補充2～6克的維他命C，最後只有3個人（皆非B型肝炎）罹病，發病率約為0.2%左右。這項數據也顯示，有93位病患因為補充了維他命C而躲過了罹患肝炎的危險（Morishige and Murata, 1978a）。

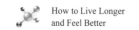
高劑量的維他命C可以從許多方面來保護人體的肝臟,因為抗壞血酸能夠將引起中毒性肝炎的有毒物質排除並解毒。就這個功效來說,維他命C可以預防吸菸和酗酒對肝臟造成的傷害,更可以強化免疫系統使之更為健全,並幫助肝臟免於病毒和細菌的感染與侵害。

維他命C和病毒性疾病

加州洛斯拉圖斯(Los Altos, California)的羅勃特博士(Robert Fulton Cathcart III)是一位經驗老道的醫生,熟諳維他命C和病毒性疾病間錯綜複雜的關係。

羅勃特早年從事整型外科醫師數年之久,在他的平常的工作中,他必須替病患植入人工髖關節。而人工髖關節有一個附在尖頭上的金屬球,可以和人體的股骨上方嵌合,並取代人體上腿骨的圓形部分。這種人工髖關節是由英國的研究員奧斯丁(Austin Moore)所設計。一直以來,羅勃特受移植失敗所苦,因為許多病患的髖骨凹槽會漸漸地被侵蝕,使裡頭的金屬球卡住,所以他開始尋找為什麼人工髖關節這個裝置無法成功的原因。他調查許多人體的髖骨,並發現股骨上方的球狀物並非球狀,而是類似球狀而已,因此他設計了一種新的人工髖關節,使之更符合股骨的形狀。從此,有數以千計由羅勃特設計出來的人工髖關節被植入患者的身體之中。

1971年,這本書出版後不久,羅勃特寫信給我,告訴我他是如何閱讀本書的;羅勃特遵照書中的建議,也成功地控制嚴重的呼吸道感染,以及自小就困擾他不已的內耳感染。他說到,雖然時常需要更大的劑量,可是一旦出現感冒的病徵,只要一次服用8公克的維他命C,感冒的前兆就會停止。

由於羅勃特對於維他命C的功效感到相當驚訝,所以他放棄了原本整型外科醫生的工作,成為一位全科的家庭醫師,專門從事傳染病的治療(Pauling, 1978)。在1981年以前,羅勃特已經能夠提出一份關於9,000人的觀察報告,其報告研究了9,000名的病患,調查如何以高劑量的維他命C作為治療患者的手段(Cathcart, 1981)。

羅勃特試著找出每個病患的腸道能夠負荷的維他命C攝取量,**如果超過腸道所能負荷的劑量,維他命C會對人體造成麻煩的腹瀉情況**。因此,羅勃特所指的腸道耐受攝取量,是以口服維他命C的方式,以稍微少於會造成腹瀉情況的劑量,來測

試每位病患腸道的底限。羅勃特發現，如果維他命C的吸收達到腸道耐受攝取量時，在一些關鍵的時候，維他命C是一般常規性治療中最有效的助力與副手。不過，在不同的時候，不同的人會有不同的腸道耐受攝取量；即使是同一個人，在不同的時間點下，其耐受攝取量也會有些出入。羅勃特也發現，**病患的腸道耐受攝取量，常常會因為身體狀況極差而變得非常大**，並且在病人的健康獲得改善之時又變得很小。對此，他感到十分吃驚，因為有些病情嚴重的患者，其腸道耐受攝取量一天可以超過200公克的維他命C，而在幾天之內，病情獲得控制後，其攝取量的極限又會回到一天4～15公克的正常值範圍裡。

羅勃特以一種有效的方式對應每個人特殊的生化體質，替每位病患建立了維他命C的使用標準，也使得羅勃特對於各式各樣的感染情況，累積了大量的正分子治療經驗。他指出，除非維他命C的劑量能夠高達80～90%的腸道耐受攝取量，不然維他命C對於治療急性症狀的效果不佳。羅勃特也說到，維他命C可以用來抑制病患的症狀，不過在某些情況下也許不能代表全部，但維他命C的效用和功效通常是十分顯著的，而且攝取維他命C所帶來的改善，通常都是相當全面和快速的。

眾所周知，**壓力會破壞維他命C，並降低維他命C在血液中以及其他身體組織中的濃度，此時必須不斷地補充高劑量的維他命C。**以下情形也會造成維他命C快速流失，例如罹患傳染病、癌症、與心臟病，或是接受手術、外傷、吸菸、承受精神和情緒壓力等。因此，歐文·斯通（Irwin Stone）**對於人體內低含量維他命C的情形，稱作「抗壞血酸缺乏症」（hypoascorbemia）。若是罹患此症，會引起壞血病或是羅勃特所稱的「急性壞血病」（anascorbemia）**，除非立即改善病人的狀況，不然惡化的病情會直接影響患者的健康。許多男女在喪偶之後，承受身心的壓力，也造成維他命C的破壞與流失，所以人們可能因為這樣的機制，使得發病率和死亡率明顯地增加。這點似乎也可以解釋為什麼腎上腺需要額外的維他命C來製造壓力荷爾蒙和腎上腺素（上述情形已於第八章說明）。

羅勃特於1981年描述急性壞血病可能誘發的結果如下：

倘若嚴重地耗盡維他命C，不但會增加疾病的發生率，還會出現下列可能的後果：免疫系統紊亂，進而發生繼發性感染；類風濕性關節炎，及其他膠原性疾病【註】；對藥物、食物及某些物質產生過敏反應；產生慢性感染，例如疱疹；

【編審譯註】：
異位性皮膚炎與國內女性常見的紅斑性狼瘡（SLE）也是屬於典型的膠原性疾病。

或出現急性感染後遺症、猩紅熱；還可能造成凝血機制紊亂，例如溢血、心臟病、中風、痔瘡，或是其他血管栓塞的情況等；若是沒有適當地處理壓力而使腎上腺的功能受到抑制，則可能出現靜脈炎的情況，或是造成發炎性的疾病、氣喘，及其他的過敏症等；也會紊亂膠原蛋白的形成，例如治癒能力受損、傷口不易癒合且留下傷疤、褥瘡、靜脈曲張、疝氣、妊娠紋、皺紋，甚至造成軟骨磨損或是椎間盤退化、神經系統受損等；還會使身體不適、疼痛的耐受性降低、肌肉抽筋，甚至產生精神疾病與老化快速的現象；若是免疫系統受到抑制與破壞，則可能罹患癌症，或是身體無法解毒有害物質等。這裡必須注意，我不是說維他命C一旦耗竭，就會造成上述的疾病；我只是指出，若是人體的系統出現失衡的情形，得到這些疾病的傾向與可能性會大大地提高，因為這些系統必須仰維他命C才能有效地運作。

維他命C的耗竭，不但與這些感染的情形及壓力的狀況有關，耗盡維他命C還會使這些併發症的可能性提升。不只有理論可以說明上述的情況，從實務中也發現，經由數千名患者的治療過程中，若是給予口服或是靜脈注射的維他命C，並達到維他命耐受攝取量的時候，就可以明顯減少發生這些併發症的可能。金納（Klenner, 1949, 1971）與卡羅克里諾斯（Kalokerinos, 1974）對此都有共同的經驗，因為兩人都因為使用維他命治療患者，而發現上述的病情與併發症因此明顯減少了。

傳染性單核細胞增多症（腺熱症）是一種急性傳染病，主要影響的族群是年輕人，因此有時候會在大專院校或學校內蔓延。此種疾病的主要特徵是全身的淋巴結腫大，並且血液中會出現異常的淋巴結，病人通常在潛伏期的5～15天，會有一些不明確的症狀，例如頭痛、疲倦、發燒、畏寒，以及全身不適等；接著會產生繼發性的喉嚨發炎，有時候還會因為淋巴細胞堵塞而傷害肝臟，甚至同樣的情形也可能使得脾臟、神經系統、心臟和其他器官受到傷害。這種疾病通常發病的時間會維持1～3週，但所引起的後遺症常會持續好幾個月不等。

羅勃特也把如何使用大量的口服維他命C（參見本書125頁的表格）成功治療單核細胞增多症的方式發表出來。以下是他的解釋：

急性單核細胞增多症是一個很好的例子，因為有無服用維他命C，其結果會有相當明顯的差異。而且，藉由實驗室的診斷報告，也可以清楚地判斷單核細胞增多症是否已經被治癒。

許多案例也說明，服用維他命C的時間不用維持2～3週，只要病人本身已感覺到身體恢復健康，即可停止攝取維他命C。我有一個滑雪救護隊的病人，甚至一個禮拜後就回到工作崗位上了。

當這些滑雪救護隊的隊員工作的時候，他們會被提醒、告知自己的登山袋是否已經攜帶足夠的維他命C溶液，因為倘若發生意外，即使無法解決基本的感染，但是服用維他命C溶液，仍舊可以讓疾病的症狀完全被壓制下來，並使淋巴結和脾臟快速地回歸正常的狀態，而身體嚴重不適的情形也可以在幾天內獲得舒緩。除非病患自己已感覺康復了，不然維他命C的耐受攝取量必須一直持續，否則疾病的症狀會一再重複發生。

AIDS與維他命C

近幾年來，一種新的疾病已經被確認——後天性免疫不全症候群，又稱「AIDS」。這是一種病毒性疾病，主要是由於性行為時，體液間的交換與接觸而傳播，有時候也會經由輸血而傳染，但主要是由於男同性戀者濫交所致；不過也有一些人是由於其他原因而患病，例如少數的孩童或嬰兒是因為垂直感染得病的。AIDS的患者會出現繼發性的感染，或是罹患某些形式的癌症、卡波西式肉瘤，而最後則會導致死亡。

由於維他命C用於控制其他病毒性疾病的成效良好，似乎也暗示維他命C可以試著用來控制AIDS。因此這三年來，我和伊萬博士（Ewan Cameron）以及羅勃特博士（Robert F. Cathcart）不約而同地分別提出這樣的建議，以尋求專款成立醫療小組，可惜都未獲回應。

1984年的時候，羅勃特發表一項研究，他調查了90名的AIDS病患，這些患者向不同的醫生尋求醫療協助，並聽從建議而自發性地攝取高劑量的維他命C。其中有12名AIDS的病患利用口服或是靜脈注射維他命C的方式，每天攝取50～200公克的抗壞血酸。從羅勃特有限的觀察數據中，他推斷維他命C能夠抑制AIDS這種疾病的症狀，並減少繼發性感染的情形。很明顯的，藉由羅勃特的調查，未來勢必需要更多的研究朝著同樣的方向持續進行。

巨噬細胞的趨化作用，在免疫系統中扮演很重要的角色（參見第十二章）。化學激活現象（Chemokinesis）是指細胞增加流動的情況，因為細胞會直接或是隨機地因為化學刺激而移動。而趨化作用（chemotaxis）是指細胞逐漸地朝著它們所需的正確方向行進，例如朝著身體中被感染的部分前進。嗜中性細胞（Neutrophils）是一種白血球，主要是以趨化作用的方式，朝向身體被感染的

部分前進，也是第一個到達身體發炎的地方，而後到達的則是白血球巨噬細胞（phagocytic white blood cells）。

　　有很多不同的狀況，會造成巨噬細胞異常趨化的現象（Gallin, 1981）。有時候，基因異常的情形過於嚴重，會使嬰兒受到葡萄球菌或其他細菌感染，並在出生後的第一天就出現皮膚方面的問題，而這些嬰兒大部分都沒辦法活得很久。至於其他疾病，包括類風濕性關節炎和癌症，是由於受傷的疾病組織在血液中釋放某些物質，干擾巨噬細胞的移動所造成的。

　　許多的研究者都發現，增加維他命C的攝取量可以改善巨噬細胞的趨化作用。其中一項調查是由安德森（Anderson）在1981年所提出的，他表示每天1公克的維他命C，就可以使嗜中性白細胞（neutrophil）在罹患慢性肉芽腫病（chronic granulornatous disease）的孩童身上正常地移動，而同樣改善的情形也可以在氣喘和肺結核患者的身上看到。巴特羅利和德萊格里（Patrone and Dallegri）在1979年的時候推論，維他命C在一些重複感染的患者身上，可以提供具體的幫助與治療，並修護巨噬細胞功能的重大缺陷。

　　由於巨噬細胞會產生功能方面的問題，因此也引起了題外話，試圖探討基因疾病可能遭受的感染。擁有隱性遺傳疾病──薛迪克–東氏症候群的病患（Chediak-Higashi disease），必須時常承受嚴重的化膿感染（會有膿液形成）。這個疾病的成因是由於嗜中性白血球，及其他巨噬細胞的異常趨化所致，這些細胞能夠藉由位於細胞前緣的肌動蛋白纖維及肌球蛋白（actin-myosin fibrils，類似肌肉的組織）的收縮來移動，也由於這種細胞的結構組成，使得它們可以因此快速地移動。而這種細胞是由支管作為穩定的架構，稱作「微小管」，並且從中間延伸到周邊區域形成結構。薛迪克–東氏症候群是基因異常所致，會使微管聚合而形成聚落，進而引發微管蛋白異常。

　　早在10年前就發現中性粒細胞的趨化作用，可以藉由維他命C而增強（Goetzl et al., 1974）。許多研究員也發現，增加維他命C的攝取，雖然無法改善微管蛋白分子的異常，但是可以保護薛迪克–東氏症候群的患者，並對抗感染情況的發生（Boxer et al., 1976, 1979；Gallin et al., 1979）。因為維他命C在病患的免疫系統中扮演很重要的角色，所以可以幫助患者控制疾病感染的情形，而這個例子也彰顯了維他命C的重要性與價值。

常見的腸道耐受攝取量（Robert F. Cathcart, 1981）		
狀況	每日攝取量（公克）	每日服用劑數
正常	4~15公克	4劑
輕微感冒	30~60公克	6~10劑
重感冒	60~100公克	8~15劑
流行性感冒	100-150公克	8~20劑
伊科病毒、克沙奇病毒	100~150公克	8~20劑
單核細胞增多症	150~200公克以上	12~25劑
病毒性肺炎	100~200公克	12~25劑
花粉症、氣喘	15~50公克	4~8劑
環境及食物過敏	0.5~50公克	4~8劑
燒傷、外傷、手術	25~150公克	6~20劑
焦慮、運動、緊張	15~25公克	4~6劑
癌症	15~100公克	4~15劑
僵直性脊椎炎	15~100公克	4~15劑
雷特氏症候群	15~60公克	4~10劑
急性前葡萄膜炎	30~100公克	4~15劑
類風濕性關節炎	15~100公克	4~15劑
細菌感染	30~200公克以上	10~25劑
傳染性肝炎	30~100公克	6~15劑
念珠菌感染	15~200公克以上	6~25劑

內臟異位的遺傳性疾病

　　卡納格內氏症候群（Kartagener's disease）雖然是一種低發病率的隱性遺傳性疾病（新生兒罹患此病的機率約為1/30,000～1/40,000），但卻有一系列令人咋舌的病徵。患者會出現慢性支氣管炎的症狀，而鼻竇和中耳則有感染的情形，並逐漸會出現慢性頭痛的狀況。至於男性患者會因為精子失去活動能力而造成不孕，許多患者還會出現內臟逆位的情形，不但心臟位於身體的右側，而部分，甚至是所有的體內器官都會處於左右相反的位置。

　　上述的疾病引起了人們的疑問，究竟人體內大規模的異位情形是如何發生的？為什麼心臟會位於人體的左邊？而罹患卡納格內氏症候群，並產生內臟轉位的病人，究竟是身體的哪裡出了問題？

　　本書的第九章探討了右旋和左旋胺基酸的差異，並指出人體的蛋白質全部都是由左旋胺基酸所製造的。蛋白質包覆多胜肽鏈（胺基酸的殘基的線性序列）最主要的方式是透過 α 螺旋來達成，而 α 螺旋會根據左旋胺基酸殘基的旋性，轉化成向右螺旋，就像平常隨處可見的螺絲一樣。人體內胺基酸的直徑僅約百萬分之

一寬，但是 α 螺旋轉一個弓型的長度，也許就有胺基酸的100倍長，因此雖然只有螺旋的百萬分之一大小的直徑，仍然可以攜帶著訊息，推動那建構比其大上百萬倍的人體的無形雙手。

另一種傳遞旋性給較大結構的方式是在1953年發現的。當時的我指出球狀蛋白質分子是由大約1萬個原子所構成，而這種分子在表面上擁有2個互補相黏的塊面；因此，利用這個塊面，其他相似的分子可以結合以產生較大的螺旋，並形成一個管狀物（Pauling, 1953）。況且，在微型管狀的單位下，就可以使這種結構透過細胞來傳遞旋性。

精子通常利用尾巴作為螺旋槳，並以螺絲起子般的螺旋游動。這種螺絲的旋性（螺旋）也許是向右旋，也可能是向左旋，而一個正常精子的旋性通常是由一個小突起點所決定的，稱作「動力蛋白臂」（dynein arms）。若是卡納格內氏症候群病人的精子缺乏這種物質，其精子的尾巴就會不知道該往哪一邊轉動，使得精子無法向前游動，而讓病人產生不孕的情形（Afzelius, 1976）。

同樣的狀況，若是發生在支氣管內的纖毛裡，會使纖毛無法來回地擺動，因此無法保持支氣管內的清潔，所以這種病患特別容易受到支氣管炎及其他相關的感染。至於慢性頭痛的傾向，也許是因為上皮細胞膜連結腦室以及連結脊髓之間的管道，裡面的纖毛發生缺陷所致。

至於造成器官轉位，使得心臟位於左邊的結構特性仍未明朗。不過，其成因很可能與精子內動力蛋白臂的尾巴相似，因此使得卡納格內氏症候群的病人身體產生異常，而造成心臟及其他器官的位置發生改變，所以大約一半的患者才會出現內臟位置相反的情況。

由於微管出現異常情形，導致這些病人的中性粒細胞趨化產生異常。雖然仍未有證據顯示，但若是卡納格內氏症候群的病人增加維他命C的攝取量，應該能夠從中獲益，並增加病患抵禦細菌感染的能力。

我和其他學者都對於20世紀、最近25年才發現的一種物質感到相當驚豔，而這種物質就是抗壞血酸維他命C。不管人們遭受什麼樣的疾病困擾，或是人體內發生了什麼樣的生物化學反應，維他命C這種物質都能夠涉入其中，並且幫助人體的自然防禦機制變得更加強大，使我們的自然防禦機制能夠獲得更多的保護來對抗疾病的侵害。只有當我們的器官和身體體液擁有足量的維他命C，才能確保我們的自然防禦機制的運作順暢，讓我們的身體能夠有效地打擊疾病。至於所需的維他命C攝取量，無疑比一些研究機構或是營養學會在過去所推薦的劑量要大得多了。

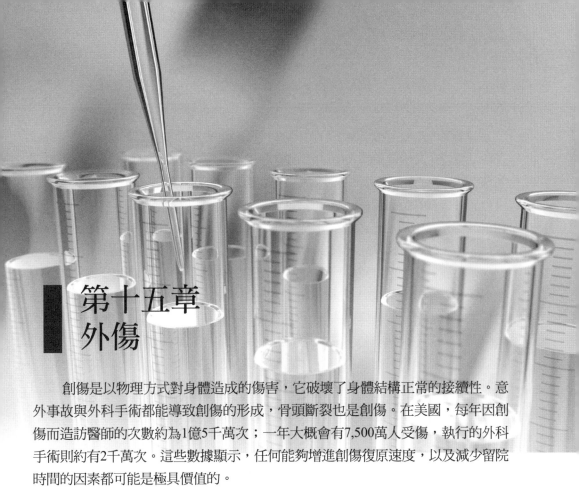

第十五章
外傷

　　創傷是以物理方式對身體造成的傷害，它破壞了身體結構正常的接續性。意外事故與外科手術都能導致創傷的形成，骨頭斷裂也是創傷。在美國，每年因創傷而造訪醫師的次數約為1億5千萬次；一年大概會有7,500萬人受傷，執行的外科手術則約有2千萬次。這些數據顯示，任何能夠增進創傷復原速度，以及減少留院時間的因素都可能是極具價值的。

　　很早以前就有人發現水手在壞血病發作時，20年前的創傷所形成的舊疤會裂開來。由於創傷復原需要膠原蛋白的生成及其在癒合處沉積，這時請出能夠在膠原蛋白合成過程（第九章）中發揮作用的維他命C，似乎是個明智的作法。**穆拉德（Murad）和他的同事證明，在組織培養的過程中添加維他命C，能使膠原蛋白的生成量增加8倍之多**，他們在報告中做出以下結論：「這個研究的臨床意義顯而易見。抗壞血酸在創傷療癒過程中的重要性已確立多年。在傷口癒合的過程中，抗壞血酸會集中在受傷的組織裡並迅速地被利用。**傷口的張力強度以及傷口裂開發生的機率都跟抗壞血酸的濃度有關。**由於人類依賴日常飲食作為抗壞血酸的來源，抗壞血酸缺乏症便常見於老年人，還有病人和體弱者，他們是最常接受手術醫療的病患族群。為了讓傷口有最好的癒合療效，這類病患族群可能需要額外補充抗壞血酸。」

　　這段陳述還可以，但我要挑剔一下最後一句話，它反映了醫療機構對維他命抱持著驚人且常為不理性的保守態度。為什麼說「可能需要額外補充抗壞血

酸」？又為什麼只有「病患族群」（老人、病人、體弱者）才需要呢？證據清楚地顯示，為了讓傷口有最好的癒合療效，每一個人都需要補充抗壞血酸。

某實驗個體在接受7個月不含任何維他命C的配方飲食後，身上的實驗性傷口仍無法癒合，其後連續10天每日給予1克的維他命劑量，實驗個體身上的傷口就正常癒合了（Lund and Crandon, 1941）。好幾位研究者已指出，當血漿抗壞血酸濃度低於每公升2毫克，即相當於每日維他命C攝取量少於20毫克時，病患的手術傷口就無法癒合（引用來源刊載於《Schwartz》的回顧期刊，1970年）。一位罹患雙側疝氣，且血漿濃度只有每公升0.9毫克的病患，在經過單側疝氣手術後給予每日100毫克的抗壞血酸劑量，並於另一側疝氣手術後給予一日1,100毫克的劑量，結果第一次手術傷口的皮膚和筋膜癒合得並不好，然而第二次手術的傷口卻癒合得很好，癒合面的抗撕裂強度是第一側的3～6倍之多（Bartlett, Jones and Ryan, 1942）。伯恩（Bourne）於1946年證實，在攝取高劑量維他命C的狀況下，實驗白老鼠身上的疤痕組織會強健許多（見下圖），而在柯林氏（Collins）等人1967年的報告中，**每日攝取20毫克維他命C的實驗老鼠，牙齦上的傷口在8天內即癒合，每日攝取2毫克的老鼠花了12天癒合，而沒有額外補充維他命的則要17天才癒合**。林斯多夫和切拉斯金（Ringsdorf and Cheraskin, 1982）的報告指出，每日接受1克維他命C補充量的人體受試者，牙齦上的標準傷口復原時間減少了40%。這些作者根據其所回顧的出版文獻與他們的實驗結果做出了結論，他們認為**每日500～3,000毫克的維他命C劑量，能夠顯著地提升人類手術傷口、褥瘡潰瘍和溶血性貧血引起的腿部潰瘍等症狀的復原速度**。

我估計，適當地使用維他命C補充劑，或許可以減少平均兩天的留院時間，這不僅是因為維他命C能夠強化免疫系統，也是因為它能加速手術傷口、骨折、燙傷與其他外傷的復原進程。假設我們以每日支出500美元當作平均住院成本，以4千萬個短期住院病患來說，藉由實施每天1～20公克維他命C的藥物管理使其無須住院，每年將可節省200億美元的醫療成本（500×40,000,000＝20,000,000,000），並且能使這些為數眾多的病患免除不必要的痛苦。不幸的是，組織化的醫療體系與許多獨立開診的內外科醫師們，都忽視了這樣能夠減少痛苦與節省金錢的醫療方法。

許多內外科醫師不僅因為不採取這樣的醫療行為而傷害了他們的患者，常常當患者到達醫院後，也就是在患者最需要的時候，竟然制止他繼續補充他原本一直在服用的維他命C和其他維他命與礦物質。

在僅以老鼠作為實驗主體的1930年代，人們就認識到維他命C在促進傷口癒合上的價值性，人們發現膠原蛋白的合成需要維他命C來效力這個事實可能就是該療癒行為能發揮作用的主要原理。我記得早在1941年時，史丹佛醫學院的醫學教授湯瑪士・艾迪斯（Thomas Addis）博士，就開立了維他命與礦物質補充劑處方給他所有的病患。30年後，我向我所拜訪的醫學院與醫院的內外科醫師們詢問他們開維他命C給病患的慣例為何，有一位外科醫師告訴我，他會讓他所有的病患每日服用500毫克的維他命C。但是除此以外，我通常得不到其他醫生的回應，所以我判斷在1971年間，醫師們開出的維他命C處方比1941年來得少。我想在最近幾年裡，已經有較多的內外科醫師開始將維他命C作為他們的慣用處方，但關於這件事我還無法取得統計資訊，然而根據病患給我的回報，顯然許多的內外科醫生現在都認可了補充維他命C的價值。

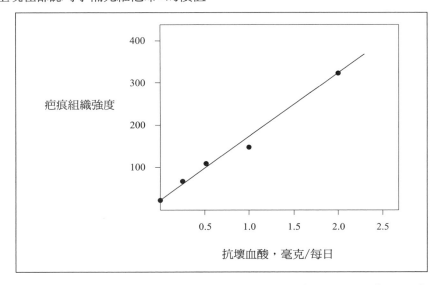

維他命C和疤痕組織。一個1946年的研究顯示，在攝取高劑量維他命C的狀況下，實驗老鼠身上的疤痕組織會強健許多。圖表上的標點顯示了在不給予維他命C補充劑，和每日給予0.25毫克、0.5毫克、1毫克與2毫克維他命C的狀況下，實驗老鼠身上的疤痕組織強度。這些疤痕是在切出1/4英吋長的傷口後，經過7天的復原期而形成的，疤痕組織在每日2毫克攝取量下所形成的強度，為每日0.25毫克攝取量下的4倍（Bourne, 1946）。沃爾費爾、法莫、凱洛特和曼沙特（Wolfer, Farmer, Carrot and Manshardt, 1947）的人體實驗也回報了類似的結果。

如果你受到外傷或是必須接受外科手術，一定要堅持要求得到最佳劑量的維他命C處方。

已有許多觀察報告顯示維他命C聚集於創面而被破壞的現象。如果患者沒有

補充額外的維他命劑，血漿、血清、全血（指專供輸血或進一步處理的標準產品，在收集血液過程中，通常是結合一抗凝血劑製作而成），以及白血球細胞中的抗血酸濃度就會下降到很低的水平。克蘭登等人（Crandon et al., 1961年）在對其287名外科病患所做的研究中發現，白血球和血小板（針對血沉棕黃層「buffy coat」做分析）中以及血漿中的維他命C濃度，在手術後下降了約20%，其他的研究者也回報了類似的結果（Coon, 1962；Irvin and Chattopadhyay, 1978；McGinn and Hamilton, 1976）。慕克吉、索姆和查特吉（Mukherjee, Som and Chatterjee, 1982）發現，有40例病患在經歷創傷或外科手術後，其血漿和血液中的抗壞血酸濃度大幅下降，下降幅度超過了50%，而氧化作用後的產物脫氫抗壞血酸的濃度則有些許的上升。賽義德、羅伊和阿查里雅（Sayed, Roy and Acharya, 1975）對1,434名病患進行了研究，發現在經歷外科手術後，手術傷口沒有被感染的病患體內的白血球濃度減少了19%；而那些傷口遭受感染的病患體內的白血球濃度則下降了30%。

很久以前就有人發現消化性潰瘍與缺乏維他命C有關（Ingalls and Warren, 1937；Portnoy and Wilkinson, 1938）。胃中的胃酸為酸性且具腐蝕性，它含有酵素，如胃蛋白酶，用以對付分解食物中的蛋白質，並以此接續以口中咀嚼動作及唾液中的酵素作用作為起始的消化過程。由於胃壁中含有蛋白質，因此胃液也有攻擊胃壁的可能；有時胃壁中某一小塊的保護機制失常了，胃液便開始攻擊胃壁，造成胃部潰瘍（胃潰瘍），或在相鄰的腸造成潰瘍（十二指腸潰瘍）。這些潰瘍的形成可能由阿斯匹靈、可體松、辛可芬和其他藥物引起，有時還會導致胃出血。

許多近期關於維他命C與潰瘍的出版報告顯示，增加對該維他命的攝取量，同時具有預防與治療的價值。歐文・史東（Irwin Stone, 1972）在引用了這方面的相關文獻後，對文獻中提出的證據進行了討論。

壓瘡（褥瘡、臥瘡潰瘍）是在骨頭突出處受到床鋪、輪椅或其他物體壓迫而形成的一種潰瘍，這些潰瘍纏擾著截癱患者與體弱者，卻很難處理，常要藉由外科手術來進行治療。

1972年，伯爾（Burr）和拉詹（Rajan）提出了他們對91名截癱患者與41名對照組成員（無壓瘡患者）的觀察報告，對照組成員與壓瘡患者都各自被分進4個子群（男性和女性、吸菸者和非吸菸者）。

在這8個子群的每一群裡，白血球中的維他命C濃度在對照組成員體內都是最高的，在壓瘡患者體內則是最低的。此外，在其6種分類類別中的每一類裡，吸菸者的濃度都比非吸菸者低得多。

泰勒（Taylor）等人於1974年提報了一個對20名外科壓瘡患者所進行的雙盲對照實驗。他們給予其中隨機挑選的10名患者每日1克的維他命C，並給予其餘的10名患者一顆安慰劑。1個月後，在維他命C處方患者身上的壓瘡面積平均減少了84％，其中有6名完全痊癒，而安慰劑處方患者的壓瘡面積平均減少了43％，完全痊癒者則有3名。研究者指出他們的研究結果具有高度統計意義，顯示了每日1克的維他命C攝取量可加速壓瘡的癒合，攝取更大的劑量應該會更為有效。

超過30年前，**有報告指出大劑量的維他命C等多種維他命在治療燙傷上有極高的價值**（Brown, Farmer and Franks, 1948；Klasson, 1951；Yandell, 1951）。由於膠原蛋白的合成需要維他命C，而膠原蛋白又是疤痕組織與皮膚的主要構成成分，因此維他命C在傷口癒合過程中能幫得上忙，當然是一件很合理的事。研究者通常會開一日約2克口服或以靜脈輸注的維他命C，此外還會敷用5％或10％的維他命水溶劑。其他的維他命劑處方則以日為單位來使用：20,000國際單位（IU）的維他命A、20～50毫克的B_1、20毫克的B_2、150～250毫克的菸鹼酸B_3、2,000國際單位的維他命D，與1毫克的維他命K。

以口服或局部性地使用維他命E來治療燙傷，也回報了出色的成效（Shute and Taub, 1969）。維他命E還具有將蟹足腫（皮膚上的不規則硬塊，常為燙傷的後遺症）轉換為正常紋理肌膚的價值。

補充維他命C具有預防、治療胃潰瘍，以及療癒創傷和燒傷的價值。研究發現，每日攝取小至1克的劑量就能有顯著的效果。攝取最佳劑量，即每日數克，可預見會更加有效。

許多的苦痛與生命損失都能藉由適當地使用維他命C來避免。猶記50年前，我向我的一位研究生關切其父親的身體狀況，因為他的父親在一段時間前曾經歷了腹部手術。他說他父親的健康日趨惡化（事實上不久後便去世了），因為手術切口無法癒合。毫無疑問的，他的父親是缺乏維他命C。我很遺憾當時的我對維他命C了解不足，以致於無法提供這位父親施用維他命C和其他維他命的建議。而今，50年後，已經沒有任何藉口不對外科病人施用適量的維他命C補充劑了。

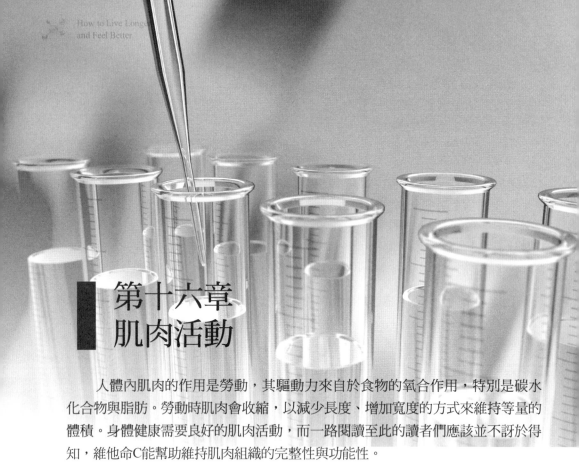

第十六章
肌肉活動

　　人體內肌肉的作用是勞動，其驅動力來自於食物的氧合作用，特別是碳水
化合物與脂肪。勞動時肌肉會收縮，以減少長度、增加寬度的方式來維持等量的
體積。身體健康需要良好的肌肉活動，而一路閱讀至此的讀者們應該並不訝於得
知，維他命C能幫助維持肌肉組織的完整性與功能性。

　　肌肉組織含有20～30％的蛋白質，其中具收縮性的物質即為肌動球蛋白，
它本身由兩種纖維形蛋白組成——肌動蛋白與肌球蛋白。肌肉收縮的分子機制目
前已為人所知，而絕大多數都是透過英國生物學家赫胥黎（H. E. Huxley）的作品
得知的。肌肉由肌球蛋白分子構成，其分子聚集成絲，且分子頭指向兩個相反方
向。肌動蛋白分子附著於板上，並由此板向雙邊延伸，在延展的肌肉上，肌動蛋
白絲的端點剛好到達肌球蛋白絲的端點。由於肌球蛋白分子的端點會被特定的原
子間力牽引至肌動蛋白分子表面上的互補區域，因此肌球蛋白絲在肌肉收縮的過
程中，會沿著肌動蛋白絲間的通道徐徐下移，肌球蛋白分子便接連不斷地從一個
肌動分子移轉到下一個肌動分子上。

　　進行完收縮活動，肌肉也就完成了它的工作。此時必須提供能量來打斷肌球
蛋白分子頭與肌動蛋白分子互補區之間的連結，該能量由食物，特別是脂肪的氧
合作用來提供。氧合作用在粒腺體中發生，粒腺體是肌肉細胞中的小結構，也參
與了它們的新陳代謝。氧合產生的能量是用於將高能量分子三磷酸腺苷（ATP）
從二磷酸腺苷（ADP）和磷酸根離子中製造出來，接著高能量分子ATP分子便擴

散到收縮的肌肉中，並利用它的能量改變肌動蛋白與肌球蛋白間互補區域的結構，使它們不再彼此互相牽引，讓肌肉放鬆進入延展狀態。此時這些區域就恢復到它們的活性結構，當神經衝動下指令時，肌肉已準備好能再次進行收縮。

肉鹼所扮演的細胞分子矯正功能

其中一個參與肌肉活動的物質是肉鹼（carnitine），它是人體中許多的正分子物質之一，分子矯正物質通常都存在並為生命所需物質。肉鹼的分子很小，僅含26個原子，它的化學式為$(CH_3)_3N^+CH_2CH(OH)CH_2COO^-$，是在1905年代被當時正進行肌肉研究的兩位俄國科學家——古列維奇（Gulewitsch）和克里姆伯格（Krimberg）發現的。他們發現該物質以占紅肉汁1%的成分比例存在，而在白肉汁中的存在量則較小，他們並以「carnis」（即「鮮肉」或「肉食」的拉丁文）來為其命名；就在那時候，**發現了肉鹼是將脂肪分子移入粒腺體的必要物質**，脂肪分子即在粒腺體中被氧化以提供肌肉活動的能量。一個位於粒腺體外的細胞質之中的肉鹼分子，與脂肪分子還有輔酵素A分子結合，形成了一個能夠滲透粒腺體牆的複合物。該複合物會在粒腺體內釋放肉鹼，而肉鹼會移出粒腺體外，重複它攜帶更多燃料分子進入粒腺體的往復活動。

獲得脂肪分子作為肌肉活動燃料的速率是由肌肉中的肉鹼量而定，這使得肉鹼成為一個很重要的物質。

我們自各種食物，尤其是從紅肉之中獲得一些肉鹼。這或許解釋了為何紅肉擁有能增進肌肉強度的聲響，以及為何自牛肉的可溶成分中提取出來的牛肉萃取物會成為一個世紀的流行飲品（即牛肉茶，以保衛爾〔Bovril〕為商標名所推出的沖泡式牛肉精華飲品）。

我們也能**從賴胺酸中合成肉鹼**，賴胺酸是其中一種存在於我們體內多種蛋白質的多胜肽鏈之中，並藉由消化食物中的蛋白質便能足量取得的胺基酸。動物方面的研究已經顯示，多數的肉鹼是由動物從賴胺酸中合成出來的，只有大約1/5是來自食物（Cederblad and Linstedt, 1976；Leibovitz, 1984）。目前還沒有對人體進行類似的實驗，但可能許多人能夠藉由提升他們肉鹼量來達到增進肌肉強度的效果。【註】

【編審譯註】：
由於有將脂肪帶入肌肉燃燒的功效，近代對肉鹼也普遍應用在體重控制上。

16
肌肉活動

因基因突變造成身體失能，無法將賴胺酸轉換為肉鹼的例子，也出現在恩格爾和安吉利尼（Engel and Angelini, 1973）的報告中。報告中的病患們當時極度疲憊，且肌肉異常地無力，部分病患則藉由高量攝取左旋肉鹼（一日數克），使病情獲得了控制（參見Leibovitz，1984年）。

萊博維茨（Brian Leibovitz）在其1984年所出版關於肉鹼的書籍中，對他自己與其他研究者的實驗結果進行了討論，這些研究的主題在探討補充肉鹼對於增進肌力、健康與運動員表現，以及減少肥胖等方面的價值性。他建議藉由飲食攝入的左旋肉鹼量為每日500毫克（mg），他也指出有些證據顯示左旋肉鹼的鏡像形式，即非自然生成的右旋肉鹼，已被觀察到具有一些毒性反應，只有左旋形式的肉鹼對提升肌力有幫助。因此，左右旋肉鹼混合劑只有一半是有效的，而另一半卻可能是有害的。我已經在1984年12月期的《預防雜誌》（Prevention magazine）中發現有3個左右旋肉鹼的廣告，純左旋肉鹼的廣告則完全沒有，但萊博維茨（Brian Leibovitz）列出了6家販售純左旋異構物的公司。

攝取最佳劑量的維他命C與他種維他命和礦物質，可能會增進自賴胺酸中合成的左旋肉鹼量，而無須額外補充任何肉鹼。將賴胺酸轉換為肉鹼的過程須通過5個連續的生化反應，每一個生化反應都由特定的酵素來進行催化，第二和第五個生化反應包含了羥基化反應，而這個反應就需要維他命C。因此，人體內製造的肉鹼量取決於維他命C的攝取量。這解釋了為何精神疲倦與肌肉無力是患壞血病的水手症狀發作時的第一個跡象，以及以旺·卡麥隆（Ewan Cameron）醫生在利文河谷醫院（Vale of Leven Hospital）的體弱癌症病患們，在開始攝取每日10克維他命C的幾天後說：「醫生，我現在感到如此地強健。」

其他參與將賴胺酸轉換為肉鹼的營養物質，有胺基酸蛋胺酸、維他命B_6和鐵。體內到處都有肌肉纖維。藉由其肌動肌球蛋白纖維絲的收縮使得白血球能到處游動，心臟也透過肌肉收縮來進行跳動。下一章的主題就是維他命C在裨益心臟方面所扮演的角色。

許多背痛，即下背部疼痛，是因為肌肉無力及關節的膠原物質退化造成的。幾乎每個人偶爾都會遭遇背部疼痛的情況，有時是背部肌肉負擔太重所造成，而約有50%超過60歲的人有慢性背部疾病。假如是椎間盤破裂或某些其他特定的病例，就必須以手術治療了。

前面和膠原蛋白，還有肌肉相關的維他命C討論，顯示了攝取高劑量的維他

命C往往可能提供背部疾患顯著的控制效果。1964年，格林伍德（James Greenwood, Jr.）博士，也就是貝勒大學（Baylor University）醫學院的神經外科臨床教授，提出了報告，說明他對增量攝取抗壞血酸在維護椎間盤完整性和預防背部疾病上的效果觀察。他建議若有任何不適或是預期有勞動或劇烈運動時，可由每日500毫克的使用量增加到每日1,000毫克。他說來自多數病患的證據指出，施用此劑量的抗壞血酸會大量減少伴隨運動而來的肌肉痠痛感，但是沒有施用維他命時，痠痛感會再度增加。他根據對超過500個病例的觀察，提出了以下結論：可以合理地確定有顯著比例的早期椎間盤損傷病患，能夠藉由使用大劑量的維他命C來避免手術。其中的許多病患在數月或數年後停用維他命C，症狀又開始了；當他們回頭繼續使用該維他命，症狀便消失了。當然，其中有些病患最終還是走到了手術這一步（Greenwood, 1964）。當格林伍德（James Greenwood, Jr.）到我在加州（California）的住處拜訪我時，他告知我說他持續地發現維他命C有助於控制下背部疾患，也就是攝取大於他原本建議的一日500或1,000毫克，甚至會帶來更大的價值。

16
肌肉活動

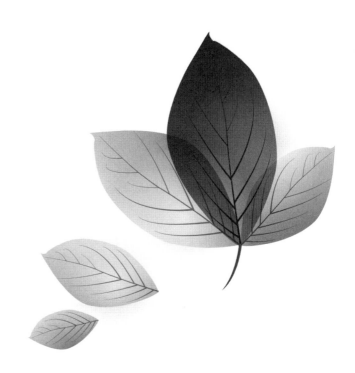

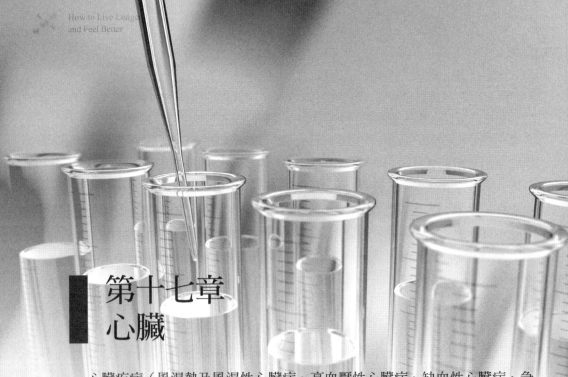

第十七章
心臟

　　心臟疾病（風濕熱及風濕性心臟病、高血壓性心臟病、缺血性心臟病、急性心肌梗塞，以及其他形式的心臟病）是美國人的主要死因，約占所有死亡人數的48%，而其相關疾病（中風、高血壓、動脈硬化，及其他動脈、小動脈和毛細血管的疾病）則約占10%。1986年時，美國約有1,400,000人死於這些疾病。我相信，若適當使用維他命C和其他營養素，也許可大大降低這些疾病在各年齡層的死亡率，甚至可能減少一半。

　　毫無疑問地，心臟病與飲食習慣有關。1976年，在飲食和疾病的關係的國會聽證會上，美國國家高級衛生官員西奧多‧庫伯博士（Dr. Theodore Cooper，衛生教育福利部副部長）表示：「雖然科學家們對特定因果關係尚未達成共識，不過已有越來越多的證據導向我們所食用的食品飲料的種類和數量，以及富裕但缺乏運動的生活型態，可能是導致癌症、心血管疾病和其他慢性疾病的主要相關因素。」

　　大約30年前，人們便已發現心臟病的發病率與血液中的膽固醇含量相關。膽固醇是一種脂質，可溶於油脂，其化學式為$C_{27}H_{46}O$，它可在動物的所有細胞（尤其是肝臟）中製造，但未在植物中發現。人類每天自行合成約3,000～4,000毫克膽固醇，並另外從食物（主要是雞蛋和動物脂肪）中獲得少量。膽固醇存在於所有的人體組織，尤其是大腦和脊髓；血液中膽固醇比例過高的人，將會增加心血管疾病的發病率。

高血膽固醇症將導致脂肪沉積在身體的血管中，進而窄化血管，並減少血液的流量。血流量的減少可能引起心臟病和循環系統疾病。醫療機構曾建議人們減少雞蛋和動物脂肪的攝取量，可是過去20年來，美國的心血管疾病死亡率並沒有變化。1970年以後死亡率下降了一些，但我們不知道是否是飲食習慣的改變或其他因素所導致，也許是自1970年以後增加了維他命C和其他維他命的攝取量。

而後來的研究顯示，心血管疾病和血液中的成分有些相關性。大部分血液中的膽固醇不是自由的分子；相反的，而是連接到某些具有類脂肪物質親和性的血清蛋白的分子，形成脂蛋白分子。其中一些分子的密度較低，其稱為 β-脂蛋白或低密度脂蛋白，較高密度分子則稱為 α-脂蛋白或高密度脂蛋白。這兩種脂蛋白可利用超速離心機旋轉血液樣本，將其分離，量測出其含量。多年來，大多數的重點是放在低密度脂蛋白中的膽固醇或總膽固醇（較容易量測），而高密度脂蛋白通常是被忽略的。但現在已發現，心血管疾病發病率會隨著總膽固醇、低密度脂蛋白（LDL）膽固醇和三酸甘油脂的總量上升而增加，並隨高密度脂蛋白（HDL）膽固醇上升而降低。由低密度脂蛋白和高密度脂蛋白的功能，即不難理解上述的相關性。低密度脂蛋白透過血流攜帶膽固醇時，脂蛋白可能會附著到血管細胞上，形成動脈粥樣硬化斑塊，而高密度脂蛋白則會收集細胞上的脂蛋白，並將其帶入膽囊，在此處轉化為膽汁酸，然後通過膽管，進入腸道而消除。

血液和組織中的膽固醇量是由在肝臟中合成（從醋酸鹽和其他前體）的速度、從食物中獲得的速度、轉化為膽汁酸和排入腸道的速度，以及膽汁酸在較低腸道再吸收並重新轉換成膽固醇的速度等四個因素來決定；將HDL分解（轉化為膽汁酸）的速率，和其他三種過程的速率之間，存在一個穩定的狀態。

而這些速率會受到個人的基因型、飲食的基本性質，以及其他因素影響。

我們發現，若變動其中任一個速率，便可能會改變血液中的穩態水平。1984年，美國國家心臟研究所針對消膽胺樹脂（Cholestyramine Resin）藥物的使用，完成了一個有趣且重要的相關研究。消膽胺樹脂是一種人工大分子物質（由非常大的分子組成），不溶於水，口服時會保留在排泄物中，然後再排出。它具有可與膽汁酸結合的特性，從而防止其再吸收到血液中並重新轉換成膽固醇，此法便可減少身體內的膽固醇量。

這項研究歷時10年，耗資1.5億美元。我認為國家心臟研究所的這筆花費是值得的，因為這項研究得到了一個明確的結果，讓我們可在較低的腸道中阻止膽汁

17

心
臟

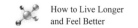

酸重新吸收。相對於心臟病患者每年超過1,000億美金的醫療費用,這項調查的成本根本是微不足道。

1,900名消膽胺患者(由參與研究的3,800人中抽籤選出),設定為一天服用6次,每次1勺(4克)的樹脂顆粒。雙盲研究中的另1,900名對照組,則服用相同的量(一天24克),但為另一種不與膽汁酸結合的樹脂。每組的依從性均約為2/3,一天平均16克的樹脂。對於這樣的低依從性,我並不感到驚訝,患者必須常年每天服用1勺顆粒6次,這實在是一件麻煩事,尤其是偶爾出現便祕、腹瀉、噁心等副作用的時候。

在這項研究的主要發現中,相較於對照組,消膽胺受試者的血總膽固醇平均降低8.5%,而其心臟病的死亡率亦減少25%。消膽胺樹脂的效果調查提供了降低血膽固醇效果的可靠數據,在這項研究中發現,心臟病死亡率的減少比率是膽固醇減少量的3倍。

1984年12月,由美國國家衛生研究院(NIH)所召集的專家小組發表了一份報告,其中包括一項建議,即針對總膽固醇量為每分升高於240毫克的30歲以上成人、膽固醇量為每分升高於220毫克的年輕成人,以及膽固醇量為每分升高於185毫克的兒童,透過改變飲食習慣或服用降低膽固醇的藥物來降低這些人的總膽固醇量。這些藥物可能產生嚴重的副作用,而針對飲食習慣做改變成效有限。

國家衛生研究院1984年小組建議,飲食中減少攝取雞蛋和動物脂肪的量,一天膽固醇攝取約25~300毫克。此外,1977年美國參議院(主席為喬治·麥高文〔George McGovern〕參議員)營養暨人類需求特別委員會所提出的報告「美國的飲食目標」(Dietary Goals for the United States),6個飲食目標的其中之一即是「膽固醇消耗量降低為一天約300毫克」。但自1970年以來,從耗資數百萬美元的弗萊明哈姆(Framingham)飲食與心臟病關係的研究中得知,限制膽固醇的攝取量並無法減少血液中膽固醇量。在本研究中,男性和女性的平均膽固醇攝取量分別為一天702和492毫克(一個雞蛋約提供200毫克)。膽固醇攝取量高於平均值的男性和女性,其平均血清濃度分別為每分升237和245毫克;而攝取量低於平均值的男性和女性則為每分升237和241毫克,兩者幾乎相同。因此,降低膽固醇的攝取量對於血清濃度並沒有影響。這個令人吃驚的結果的合理解釋是,人類在細胞中合成膽固醇,一天的量約為3,000或4,000毫克,而體內存在著一個反饋機制,當攝取量增加時,物質的合成速率便會降低。令人遺憾的是,參議員喬治·麥高文

的委員會和國家衛生研究院小組給了美國人民不可靠的資訊和建議，例如：剝奪人們對好食品（如雞蛋、肉類和奶油）的合理攝取量。

「食品中的脂肪影響血液中的膽固醇」的觀念根深柢固，如第六章所述。在過去10年中，越來越多的證據證明：限制飽和脂肪（如肉類和奶油）和膽固醇（肉類和蛋類）的攝取量，並提高不飽和脂肪，尤其是多元不飽和脂肪（人造奶油，某些植物油）的攝取量來控制心臟病，這個30年前的遠大抱負已經宣告失敗了。1977年，范德堡大學醫學院（Vanderbilt University School of Medicine）的喬治五世曼恩博士（Dr. George V. Mann），在《新英格蘭醫學雜誌》（The New England Journal of Medicine）上發表了一份詳細的研究結果，他在開頭第一段寫道：「**各種基金會、科學家和媒體，不管外行的或專業的，都在提倡低脂肪、低膽固醇、多元不飽和脂肪酸飲食，但此法並未有效減緩病情，人口中的膽固醇血症的比例沒有改變，而臨床醫生亦懷疑其療效……然而，油脂工業不斷地宣傳並保證其產品，使這些食物似乎有神奇的療效。而宣稱是這些問題的權威的科學家們，其堅信不移的態度令人擔憂。**」他提到，在1950年代，低脂肪飲食論調的狂熱份子對「被如此驚人結果」影響的醫師施以壓力，然而不斷來自候診室與醫學期刊的事實，讓他們只能在診療時，習慣對患者提出低脂、低膽固醇的建議悄悄收起來。

馬克‧D‧阿爾蘇勒博士（Dr. Mark D. Altschule）在1976年發表的文章〈膽固醇的真相〉（Is It True What They Say About Cholesterol？）中，針對所攝取的食物（如雞蛋）含有會增加心臟病風險的膽固醇的假設進行討論。他說：「現在，這些強而有力的機構，不論是公開和私下，均明示或暗示他們所陳述的真相。」接著，他討論了8個於1965～1972年期間，在美國、英國和北歐等地區進行並公開的臨床實驗，這些研究大多無法證明飲食中的膽固醇量改變，對心臟病的發病率會有任何重大影響。

這些結果和其他類似的結果使得曼恩（Mann）等人得出結論：過去30年來，人們將重點放在脂肪和膽固醇的攝取量，完全是個謬誤。根據約翰‧尤德金（John Yudkin）和其後進（第六章）的研究發現：在富裕的工業國家中，蔗糖消耗量的增加也帶來了心臟和循環系統疾病的流行。

針對偏高的血液中的膽固醇，若要降低罹患心臟病的風險，除了減少飲食中的蔗糖，另外還有一個每個人都可以採取的措施：補充維他命C的攝取量。提高維他命C的攝取量可降低總膽固醇、低密度脂蛋白膽固醇和三酸甘油脂，並可增加高密度脂

17
心臟

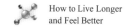

蛋白膽固醇。總結而論，此法有助於防止心臟病。

維他命C可以數種方式來調節總膽固醇。捷克斯洛伐克的金特爾（Ginter, 1973）研究得知：**高維他命攝取量將可加速血液中膽固醇轉化成膽汁酸，並與膽汁排泄到腸道的速率，進而提高膽固醇的清除速率**（許多額外的參考資料來自於特利〔Turley〕、韋斯特〔West〕和霍頓〔Horton〕，1976）。這種轉換包括羥化反應，一般而言，此反應需要具有抗壞血酸。**在早餐前，服用適當劑量的維他命C會有瀉藥的效果，可加速清除腸道中的廢物，從而減少重新吸收膽汁酸並將其重新轉換為膽固醇的比例。高纖維飲食可能也很重要，因為具有類似的效果。**

很久以前（巴爾〔Barr〕、拉斯〔Russ〕和以得〔Eder〕，1951年）便發現大量的高密度脂蛋白有助於防止心血管疾病，而且許多最近的研究也已證實，如挪威的特羅姆瑟心臟研究（Tromsö Heart Study，米勒〔Miller〕等，1977），以及夏威夷的研究（羅茲〔Rhoads〕、古爾布蘭森〔Gulbrandsen〕和卡根〔Kagan〕，1976）。在最近的幾項研究已經證實，增加維他命C的攝取量即可增加高密度脂蛋白膽固醇（貝茨〔Bates〕、曼達爾〔Mandal〕和科爾〔Cole〕，1977；哈爾茨〔Hartz〕等，1984；格洛弗〔Glover〕、蘇梅〔Koh〕及特勞特（Trout），1984）。

在1947年，I・A・米婭斯尼科娃（I. A. Myasnikova）早期的研究報告即說：增加維他命C的攝取量可降低具有高膽固醇的人類的血清膽固醇濃度。金特爾研究發現，針對平均初始血漿膽固醇量為每分升263毫克的患者，每天攝取1克的維他命C，3個月後，膽固醇量平均下降10%，且三酸甘油脂下降40%（金特爾，1977）。在一項研究中，針對平均初始膽固醇量為每分升312毫克的患者，給予3克的維他命C，3星期後，膽固醇量下降18%，而三酸甘油脂下降12%（斐丹薩〔Fidanza〕、奧狄西歐〔Audisio〕和馬斯特羅艾卡佛〔Mastroiacovo〕，1982）。

不過，對於膽固醇值較低或正常（每分升132～176毫克）的男性和女性，每天攝取1或3克的維他命，持續4～12週，其膽固醇值的變化量則不大（約翰遜〔Johnson〕和奧貝沙恩〔Obenshain〕，1981；汗〔Khan〕和西達尼〔Seedarnee〕，1981；埃利奧特〔Elliott〕，1982）。金特爾曾討論過這種差異現象，將280名男性和女性根據初始膽固醇量分成14組進行研究（金特爾，1982），當受試者服用300～1,000毫克的維他命C時，其平均膽固醇水平的改變量從+5%至-19%，如第142頁的圖例所示，圖中的粗線對應至金特爾指定的線性回歸線。

他的結論是：同意其他研究者的結果。亦即維他命C對於在正常範圍內的膽固醇值（低於每分升200毫克）影響不大，但是對於偏高的膽固醇則具有很大的影響，可降低10～20%。

如果我們接受國家衛生研究院小組在1984年的聲明，膽固醇值每下降1%，即可降低2%的心血管疾病死亡率；或是以消膽胺減少8.5%的膽固醇，便可減少25%的心血管疾病死亡率。我們也許可推論，屬於危險群的人若增加維他命C的攝取量，應可降低20～60%的死亡率。

針對人口健康所進行的流行病學研究，提供了相關證據來支持此結論。這些研究清楚表明，多食新鮮蔬果有利於健康。研究分析了飲食與健康的關係，以確定在所攝取的食物中，可降低死亡率的最重要的營養素為何。由喬普（Chope）和布里斯羅（Breslow）在聖馬刁縣（San Mateo County）進行的實驗中，考慮所有25項因素下，發現維他命C的攝取量是降低死亡率的最重要因素（喬普和布里斯羅，1955）。研究中，每天攝取50毫克以上維他命C的人，其年齡校正死亡率僅有攝取不到50毫克的人的40%。總體而言，大多數人的死因是心血管疾病。

諾克斯（Knox）在英格蘭針對大量人口所進行的一項流行病學研究，亦得到了類似的結果（1973年）。他發現，如同之前已知的，大量攝取鈣質可防止缺血性心臟病和腦血管疾病；此外，還發現若增加維他命C的攝取量，將可比任何其他因素提供更大的保護作用。為了獲取有關維他命補充劑的使用者死亡率的證據，《預防雜誌》（Prevention）在1972年進行了一個為期6年的前瞻性研究，針對加州479名老人進行問卷調查（Enstrom and Pauling, 1982）。受試者平均每日攝取約1克的維他命C，並攝取比平常更多的維他命E和A，同時遵循其他良好的衛生習慣。相對於美國白人1977年的預期死亡率而言，他們在心血管疾病方面（導致58%的所有死亡人數）的標準死亡率：男性為75%，女性為46%，不分性別則為62%。而該年度全國的預期死亡率的所有死因則分別為78%、54%和68%。這些觀察結果說明，這些具有健康意識的加州老人，他們的生活方式，包括攝取補充維他命，也許是使其心血管疾病死亡率減少38%，和其他原因死亡率減少24%的原因。

17

心臟

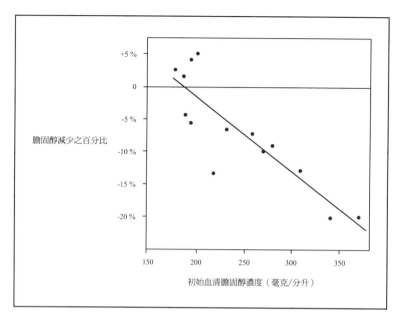

維他命C和膽固醇。圖中14個小點顯示14組（每組20位，每位均具有不同的平均初始值）血清中總膽固醇濃度的平均百分比變化（由金特爾的圖9重繪而成，1982）。

　　這些流行病學研究及其他類似的研究均強烈支持此結論：增加維他命C的攝取量60毫克（美國食品和營養委員會的每日建議攝取量）以上，即可提供大量的保護，來防止心血管疾病。

　　最近有許多相關證據顯示，食用魚肉（不論是少脂魚或油質魚類）在減少冠心病發病率方面的價值。在一項研究中（克羅姆胡特〔Kromhout〕等，1985年）發現，針對不吃魚的受試者，其冠心病的年齡標準化死亡率為每天吃1盎司（28.3克）以上的受試者的2.5倍，部分效果可以歸因於魚油的功勞（Phillipson et al., 1985；Lee et al., 1985）。

　　國家衛生研究院、美國心臟協會和其他機構已花費億萬美元，來支援研究心血管疾病與低密度脂蛋白和高密度脂蛋白膽固醇、三酸甘油脂、飽和脂肪，以及不飽和脂肪之間的關係。但很少人注意到維他命C和其他維他命。我認為，這些機構押錯了寶。

　　幸運的是，維他命C並不是藥品，而是一個細胞分子矯正物質，常存於人體，並為生活所需的物品，且僅具有非常低的毒性。您並不需要有醫師處方或經過醫療機構核可，便可以最佳的方式使用維他命C來改善您的健康和預防心臟疾病。您對於維他命C的知識甚至可能比他們更多，可以做出對自己更好的判斷。

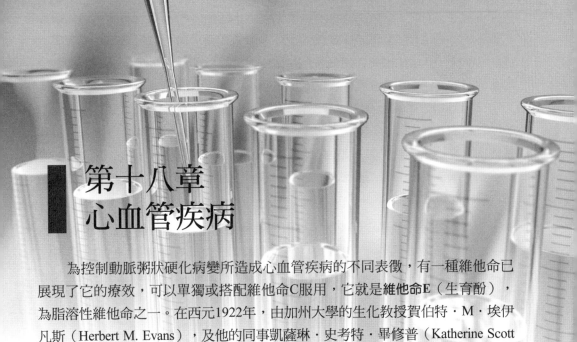

第十八章
心血管疾病

為控制動脈粥狀硬化病變所造成心血管疾病的不同表徵,有一種維他命已展現了它的療效,可以單獨或搭配維他命C服用,它就是**維他命E**(生育酚),為脂溶性維他命之一。在西元1922年,由加州大學的生化教授賀伯特・M・埃伊凡斯(Herbert M. Evans),及他的同事凱薩琳・史考特・畢修普(Katherine Scott Bishop)所發現。他們指出,維他命E對鼠類全方位健康是必要的,但是對人類而言,其必要性直到最近才有所定論。於是在1968年,美國食品及營養委員會終於認定維他命E為人類不可或缺的營養素,並訂定每日成人建議用量為30單位(IU)。

然而到了1980年,委員會把每日建議劑量下修至10單位。而針對此決定的解釋如下:

有鑒於在美國並沒有臨床證據或生化實驗證實維他命E在正常均衡飲食中的攝取量有所不足,因為在一般的飲食中,維他命E的活性是符合要求的……在美國,每日建議攝取量表的數值被定為平均適當攝取量,但若食物中多元不飽和脂肪酸(PUFA)的含量顯著地偏離原有量,則會影響維他命E攝取量的充足與否。

有證據顯示,一般人認為攝取大於建議量的補給品對身體有益,對於這樣的說法,我們覺得過於主觀。

食品與營養委員會因此拒絕所有在此提出的證據,也許他們認為某些可能死於心血管疾病或其他問題,卻因服用維他命E而改善的人,並非「一般人」。由於有超過半數以上的美國人死於心血管疾病,在我看來,他們的想法是非常不合

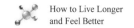
理的。晚至1980年，委員會仍未了解必要營養素最低與最佳攝取量的差異性。

在過去的60年中，持續地展開一場激烈的辯論——對於每日服用超過10單位（IU）的維他命E是否可能控制或治癒許多嚴重疾病，包含冠狀動脈心臟病與周邊血管疾病。此辯論圍繞在加拿大籍的醫師詹姆斯‧舒特（Dr. R. James Shute），以及他的兩位兒子伊凡‧彼‧舒特（Dr. Evan V. Shute）和威爾弗里德‧伊‧舒特（Dr. Wilfrid E. Shute）身上，他們自1933年開始使用維他命E來治療疾病。他們的成就遭到其他醫師否定，尤其在1948年左右以及之後的37年間，幾乎所有醫療機構的立場一致認定，服用超過每日建議攝取量10單位的維他命E，對於改善健康、預防或控制疾病是沒有意義的。我認為官方當局對於維他命E的認知是錯誤的，就如同對維他命C一樣。

西元1936年，從小麥胚芽油中分離出維他命E，它是由數種相似的物質，如 α-生育酚、β-生育酚、γ-生育酚、δ-生育酚等所組成的混合物。它們又可各自分為右旋（D form）或左旋（L form），也都具有生物活性及抗氧化力，只是含量不同。維他命E的膠囊通常含有純左右旋-α-維他命E醋酸酯，1毫克相當於1IU。然而它們可能含有混合的生育酚或其他酯類，依據含量對生物造成不同的影響，故使用上須參照標籤上所標示的單位含量。生物的多樣性和抗氧化功效，並不因生育酚以相同的方式改變而有所變化，所以國際單位的數量僅僅是對維他命E活性粗略的測量而已。威爾弗里德‧伊‧舒特醫師（Dr. Wilfrid E. Shute）建議 α-生育酚（或 α-維他命E醋酸酯）可用於控制心臟病，但若以相同的劑量（以國際單位為準）服用其他種類的生育酚，可能僅有其原本的功效。依據動物實驗，可證明數種生育酚與維他命E活性的相關性，尤其可以有效地使鼠類正常繁殖。

純維他命E是一種油類，基本上只溶於油類和脂肪，不溶於水。它存於許多食物中（如：奶油、植物油、植物性奶油、蛋、水果和蔬菜中）。西元1956年發現州立醫院的病人長年進食僅含3IU維他命E的飲食，造成紅血球脆弱性增加，主要是因為不飽和脂肪酸在細胞膜上的氧化作用所導致。維他命E是一種抗氧化劑，在過程中自我氧化，故可以預防或逆轉氧化作用。維他命C亦是抗氧化劑的一種，可以幫助維他命E回復到原本的型態。

飲食中若含有大量的不飽和脂肪酸，尤其是多元不飽和脂肪酸【註】，會損毀體內維他命E的供應，並造成肌肉損傷、腦損傷和血管退化。在沒有增加攝

【編審譯註】：
在此指過多的多元不飽和脂肪酸。

取維他命E的形況下，我們必需特別注意飲食中不可含有大量的多元不飽和脂肪酸。

西元1950年，美國醫學協會中的藥物及化學委員會發表一份關於維他命E的報告，如下：

三年多前，發表了一篇關於循環系統病患的新療法，內容相當令人驚艷，倫敦與加拿大的研究者都發現了此治療方式。據說，大劑量的維他命E，或 α -維他命E，對於沒有接受正統治療的各式各樣心血管疾病患者有很顯著的療效。關於使用 α -維他命E醋酸酯治療冠心病的可能療效是以信件的形式首次發表於《自然》（Nature, 1946, 157:772），作者是博赫爾森（Vogelsang）與威爾弗里德・伊・舒特（Wilfrid E. Shute）。隨後一系列的文章，在《醫學紀錄》（Medical Record，外科、婦產科，1948，86:1）中發表關於使用維他命E治療靜脈曲張潰瘍、血栓靜脈炎、早期四肢壞疽、血栓閉塞性脈管炎及腦栓塞的成效。而舒特研究室博赫爾森（Vogelsang）發表了使用維他命E來治療糖尿病的最新報告（Medical Record, 1948, 161:363；Journal of Clinical Endocrinology, 1944, 8:8 83）。他早已安排了媒體來大大的宣揚維他命E的優點……，令人遺憾的是，我們以無限的熱情錯誤地點燃了心臟病和其他心血管疾病患者，以及無數糖尿病患者的希望。

而這樣不健康的懷疑態度延續了長達35年之久。在西元1977年，塔夫斯大學校長珍・梅爾博士（Dr. Jean Mayer），亦是美國傳統營養學的權威，發表一項聲明：「由於我們仍缺乏在多種動物上各式各樣症狀的經驗，而巨大劑量的維他命E曾試用在多種人類的疾病上，包括習慣性流產、心臟病和肌肉萎縮症。但這個實驗並未成功。所以醫師們的立場退回到**我們仍需要維他命E，但是僅止於中等劑量。**」梅爾（Mayer, 1977）亦表示，大劑量的維他命C可以控制一般感冒的用法從自己開始蔚為流行，並建議不可服用超過每日建議用量，引述自第十三章中所討論謬誤的論點。

超大劑量的維他命E並未曾出現有害的副作用。在副作用方面，相較於其他藥物，例如阿斯匹靈（以一個危險性較低的做比較）就被廣泛地使用在治療疾病上，故舒特表示維他命E還是有它的價值的。維他命E是無害的事實和舒特認為維他命E對於治療冠心病及其他多種疾病有其療效的說法，引起了醫療機構的懷疑而欲安排了一場周密的研究，以大量的雙盲測驗來進行，用隨機挑選的方式將病

18
心血管疾病

147

人分為服用維他命與服用安慰劑等兩組。但事實上此研究並未進行，而在39年之後發表了原本的主張。

　　大家認為舒特應該負起責任實行這個雙盲實驗，但是基於醫學倫理的基本原則並不允許他們去執行。在西元1946年，舒特他們自認維他命E是非常有療效的，基於道義上的責任必須提供他（她）的病患，治癒機會最大的治療方法。因此，舒特持續使用維他命E來治療其可以控制的疾病，如果僅提供半數的病人此有益的療法的話，是有違道義的。

　　然而這並非不道德的，因為有位認定維他命E毫無價值的醫師，抱持懷疑的論點進行了這個雙盲實驗。除了舒特以外，沒有針對維他命E做廣泛的研究，是那些醫學專家們失職，有強力的證據表示這個無毒的、安全的、天然的物質是有其功效的，甚至是很重要的功效，可用於控制造成美國每年2億人臥病在床及100萬人致死的疾病。

　　自西元1946年起，除了在醫學期刊裡發表了許多篇論文之外，舒特還將他們的研究方式及結果出版了兩本書，分別為《維他命E對生病與健康的心臟》，由威爾弗里德‧伊‧舒特和哈羅德‧傑‧托布（Wilfrid E. Shute and Harold J. Taub, 1969）合著，以及《心與維他命E》，由伊凡‧舒特（Evan Shute, 1956, 1969）及他的員工所著。

　　這些書中按章節單獨探討各種疾病，包含：冠心病與缺血性心臟病合併心絞痛、風濕熱、急性與慢性風濕性心臟病、高血壓、鬱血性心臟病、周邊血管疾病、動脈硬化症、倍耳勾氏病（Buerger's disease）、靜脈曲張、血栓靜脈炎、動脈血栓、頑固性潰瘍、糖尿病、腎臟病，以及燒燙傷，他們認為每日服用50～2,500IU的維他命E可以治療以上所列的疾病。維他命E是口服的，而藥膏（含有3%維他命E的凡士林）也可用於燒燙傷、潰瘍和某些類型的疼痛。

　　威爾弗里德‧伊‧舒特（Wilfrid E. Shute）表示，截至西元1969年為止，他在過去的22年間，治療過3萬名心血管疾病患者，並公布了其中數百位病患的病歷，其中大多數都是控制組中的病人，他們自行提供了服用維他命E之前的病歷。舉例而言，有位罹患糖尿病的老醫師，因為一隻腳的循環損傷且有嚴重的潰瘍情形，其嚴重的程度必須進行截肢手術，於是那隻腳被截斷了，但同樣的情形開始出現在另一隻腳上。之後他獲悉舒特醫師而開始使用維他命E，數個月之後，那隻腳非但不用截肢，而且還痊癒了。

在西元1951年，有位58歲的病人罹患冠狀動脈閉塞後梗塞，住院兩週後返家，但仍無法工作。6個月之後，威爾弗里德‧舒特以每日800IU的維他命E來治療他，不到10週時間，他不但症狀都消失了，也重返工作崗位上。17年後，他曾有一次心房纖顫發作，但隨即以氧氣控制住；直到西元1968年，高齡76歲的他，身體狀況依然很好。

書中都有記錄這類的案例。他們並不能構成證據，但無庸置疑的是，威爾弗里德‧舒特和伊凡‧舒特確信維他命E是世界上最重要的物質。我想維他命C也是。

好幾年前，有一篇《消費者指南》中的文章驅使我去查看關於維他命E與心臟病之關聯的研究。《消費者指南》主要是「為消費者提供資訊與諮詢商品和服務，以及提供所有有關家庭收入開銷的訊息，並與個人和團體展開合作，以追求創造和維持優良的生活水準」的刊物。它擁有上百萬的讀者。雖然對於許多產品有相當不錯的建議，但是關於維他命的消息完全是不可信的。它並未針對維他命做實驗，而是直接採用在我看來根本不可信的某些權威人士的看法。

在《消費者指南》1月1日第973期中，有一篇文章的標題為〈維他命E：它所主張的療效背後是什麼呢？〉，這篇文章的作者列出了一連串關於維他命E所聲稱可以治療的疾病的名冊（如上文威爾弗里德‧舒特和伊凡‧舒特所提出的，還有粉刺、老化等），並以下列陳述作為結論：「我們沒有辦法提出科學根據來證明維他命E可以治療第62頁上所列的任何一種疾病。」他接著寫道：「維他命E唯一的療效，是建立在一個嚴密管控下治療早產兒溶血性貧血的臨床實驗，還有有些醫生會將它用作與脂肪吸收相關的罕見疾病之預防性用藥。」

文章的結論寫道：「除此之外，把維他命E當營養補給品或治療一般疾病的藥物，無疑是一種浪費。但更嚴重的是，還可能會因為無用的自我醫療而導致延誤了適當的治療，其損失難以估計。」

此結論是依據在文章中所提及的，由醫師進行一連串維他命E各種實驗而發表的報告。於是我仔細的調查其每一份報告內容，發現他們根本不為《消費者指南》的結論做解釋。故我的結論是，那些醫療機構以及文章的作者，缺乏適當評估證據的能力。

《消費者指南》列舉了約在西元1949年完成的許多關於維他命E與冠心病的研究，全都是否定的結果，並駁斥舒特所宣稱的療效。我決定不相信那些實驗，

18

心血管疾病

因為他們都使用極小劑量的維他命，要不然就是療程時間很短，或者是其他不可信的因素。舉例來說，該項研究被描述為「可能是最複雜的」，由杜克大學醫學院的多內甘（Donegan）、梅塞爾（Messer）、奧蓋恩（Orgain）和魯芬（Ruffin）來進行（Donegan et al., 1949）。此實驗囊括了21位心臟病患者，並追蹤了5～20個月，每個病人按月交替使用維他命E（150～600IU/天）或安慰劑。病人們每個月回診一次。在服用一個月的維他命B和另一位服用安慰劑的病人之間，他們的狀況僅有很微小的不同。

然而我們知道，**維他命E需要2～3個月的時間才會生效**，它儲藏在脂肪裡，很緩慢的消耗著。因此，在交替的月份中，病人體內儲存的維他命E根本不會有所改變。跟其他的實驗一樣，這個實驗根本不能反駁舒特所宣稱的療效。

奧爾頓·歐克斯尼爾醫師（Dr. Alton Ochsner）是一位偉大的心臟外科醫師，逝世於西元1981年，他發表了許多關於使用維他命E成功治療血栓（血栓栓塞症和血栓靜脈炎）的文獻（Ochsner, DeBakey and DeCamp, 1950；Ochsner, 1964）。歐克斯尼爾表示：「**所有開刀的病人都可能出現靜脈血栓（靜脈中的血液凝塊），故好幾年來，我們都會預防性的一天給三次100IU的α-生育酚（維他命E），直到病人可以自行下床活動為止。α-生育酚是凝血酵素（凝血因子I）的有效拮抗劑，而且不會引起出血傾向（抗凝血劑藥物可能會引起流血不止），所以可以安全地預防靜脈血栓發生。**」

另一個證據更是直接被《消費者指南》忽視，就是由瑞典馬爾默（Malm）醫院外科部的克努特·海格爾醫師（Dr. Knut Haeger）針對227名周邊動脈閉塞的患者所做的研究（1968年）。其中104名病人（平均年齡60歲）每日給予300～600IU的維他命E，且不予其他治療，而另外的123名病人（平均年齡59.4歲），則給他們血管擴張劑、抗凝血劑或綜合維他命。

針對服用後三種藥物的病人之間並沒有顯著的差異，然而在2～7年後，發現僅服用維他命E的病人跟另一組病人之間有了一些不同。在研究過程中，有9名服用維他命E的病人死亡，另一組卻有19名死亡（8.7%對15.4%）；而存活的病人中，95名服用維他命E的病人裡有一位需要截肢，而另一組104名病人中卻有11位（1.05%對10.58%；在統計顯著性上達99%可信度）。有周邊動脈疾病或動脈閉塞疾病的患者，在行走一段距離後，常會因為肌肉缺氧而導致小腿肚出現劇烈的刺痛感。75%服用維他命E的病人可增加50%的行走距離，而另一組僅有20%的病人可以做到；38%服用維他命E的病人甚至增加到原本2倍的距離；而另一組僅剩4%

的病人可以辦到。相較於另一組病人，服用維他命E的病人更明顯地感覺到自己的進步。

其他的研究也有了類似的數據。博伊和馬克斯（Boyd and Marks, 1963）表示，他們10年來給1,476名動脈硬化症的病人持續使用維他命E，而他們發現這些病人的10年存活率，比起其他類似研究但未服用維他命E的病人高了許多。

因此，我由上述的證據和除舒特以外的其他醫師所寫的醫學文獻來推論，維他命E對控制常與心臟病及糖尿病併發的血管硬化疾病之療效是無庸置疑的，也可以預防和治療血栓（血栓栓塞症和血栓靜脈炎）。另外，我相信還是有願意支持舒特關於維他命E可以預防與控制冠心病及其他疾病療效的聲浪。

海格（Haeger）指出，周邊動脈閉塞的病人在行走一段距離之後，小腿肚會出現劇烈的刺痛，這樣的情形就等同於冠心病的病人出現心絞痛一樣。上述的例子都是因為缺氧造成的——肌肉作功消耗氧氣的速度，比阻塞的動脈帶給腿部肌肉或心臟的速度更快。維他命 E 無疑可以緩解肌肉疼痛（就像有些人曾有肌肉抽筋的經驗）。因此，如威爾弗里德・舒特（Wilfrid Shute）和伊凡・舒特（Evan Shute）的書中所提到的，維他命E理當可以幫助緩解心臟病病人的心絞痛。

五十多年前就已經認定維他命E的不足會導致肌肉萎縮症，其特徵是軟弱無力的一種骨骼肌肉疾病，帕彭・海姆（Pappen Heimer）在1948年就曾探討維他命E與肌肉萎縮症的研究，發現類似維他命C缺乏時的狀況。造成周邊動脈閉塞、病人行走困難的原因，可能一方面是因為肌肉中的維他命E濃度太低，另一方面是氧氣補充給組織的速度太慢。當維他命 E 短缺，會造成不飽和脂質（由足夠濃度的脂溶性抗氧化劑維他命E來保護）的氧化而使肌肉損傷。

有數種遺傳型肌肉萎縮症是眾所皆知的，其主要的原因並不清楚，而且沒有辦法提供特定的治療方式。重症肌無力目前是用膽鹼酯酶、皮質類固醇和手術移除胸腺的方式來治療，但醫療機構都沒有提及關於用維他命控制肌肉萎縮症的可能療效。如果能夠攝取最佳劑量的維他命E、維他命C，還有B₆跟其他維他命的話，將有助於肌肉運作，這樣的資訊對病人應該是有幫助的。但據我所知，從來沒有發表過對於重症肌無力的病人提高維他命攝取量的研究。

脂溶性抗氧化劑維他命E和水溶性抗氧化劑維他命C，共同保護血管和其他的組織避免遭到氧化。它們可以減緩身體的老化，並預防心血管疾病，在心血管疾病和其他病痛常規治療中，堪稱是小幫手的功能。

18
心血管疾病

螯合治療預防法

在此書中，我限制自己只能專注在討論維他命和其他分子矯正物質上，僅偶爾提到藥物。但我在此章節破戒來討論一個非分子矯正療法——螯合劑乙二胺四乙酸（EDTA，ethylene diaminetetra-acetic acid）螯合治療預防法，用以針對動脈硬化症和心臟與周邊循環系統的併發症。原因之一是這個預防性療法有相當合理的科學根據，而且其療效的證據對我來說相當強而有力；另一個理由是大部分的人既不想了解真相，也不想從他們的醫師那裡獲得好的建議。雖然大部分的醫師都聽過螯合療法，卻基於一些錯誤的觀念而反對它，我們討論如下。

EDTA廣泛的運用在分析化學和化學工業過程，例如：染色、肥皂與清潔劑的製造，甚至將水中濃度非常低的重金屬離子移除，亦須透過此作用。它透過跟離子的強力鍵結進而將它們隔離，此過程稱為「螯合作用」（chelation）。

食品與藥物管理局批准螯合劑（EDTA）可用在醫學上，治療藥物中毒（鎘、鉻、鈷、銅、鉛、鎂、鎳、鐳、硒、鎢、鈾、釩或鋅）的病人，通常是用含有3克的二鈉鈣鹽溶液由靜脈緩慢輸注。這毒性的金屬離子與螯合劑（EDTA）產生比鈣離子更強力的鍵結，進而自化合物中被取代後隨尿液排出。

螯合劑（EDTA）也可用於控制心血管疾病，包含動脈硬化症、動脈閉塞症和心肌**缺氧型心臟病**。我們通常會用含有3克乙二胺四乙酸鹽的500毫升林格氏液（Ringers solution）、生理食鹽水或葡萄糖水，通常還會再加一些抗壞血酸鹽，並透過靜脈緩慢輸注，3個小時為一個療程，用於治療以上症狀。預防性治療的療程需要20份劑量，通常會使用2〜10週左右。而證據顯示，這樣的療法有助於消除動脈硬化斑塊。

首先造成動脈硬化症的原因，是動脈內壁出現大量不穩定聚集的結締組織（膠原纖維和黏多醣體，以及一些纖維組織母細胞），其過程始於血管內壁上的一小塊損傷，而膽固醇和其他脂質開始聚集在這斑塊上，形成小量的鈣質，之後當此斑塊變厚，使更多的鈣附著，引發血管硬化。因動脈血管的管徑縮小，導致減少組織的血流量，使血管壓力增加，以致心臟和其他器官因為氧氣提供受限而損傷。

螯合劑（EDTA）之所以能夠增進心血管系統的運作，其原理主要是能夠將斑塊的**鈣離子移除**，然後高密度的脂蛋白（HDL）可以更容易的移除膽固醇。布魯斯·瓦·哈斯提德醫師（Dr. Bruce W. Halstead）在他1979年出版的書——《基於科學根據證

實螯合劑（EDTA）的螯合療法》中，討論到螯合劑其他可能的益處。

哈斯提德討論螯合劑（EDTA）使用期間的毒性。當我們根據建議方式來使用其用量跟速度時，此物質幾乎沒有引起任何副作用。依據鈣化合物的使用來調整減少鈣的濃度。【註】

哈斯提德說在西元1979年前的30年，以心血管疾病為主，在美國有大於150,000人次的病人接受超過2百萬次的螯合劑（EDTA）螯合治療，而當它以適當的方式使用時是相當安全的。

他跟瓦克（Walker）在1980年都建議，最好由經過螯合劑（EDTA）螯合療法培訓的醫師來提供此治療。

螯合療法比繞道手術來得更安全又便宜，而且此療法似乎有合理的可能性能夠排除手術的必要性。

西元1984年，當我在一場矯正分子醫師的聽證會上作證時，加州檢察總長的助理是時任的檢察官，問我是否知道使用螯合劑（EDTA）控制心血管問題的螯合療法並未經過食品及藥物管理局的核准。我的回答是：「是，我知道。但我也知道食品及藥物管理局批准同樣的螯合劑（EDTA）**螯合療法用在重金屬解毒上，**而針對心血管問題之所以沒有食品及藥物管理局核准的原因，是根本沒有人試著去申請。幾年前，具有美國專利權的亞培藥廠，向食品及藥物管理局提出治療動脈硬化症的申請，但基於經濟因素——專利權的時效太短，沒有人申請得起。」

此心血管疾病的療法，事實上仍欠缺食品及藥物管理局核准，因為藥廠對於取得這方面的核准興趣缺缺，使醫師在此用途上沒有合法的使用權，以致對於用此療法的政府機構醫師產生了好一陣子的干擾（Halstead, 1979；Walker, 1980）。此干擾源來自某些醫療社群，如同對分子矯正醫師的干擾般，似乎主要是出於無知與成見。

18

心血管疾病

【編審譯註】：

螯合療法EDTA及近十年來比較常用的DMPS與DMSA，若在細胞分子矯正醫師的執行下需配合每日至少50公克的維生素C靜脈注射，以中合因重金屬或其他毒素從細胞中移除而污染到血液系統所造成的二度中毒問題。

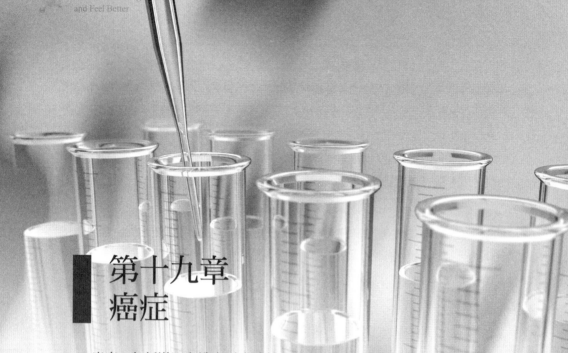

第十九章
癌症

　　癌症，包括淋巴和造血（血液細胞的形成）系統的腫瘤，造成了美國22%的死亡案例。每年約有60萬人罹患癌症，而其中多數的人——逾42萬人，因此而去世。癌症所帶來的痛苦遠大於多數其他疾病，正是這個原因，聯邦政府已強化對癌症的研究，每年撥出數億元於癌症研究上，而今年已達到10億美元。

　　儘管花費了大量的金錢和精力在癌症研究上，過去25年來的進展卻一直很緩慢。大約在30年以前，經過診斷之後的存活時間已有顯著的增加，而這大半是由於手術和麻醉技術的進步所促成。近25年間，在某些癌症的治療方面已有些許進步，這主要是透過採用放療和化療的方式來達成的，但對於多數種類的癌症來說，實質上的發病率或診斷後的存活時間都沒有減少，很明顯的是，如果我們希望能有效控制這個禍害，我們需要一些新的想法。

　　有個新想法是：**使用大劑量的維他命C來同時預防與治療癌症**。而這條路線中最重要的工作，已由以旺・卡麥隆（Ewan Cameron）博士完成了，他是蘇格蘭洛蒙德湖區（Loch Lomondside, Scotland）利文河谷醫院（Vale of Leven Hospital）的前首席外科醫師，而現在是萊納斯・鮑林醫藥科學研究所（Linus Pauling Institute of Science and Medicine）的醫學主任。我曾有幸在過去的14年裡與卡麥隆（Ewan Cameron）博士合作，參與他在這方面的臨床研究。我們合作的成果在《癌症與維他命C》（Cancer and Vitamin C, 1979）一書，及其參考書目中所引用的出版論

文中都有說明，之後在這個章節裡也會對這些出版論文進行概述。另一位在此領域有卓著貢獻的外科醫生是日本福岡市的森繁福美（Fukumi Morishige）博士。

　　歐文・史東（Irwin Stone）在他1972年出版的《療癒因子：抗病維他命C》（The Healing Factor：Vitamin C against Disease）一書中討論了早期的研究報告，內容是關於每日給予1～4克的維他命C劑量，有時也伴隨服用增量的維他命A，似乎有助於控制一些病患的癌症症狀。這些報告主要根據的是德國醫生於1940～1956年間進行的實驗所得到的結果，儘管有跡象顯示這些劑量的維他命C在治療癌症上的價值，早期的研究並沒有引發對維他命C此方面可能價值的全面性檢驗。在對動物的實驗報告中，同樣也出現了一些有利的結果，然而這個領域的早期研究卻一樣沒有持續被跟進。

　　1951年有報告指出，**癌症患者血漿以及血液中白血球的維他命C濃度通常很低，往往只有其他人的一半**。過去30年間，此觀察結果已經過多次驗證。1979年，卡麥隆、鮑林和萊博維茨（Cameron, Pauling and Brian Leibovitz）列出了13項研究，都顯示了病患血漿和白細胞中的維他命C濃度皆有大幅下降的情形。**由於癌症病患體內白血球的抗壞血酸水平通常過低，以致於白血球無法執行它們重要的噬菌作用——**即吞食和消化細菌及體內外來細胞的作用，而外來細胞也包含了惡意細胞。針對癌症病患血液中的維他命C呈現低水平的現象有一個合理的解釋，也就是他們的身體在努力控制疾病的過程中，已經用完了體內僅有的維他命存量。這樣低濃度的現象，所顯示的意義是病患應該被施予大劑量的維他命，以使其身體維持盡可能有效的防禦。

壞血病和癌症之間的關聯性

　　1954年，伊利諾伊州魯賓遜市（Robinson, Illinois）的愛德華・格里爾（Edward Greer）博士公布了一份報告，內容是關於一位特殊病患以口服極大劑量維他命C的方式，控制了他的癌症（慢性骨髓性白血病）達2年之久。這位病患是一家石油公司資深的行政主管，他同時患有多種疾病。他在1951年9月罹患慢性心臟病，並在1952年5月患了酒精性肝硬化和紅血球增多症（一種血液中流通的紅血細胞增多的病症）；1952年8月又被診斷出患有慢性骨髓性白血病，該診斷結果由一位血液學家再次確認無誤。他在1952年9月拔了一些牙之後，有人建議他要補充

一些維他命C來促進牙齦的癒合，他立即開始服用很大的劑量，從一日24.5克至42克的分量（也就是一日吞服7～12次，一次7錠500毫克的錠劑）。他說，為自己設立了這套養生法，是因為在大量服用這些錠劑之後，他感覺好了很多。這位病患一再表示服用後感覺良好，並持續積極執行這套養生之道。

格里爾曾有兩次堅持他應該停止服用維他命C。而該病患聽從格里爾的建議，停止服用維他命C之後，他的脾臟和肝臟就變得腫大、鬆軟而脆弱，體溫上升至華氏101度（約為攝氏38.33度），並開始抱怨全身不適和疲勞感，這是典型的白血病症狀。當他再度開始攝取維他命C，他的症狀迅速獲得了改善。該病患於1954年3月死於急性心功能代償失調，享年73歲。經檢測，他當時的脾臟相當緊實，並且在他服用大劑量維他命C之後的18個月裡，所罹患的白血病、紅血球增多症、肝硬化和心肌炎並沒有惡化的跡象。格里爾（Edward Greer）因而總結道：「大劑量抗壞血酸的攝取對病人的健康福祉來說，顯然是必要的。」

1968年，切拉斯金（Cheraskin）和他的同伴陳述，額外補充抗壞血酸對於子宮頸鱗狀細胞癌病患的放射線治療反應，產生了加乘的效果。27名病患每日被施予750毫克的抗壞血酸，自放射治療前一週便開始，並持續補充至放射治療結束後三週；此外，他們也使用了維他命及礦物質的補充劑，也接受了一般營養建議（減少攝入蔗糖）。控制組是27名類似病患，只是他們沒有被給予額外的維他命或營養攝取建議。這兩組接受的都是同樣強力的放射線治療，接受營養建議的病患對放射治療的反應（平均得分97.5），顯著高於控制組的反應（平均得分63.3）。因此有證據顯示，接受放射治療的癌症患者，對抗壞血酸的需求會增加，而滿足此一需求，能夠抵禦一些有害的輻射影響，也能增進對放射治療的反應療效。

已故的多倫多（Toronto）的威廉‧麥考密克（William McCormick）博士，似乎已經率先認識到，壞血病引起的全身性結　組織變化，與侵入的腫瘤細胞附近所觀察到的局部結締組織變化是相同的。他推測，既然營養素（維他命C）已知能夠預防壞血病造成的全身性變化，那麼它在癌症方面也可能產生類似的療效。癌症患者幾乎總是耗盡了抗壞血酸的證據，使他的觀點得到了支持。

壞血病和癌症之間還有其他一些有趣的關聯性。歷史文獻中有許多暗示指出壞血病受害者中得到「癌症和腫瘤」的機率會增高。詹姆斯‧林德（James Lind, 1753）的一份典型的驗屍報告，包含如下的陳述：「所有內臟都混雜成一團腫

塊，以致於沒辦法辨別出個別器官了。」這確實是一個18世紀的病理解剖學家，對腫瘤浸潤現象給予的寫實描述。反過來說，**人類癌症末期中，伴隨晚期腎衰竭的臨終徵狀，如貧血（anemia）、惡病質（cachexia）、極度疲乏、出血、潰瘍、易受感染，以及在組織、血漿，和白血球中異常稀薄的抗壞血酸濃度等現象，幾乎和人類壞血病末期的臨終徵狀相同。**

　　流行病學方面的證據指出，癌症在人口眾多的群體中的發病率與抗壞血酸的平均每日攝入量呈現負相關，實際上在公開出版的幾種不同研究調查中，所報告出來的結果都是相同的。我要提出挪威研究者比耶爾克（Bjelke），他藉由發信調查與病例對照研究等方式，對胃腸癌進行了飲食調查，並在1973和1974年公布了他詳盡的研究調查結果。在美國與挪威有超過3萬人參與了他的研究調查，調查內容包括了各種食物消耗量、吸菸習慣與其他因子等的測定。他發現對水果、漿果、蔬菜及維他命C的攝取與胃癌的發病率，**兩者之間呈現負相關，而澱粉類食物、咖啡和鹹魚的攝取，則與其呈現正相關。他總結道：兩個最重要的因素為蔬菜的總攝取量和維他命C的攝取量。蔬菜和維他命C的攝取量越大，癌症的發病機率就越小。**

　　1973年，我前往美國國家癌症研究所（National Cancer Institute），向該所的頂尖專家們報告有關蘇格蘭洛蒙德湖區（Loch Lomondside, Scotland）的利文河谷醫院（Vale of Leven Hospital）中40名癌症末期病患的歷史病例，病患當時接受的是卡麥隆（Ewan Cameron）博士每日10克的維他命C治療；我報告的目的，是想請這些專家們對維他命C進行一個對照實驗。然而使用大劑量維他命C輔助，對正統療法能使癌症獲得些許控制的證據或可能性，並沒有讓專家們留下深刻的印象。隨我前往的妻子後來說，她以前從未見過醫學研究者會對新的想法不感興趣。但是專家們說，在出現動物實驗報告之前，美國國家癌症研究所是不會對維他命C做任何實驗的。

　　不過，這些專家也建議我向國家癌症研究所申請獎金，來資助我們位於加州的機構進行這樣的研究。我立刻向該研究所申請了獎金，贊助在小鼠與天竺鼠身上進行癌症相關的維他命C研究。研究所的諮詢顧問，認可它是科學上合理的假設，但申請案後來遭到了拒絕。我接下來的7個申請案，都遭受到同樣的命運。最後，美國國家癌症研究所撥了一筆款項，局部資助我們對自然生成乳癌的小鼠進行嚴謹的維他命C實驗；1981～1984年間，我們在位於帕羅奧圖（Palo Alto，美國加州的一座城市）的機構進行了這項實驗。歷來以維他命C和癌症相關性為主題的動物實驗中，本研究是迄今為止最謹慎執行，也是最為可靠的一次實驗

19

癌症

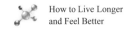
（Pauling等，1985）。

實驗中所使用的RILL品系小鼠，在出生40週大的時候，開始長出明顯的乳腺腫瘤。腫瘤的形成與一種藉由母乳從母親傳遞到女兒身上的病毒有關。第一個腫瘤在遲滯期結束後的生長速率是不變的，也就是說在40週大之後，原本沒有腫瘤的小鼠，每週也有同樣顯現出第一個腫瘤的機會。

研究中，有7組小鼠，每組50隻，吃的是精心準備的食物，食物中添加了0.076、1.86、2.9、4.2、8.0、8.1或8.3%的抗壞血酸。從9週大的時候就開始這樣的配方飲食，持續到114週大時，結束了因腫瘤而負累的小鼠生命，以免牠們繼續遭受痛苦。研究發現，伴隨著維他命C攝取量的增加，遲滯期穩定地延長了，從0.076%的維他命C劑量之下的2.7週延長到8.3%劑量下的52週。此外，每一組小鼠中第一個腫瘤顯現的速率，也依維他命C攝取量的增加而穩定地降低了，從0.076%的維他命C劑量之下的每週2.7%降到了8.3%劑量下的每週0.7%。此結果的生物統計評價，顯示了因食物中維他命C增量，導致小鼠自然生成乳癌機率降低的結論，有非常高的信心水準。此觀測數據，僅為統計隨機波動結果的機率，只有約百萬分之一。

整體的結果是，腫瘤顯現的年齡會隨著維他命C攝取量的增加而跟著大幅增加。半數小鼠顯現腫瘤的年齡（年齡中位數），自最小維他命攝取量下的66週增加到最大劑量下的120週。RILL品系小鼠的癌症病況，在中年至老年的區間內，惡化的速度延遲了。

因照射長波紫外線（類似陽光）在小鼠身上導致的皮膚癌，也在我們機構的早期研究中（由多人捐款贊助，而非由美國國家癌症研究所資助），得到了類似的結果（Pauling與Willoughby等人，1982年）。相較之下，其他由不同研究者所做的動物實驗調查通常只有很小的實驗群體，因此實驗結果比較不可靠。

多年來人們已經認識到，癌症患者血液中的維他命C水平有下降的趨勢，且這些病患，特別是癌症病童，也有易受感染的傾向。**感染是癌症病童發病和致死的主要原因，有部分原因是化療會破壞免疫機制。**

所有癌症病患當然都應該攝取高量維他命，來矯正其血液中維他命C濃度過低的狀況。高劑量攝取維他命的作用在於協助抵禦感染性疾病的發生，對感染性疾病及癌症本身的慣例療法來說，應該是一套彌足珍貴的輔助療法，但這些與維他命C、感染及癌症有關的事實，卻似乎不為人知，或是已被許多外科醫生遺忘。

有個例子是休斯（Hughes, 1984）最近一篇與癌症病童受到感染有關的文章。這篇文章提到在惡性腫瘤病童，對感染性疾病的易感性增加時，有11個因子可以作為偵測的指標。這些因子裡的其中一個便是營養不良。該文章對於抗癌療法及不同類型和程度的惡性腫瘤對身體自然防禦機制造成的影響，有一些討論，但是對維他命C或其他營養成分在加強防禦機制這方面的影響，則沒有任何討論。基本上該文章完全沒有對於營養方面的討論或建議，也沒有提到關於癌症病患血液中的抗壞血酸濃度會降低，應予以矯正的事實。

抗壞血酸在人體中有相當強大的能力可以消滅有毒物質，它偕同肝臟酵素與這些物質進行交互作用，常常是以羥化它們的方式來進行，將它們轉化為其他無毒物質後由尿液排出。關於攝取最佳劑量的維他命C可以協助身體抵禦自食物、飲料及環境中進入我們體內的致癌物質到什麼樣的程度，我們沒有這方面的資訊，但是有些例子顯示，這方面的影響可能還滿大的。

如培根或其他醃製的臘肉等等食物中的亞硝酸鹽和硝酸鹽，在胃裡與胃中物質所含的胺基化合物形成亞硝胺；**亞硝胺是一種致癌物質，會導致胃癌。攝取適量的維他命C能破壞亞硝酸鹽和硝酸鹽**，可以預防胃癌。減少食物中硝酸鹽及亞硝酸鹽的含量，是一種控制癌症的積極方式，而增加維它命C的攝取量，也可以幫助實現此一目標。

另有報告指出，如果病患攝取足量抗壞血酸，即1克以上，則經常出現在雪茄吸食者及其他菸草使用者膀胱中的癌症，會有退化的跡象。施萊格爾、皮普金、西村、舒爾茨（Schlegel, Pipkin, Nishimura and Schultz, 1970）發現，吸菸者尿液中的抗壞血酸濃度約為非吸菸者的一半，而罹患膀胱腫瘤的病患尿液中的濃度則很低。他們還發現，在小鼠膀胱中植入一顆含有3-羥鄰胺基苯甲酸（其中一種胺基酸，即色胺酸的衍生物）的小藥丸，在提供一般飲食的狀態下，該植入行為會導致膀胱腫瘤的生長；但是，倘若在其飲水中添加額外的抗壞血酸，膀胱腫瘤就不會生長。

作者認為，抗壞血酸避免了3-羥鄰胺基苯甲酸氧化成為致癌的氧化產物。他們陳述道：「似乎有理由去思考：倘若我們維持尿液中適當的抗壞血酸濃度（相當於每日1.5克攝取量的速率），將為膀胱腫瘤形成與復發的預防措施帶來有利的影響。」（Schlegel，1975年；Schlegel等，1967年、1969年）他們也呼籲人們關注那些「抗壞血酸可能為動脈粥狀硬化的老化過程帶來有利影響」的研究報告。

19

癌症

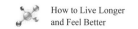

動脈粥狀硬化，指的是動脈壁的硬化與增厚的現象（Willis and Fishman，1955年；Sokoloff等人，1966年）。

羅伯特‧布魯斯（Robert Bruce）博士是路　維格癌症研究所（Ludwig Cancer Research Institute）多倫多分部的所長，他在1977年的報告中指出，人體腸道的內容物中，有誘發突變以及可能致癌的物質存在。後續的報告又說，攝取適量維他命C，能大幅降低這些有害物質的量（Bruce, 1979）。藉由這樣的方式以及減少廢物在體內滯留的時間，如我們在第十章所討論過的，**適量維他命C的攝取，得以幫助末端腸道抵禦癌症的生成。**

結腸息肉病是一種遺傳性疾病，特徵是會在結腸和直腸形成大量的息肉。這些息肉是良性腫瘤，但它們的存在一直被視為一種癌前狀態。據威利斯（Willis，1973年）所言：「家族性息肉病的受害者，幾乎是在早年就死於結腸癌或直腸癌。」但是，現在他們有希望了。迪柯斯等人（DeCoss等，1975年）、賴等人（Lai等，1977年）與瓦特內等人（Watne等，1977年）對16位罹患家族息肉病的患者所進行的研究結果指出，**每日規律攝取3克維他命C，使半數患者的息肉都消失了。很有可能攝取更大劑量，也就是每日10～20克的劑量，也能使其他人的病症都得到控制。**

在合作之前，以旺‧卡麥隆（Ewan Cameron）已在蘇格蘭為數百名癌症病患動過手術了。像其他許多人一樣，他認為這種疾病導致了太多的磨難，因而需要一個全新的治療方法。他收集了大量關於癌症的資訊，對其因果關係形成了一套新的理論，並在1966年將它公開於他出版的一本書中——《透明質酸酶和癌症》（Hyaluronidase and Cancer）。書中建議，藉由加強人體的自然防禦機制，可能達成對癌症的有效控制。

卡麥隆特別提到，惡性腫瘤已知會產生一種酶，即透**明質酸酶**，它會襲擊周遭組織的細胞間質，弱化細胞間質環境到其容許組織遭受腫瘤侵犯的地步。他建議，可能要找到某種方式來加強細胞間的結構，並以這種方式強化人體的天然防禦機制，直到可以抵禦惡性細胞攻擊的程度。幾年來，他試圖給予晚期癌症病患各種激素和其他物質，以期能夠達成這個效果，但他卻沒有成功找到任何有效的物質或是物質的混合物。

我對卡麥隆的論點留下了深刻的印象。一直致力於與普通感冒及與其他疾病相關的維他命C的研究上，到了1971年，我想到既然抗壞血酸已知有增進膠原

蛋白合成率的特性,該特性就可以讓大劑量的維他命C,以增進膠原纖維合成的方式來強化細胞間質的結構,因為膠原纖維是細胞間質結購很重要的組成成分。

【註】

我曾在美國芝加哥大學普利茲克醫學院(Pritzker Medical School, University of Chicago)本梅癌症研究實驗室(Ben May Laboratory for Cancer Research)的揭幕儀式演講中,提到這個想法。那時,卡麥隆已得出這樣的初步結論:**抗壞血酸可能參與合成體內自然生成的透明質酸酶抑製劑**。因此他開始謹慎地開立抗壞血酸給他所診療的頻死癌症病患。1971年11月,卡麥隆在《紐約時報》(New York Times)讀到我的演講記述,我們自此開始了一段長期並成果豐碩的合作關係。

然而卡麥隆對他所實驗的各種激素感到失望後,想到以維他命C治療能夠帶給病患相當大的助益,於是在接下來的10年裡,他將大劑量維他命C施予數百名末期癌症病患,這些病患幾乎都是接受過慣例療法,卻不見治療成效的患者。卡麥隆和同事就觀察結果發表了幾篇論文,其中一篇他們回報**維他命C在控制疼痛上似乎相當有效,使得原本施用大量嗎啡或海洛因的患者,終於可以不用再服用這些麻醉藥物**(**Cameron and Baird,1973年**)。

他們針對接受大量維他命C療法的頭50名末期癌症病患也發表了一份詳細報告(Cameron and Campbell,1974年),還有一篇是關於癌症病患在接受維他命C療法後似乎完全痊癒,卻在停用維他命C後復發,而又於復用維他命C後再度完全康復的案例。這個病人持續服用維他命C,每天12.5克;12年後,他的健康狀態似乎非常良好(Cameron,Campbell and Jack,1975年)。

卡麥隆觀察到的第一個結果是——多數接受抗壞血酸治療的病患,會有一段期間感受到自我健康狀況提升,及整體臨床症狀改善。多數患者所享益處,除了健康感受提升外,還包括**疼痛解除、惡性腹水及惡性胸膜積液症狀減輕(惡性腹水指的是脫落的腫瘤細胞,有可能引發新的腫瘤,因此成為癌細胞移轉的媒介)、血尿解除、惡性肝腫大和惡性黃疸部分逆轉,還有紅血細胞沉積率及血清類黏蛋白水平降低**等,都是公認的惡性細胞活動減少的指標。因此可能得到的結論是,**健康感受的提升與生存時間的明顯增加,皆可歸功於抗壞血酸對惡性細胞的有效攻勢,不管是直接或間接藉由人體自然防禦機制所造成**。

【編審譯註】:

細胞間質環境意指結締組織(見第九章),加強其結構,可有效預防癌細胞擴散。

　　1973年時，我和卡麥隆似乎都感覺到應該要進行一場對照實驗，實驗設計是以擲硬幣或其他更為複雜的隨機篩選過程，選出半數病患施以每日10克的維他命C，而另一半則予以安慰劑。由於那時卡麥隆已經深信維他命C對末期癌症病患的價值，因此基於道德理由，他不願意在他能夠開立維他命C的情況下，中止對任何一位癌症病患的維他命供給。於是我便拜訪了美國國家癌症研究所（National Cancer Institute），建議他們進行這樣的實驗，如稍早本章所提到的。

　　雖然我們無法進行雙盲隨機臨床實驗，但我們可以進行對照實驗。利文河谷醫院（Vale of Leven Hospital）是一家大醫院，有440張病床，它每年約有500名新的癌症病患登記住院。雖然卡麥隆是負責管理100張手術病床的高級顧問外科醫師，卻僅負責其中一些癌症病患的直接治療任務。起初，其他醫生或外科醫生並未給病患施用大劑量的維他命C，而且即使後來幾年，許多在此醫院的癌症病患仍未接受這樣的治療。因此，就有了許多類似的其他癌症患者，除了沒有使用抗壞血酸這一點以外，他們與使用抗壞血酸治療的病患都接受同一家醫院、同一組醫療外科團隊的同樣抗癌療程。於是，這些患者就可成為實驗的對照組。

　　1976年，我們報告了兩組實驗主體的存活時間，一組是100名額外補充抗壞血酸的末期癌症病患，而對照組則是1,000名初期狀態類似，卻沒有補充抗壞血酸的同院癌末患者。因此，為數1,000名病患的控制組，為每個使用抗壞血酸治療的病患提供了10位對照病人，並以性別、年齡、原發性腫瘤類型與「無法治癒」的臨床狀態等項目的不同，為兩組病患進行匹配。我們聘請了一位對於抗壞血酸治療之病患的存活時間一無所知的外來醫生，請他審查每一位控制組病患的病歷，並記錄他們每一位的存活時間——即放棄所有形式的慣例療法的日期，與其死亡日期之間所經歷的日數。

　　結果令人吃驚，甚至對我們來說也是一樣（見下頁圖表所示）（Cameron and Pauling, 1976）。到了1976年8月10日，這1,000名控制組病患都過世了，而在100名以抗壞血酸治療的病患中，則有18名還活著。當日，在實驗組（以抗壞血酸治療）被判定為「無法治癒」之後的平均存活時間，是其所匹配的對照組的4.2倍。這100名以抗壞血酸治療的病患平均比對照組多活了超過300天；此外，我們強烈的臨床印象是，他們在臨終前這段期間也比較愉悅。而且，有些人還繼續活著，持續服用抗壞血酸鈉的每日劑量，甚至其中有些人的惡性疾病大可被視為「治癒」，因為他們已無明顯可見的癌症徵象，並過著正常的生活。

　　我們認為這是一個了不起的成就。切記，如果癌症死亡率可能下降5％，美國每年就能挽救2萬名癌症病患的生命！

　　由於癌症問題的重要性，我們又審查了一次1978年利文河谷醫院病患的病歷，再度挑選出100名以抗壞血酸治療的病患，以及1,000名與其匹配的對照組病患（Cameron and Pauling, 1978a, 1978b）。原本選取的100名以抗壞血酸治療的病患中，有10名被新的成員取代了，這主要是由於被取代的10名病患罹患的癌症型態過於稀有，因此難以找到匹配的對照組之故。而1,000名對照組成員是獨立選取的，不考慮他們之前是否曾被選取過（約有半數曾在先前的實驗配置中出現過）。此研究的部分成果顯示於163到164頁的圖表頁中。實驗組與對照組成員（同一類型的原發性腫瘤、同一性別，並位於同一個差距5年內的年齡區間內），都以原發性腫瘤類型為基準，分進了9個組別，例如，17名接受抗壞血酸治療的結腸癌病患與170名結腸癌對照病患。（沒有顯示在163至164頁圖表上的第9組，包含了那些所患癌症類型沒有顯現在圖表上，且沒有被引用的患者。）存活時間的計算是從確定病人罹患的是「不治之症」開始，也就是當慣例療法被認為不再有效時——即於當天或幾天之後便開始進行抗壞血酸治療。在1978年，維他命C組中9小組的平均存活時間，比控制組9小組的平均255天還多了114～435天，且此平均存活時間的差距還在持續增加，因為有8％的維他命C組病患仍然活著，而控制組則完全沒有續存者。

19
癌症

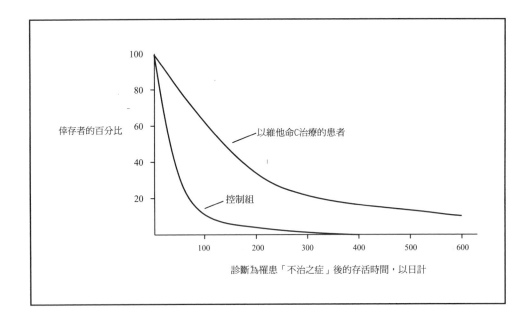

利文河谷醫院的研究。一旦被判定為無法醫治的狀況下，100名患者在蘇格蘭利文河谷醫院（Vale of Leven Hospital, Scotland）的以旺‧卡麥隆（Ewan Cameron）的治療照護之下，以維他命C進行治療，通常為一日10克的劑量。他們的存活時間在此與1,000名以年齡、性別與腫瘤位置和實驗組相互配對過的對照組病患進行比較。在圖上繪製的所有時期中，維他命C治療組病患的存活比例都比存活時間不超過500日的控制組成員高多了。

　　自西元1973年1月1日起的5年間，在日本鳥飼福岡醫院（Fukuoka Torikai Hospital）進行了一個類似的實驗（Morishige and Murata, 1979），其結果如165頁圖表所示，與利文河谷醫院（Vale of Leven Hospital）得到的結果類似。

　　梅約診所（Mayo Clinic）曾進行兩個對照實驗，此實驗被認為是駁斥利文河谷醫院（Vale of Leven Hospital）以及鳥飼福岡醫院（Fukuoka Torikai Hospital）的研究。然而紀錄顯示，梅約診所的醫生並沒有遵照這些研究的共同規定。因此，該實驗結果與維他命C能帶給癌症病患多少價值的問題之間只有很小的關聯性。

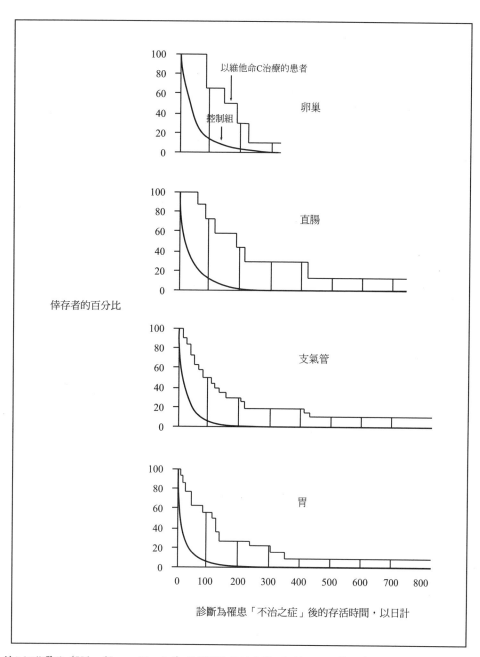

利文河谷醫院（Vale of Leven Hospital）所測得的存活時間。依利文河谷醫院（Vale of Leven Hospital）實驗中8個不同初始發作點的癌症類型（總結於162頁的圖表上），來比較維他命C治療組病患的存活時間與其所匹配的對照組存活時間。存活的測量是自病人被判定為無法治療的當日算起。在傳統的癌症統計中，存活5年（1,826天）被記錄為「治癒」。

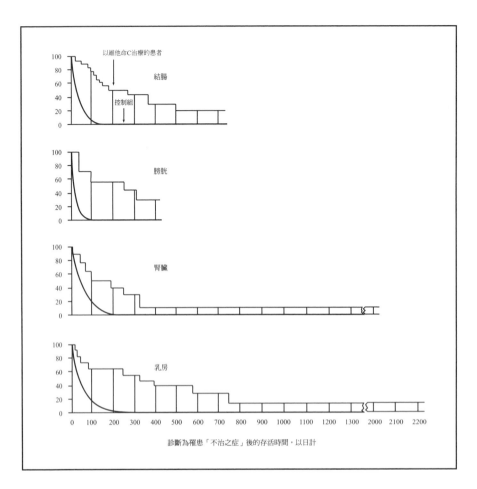

梅約診所的第一個實驗（Creagan等，1979年）顯示維他命C只有很小的保護效果。我和卡麥隆將此報告結果歸因於兩個事實：其一是大部分梅約診所的病人都先施用了重劑量的化療藥物，該藥物會破壞免疫系統，並干擾維他命C的作用；其二是該診所實驗的對照組病患也服用了維他命C，且劑量比蘇格蘭或日本實驗中的對照組成員所攝取的量大得多。反觀利文河谷醫院的實驗病患，只有4%的比例曾接受過化療。

在研究中，以維他命C治療的患者皆服用了大量的維他命，終其一生或是直到目前都沒有停止，而有些人已服用長達14年了。梅約診所的第二個實驗（Moertel等，1985年），維他命C組的病患僅於短期內（中位數為2.5個月）服用維他命而已。服用維他命期間無人死亡（服用量稍少於每日10克），然而他們又經歷了2年實驗，在這期間，他們的存活紀錄並沒有比控制組來得好，狀況甚至比控制組還更糟一些。

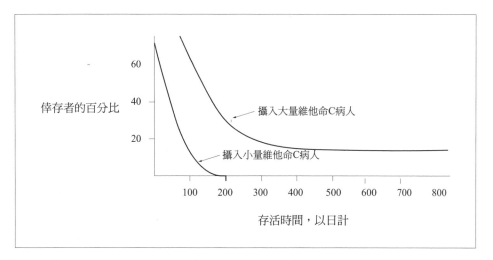

鳥飼福岡醫院（Fukuoka Torikai Hospital）的研究。匹配好的實驗組與對照組成員，在被確診為無法治癒後，立即分別施用了大量的維他命C（每日5克以上，平均每天29克），與小量的維他命C（每日4克以下）。對照組病人在200天內都去世了，而高攝入量的實驗組則有25%的病人仍然活著。1978年8月10日，仍然倖存的6位病患，被確診為無法治癒後，平均還存活了866天，即為圖示超過400天後仍延伸得很長的那一段。（改編自Morishige and Murata，1978b。）

墨爾泰爾（Moertel）的論文，與美國國家癌症研究所（National Cancer Institute）的發言人，在對此評論時（Wittes，1985年）都藏匿了一個事實，即維他命C組病患在去世時並沒有施用維他命C，且臨終前已有很長一段時間（中位數為10.5個月）完全未施用任何維他命劑。他們大力宣告這項研究終於清楚地顯示出維他命C在抵禦癌症方面沒有任何價值，並建議不要再進行更多關於維他命C的實驗了。

無論如何，他們的實驗結果並沒有為該結論提供任何立論基礎。事實上，他們的病人是在被剝奪維他命C的攝取後死亡的。如果說他們的研究顯示了什麼意義，頂多只是癌症病患不應該停止服用大劑量的維他命C。然而這個實驗報告卻在出版時，被宣告為一個不利於卡麥隆與鮑林（Cameron-Pauling）學派研究成果的研究。

梅約診所的報告於1985年1月17日發表時，我與卡麥隆醫生都很生氣；因為直到報告發表的幾小時之前，墨爾泰爾（Moertel）與其梅約診所的同事們、美國國家癌症研究所的發言人，還有《新英格蘭醫學雜誌》（The New England Journal of Medicine）的編輯，都在設法阻止我們取得任何與其實驗結果有關的資訊。6週前，墨爾泰爾不肯告訴我任何與該實驗有關的事情，除了他們的論文即將出版一

19

癌症

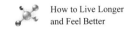

事之外。在寫給我的信中,他曾允諾,會在報告發表前幾天就為我準備一份報告備份,但他卻違背了這個承諾。

墨爾泰爾暨梅約診所的同事們,以及美國國家癌症研究所的發言人,其所發表的不實陳述帶來了極大的傷害。癌症患者告知,由於梅約診所報告中所陳述的「負面影響」,他們決定停止服用維他命C補充劑。

科學家不道德的行為被報導出來是很不常見的。過去幾年裡,年輕醫師們在進行醫學研究時所犯下的欺騙行為,已被發現好幾次了。對於臨床研究結果的不當陳述,應當要特別予以譴責,因其影響會造成人類苦難的增加,正如梅約診所第二次實驗報告中的不當陳述一般。

在寄給我和卡麥隆的信中顯示,梅約診所的論文激發了民眾強烈的反應。該論文發表後5天,我收到了最早的兩封信。以下摘錄內容的引用已經過原作者許可。

一位住在美國猶他州(Utah)的人寫了一封信給梅約診所主要的研究者墨爾泰爾,並寄了一份副本給我。這封信是在論文發表後隔天寫的,信件全文如下:

親愛的墨爾泰爾博士:

1983年3月,我的右肺因癌症而摘除。X光檢查顯示沒有蔓延跡象,也沒有再進行後續治療。

1984年5月8日的CAT掃描(電腦斷層掃描)顯示癌症移轉到腦部,前腦出現了兩個小腫瘤,右側和左側各一,直徑為3公分,背部也出現了一個大腫瘤,直徑為6公分。

診斷結果是大概只能再活1年的末期癌症。我在鹽湖城(Salt Lake City)的摩門教醫院(LDS Hospital)接受放射線治療,該治療可以縮小及控制腫瘤一段時間,但無法消除腫瘤。

我立即開始了一套包含維他命C的營養療程。我一日服用36克幾近腹瀉的劑量(服用超過人體腸道能負荷的量就會造成腹瀉,故引發腹瀉的維他命C劑量就是該患者當時的維他命C飽和量)。

7月9日,我在摩門教醫院又接受了一次CAT掃描,發現腫瘤完全消失了。我剛剛完成後續的CAT掃描和胸部X光檢查,也沒有顯現任何癌症的跡象。

我強烈認為是維他命C（和其他營養素）合併放射線的治療，移除了這些腫瘤。我現在仍然維持每日36克的劑量，並計畫無限期地服用它，我感覺維他命C在我神奇的療癒過程中，扮演了很重要的角色。

在以旺・卡麥隆和萊納斯・鮑林所撰的《癌症與維他命C》（Cancer and Vitamin C）一書中，他們並沒有建議單獨使用維他命C來治療癌症，而僅是以此來增強傳統療法的療效。

我的病歷紀錄可供公開檢驗。我知道您並不喜歡病歷，但X光片和醫生的報告，加上實際的成效，卻是很好的證明。

我不知道您在您的雙盲研究中提供了多少維他命C給病患，但每個人需要的劑量是不同的。因此，服用劑量沒達到腸道耐受水平的話，是不會有效果的，而在如您實驗一般的雙盲研究設計裡，是沒辦法進行腸道耐受量測試的。

倘若您真切地關心癌症患者的話，我期盼您會重新考慮您的立場。

第二封信是舊金山一位81歲的先生寫給我的。以下是從他的信中摘錄出來的一些內容：

19
癌症

這封信主要是關於您對癌症與維他命C所持基本理論的應用。如我先前所寫，我在1980年9月4日進行了結直腸癌手術。當時癌症已經移轉到肝臟，且在那裡發現了一顆直徑約35毫米的腫瘤。在那樣的情況下是無法開刀進行手術的，我便開始閱讀與此議題相關的書籍，並同時接受注射5-FU（化療藥物）。我知道您當時已撰文陳述維他命C與一般感冒之間的關聯性，但還不知道您與卡麥隆（Ewan Cameron）博士在蘇格蘭進行的癌症研究工作。

在文獻中，我很快發現癌細胞轉移到肝臟的話，就等於是被判處死刑，存活率介於幾個星期到18個月之間。在大多數研究中，癌症轉移現象若未經治療則平均生存期為6.1個月。我也很快就相信了氟嘧啶5-FU僅僅只是安慰劑罷了。我決定停止施打。我當時的腫瘤科醫生，並沒有反對並開立處方，要我進行肝臟掃描。掃描顯示，當我還在施打該藥物的期間，肝臟的腫瘤已經從直徑35毫米長到52毫米了。

我是一個生性樂觀的人，自15歲起我就知道生活遲早會煩死我。我將我所有的營養品收集起來，並運用您在此議題上的看法作為指導方針，以維他命C、維他命E與其他營養補充劑為基礎，制定出了一套飲食養生法。

我連續服用每日10～12克維他命C3個月後,第二次的肝臟掃描顯示肝臟病灶的大小或質地都沒有改變,它仍在那裡,不過沒關係,它並沒有變大。我繼續我的自我治療,並尋找可以幫助我的醫生。人體吸收及利用所需養分的過程是極為複雜的,而我發覺我面對的醫療界朋友們,對此所展現出來的是極度的無知,以及極度的冷漠。我個人認識12位醫生,而且視他們大多數的人為朋友,其中5位告訴我,他們在醫學院裡開了一堂為期一學期的營養課程,另外7個人則一堂課都沒有。12個人之中,沒人詢問我當時正在進行的事情。

我繼續接受每3個月一次的肝臟掃描檢查,病灶狀況保持不變,直到1984年10月15日。令我吃驚的是,那次的超音波掃描顯示腫瘤的容積減少了32%。由於檢測結果令人吃驚,我們進行了兩回該系列的掃描檢查加以確認。一回是由技術員操作,然後再由負責管理該實驗室的醫生來確認新發現的準確性。腫瘤也已經開始滲鈣了。

在這整段期間,我在海灣航行、做這做那的,一直都相當健康且沒有任何癌症的跡象。我每年都做一次胸部X光檢查,因為癌症擴散的常態路徑是從肝臟到肺臟。每回檢查,我的肺都是健康的。

在您的著作中,您建議的抗壞血酸攝取方式,是先增量直到身體感到不舒服,然後再稍微減量即可。在您給我的信中,您建議了每日25克的維他命劑量。到目前為止,我每日服用36克已經超過兩年了,我將每日劑量分次服用,未曾感到不適。

超過一年多以前我就計畫寫信給您了,但是因為懶惰,我一直拖延這件事。而今刺激我寫信給你的是,兩天前吃早餐時,讀到關於梅約診所研究過程的文章。我認為這確實是一件很拙劣的事。不論在任何情形下,梅約診所是我最不想看到進行維他命C研究的地方。從他們進行的第一個所謂「研究」的方式來看,他們的研究是有缺陷的。就算對一個瞎子來說,現在需要的是什麼,也是顯而易見的。換言之,應該要有以成千上萬患有許多不同類型癌症的病患為主體,所進行的一系列大規模測試。而且要依此疾病的各個退化階段,來為這些病患進行分組。這必須仰賴一國之力,因此沒有任何一個診所、醫院或是教學型大學可以實現這樣必要規模的研究。

您說過維他命C儘管無法治癒癌症,卻是控管該疾病的重要且得力的輔助工具;在這一點上,我確信您是絕對正確的。任何形式的化療,都會損害人體自身

的免疫系統，這是一個事實。以我的例子來說，我的免疫系統一定維持得很不賴，不然的話，我的癌症應該很久以前就擴散到淋巴結上了。

明顯的是，我肝臟上的腫瘤已經變成非侵犯性腫瘤；但不太明顯的是，它是否會一直維持那個樣子？知道腫瘤一直在那兒，讓我好像活在達摩克里斯的劍下一般惶惶不安（達摩克里斯之劍原文為「sword of Damocles」，意指隨時可能降臨的大災禍）。我有理由相信，我會死於癌症，如果我沒有先老死的話。而在1985年1月16日那天，我已過完我81歲的生日了。

這兩封信件是我和卡麥隆所收到的眾多信件的代表。跟以服用不適量維他命C所進行的大規模實驗得來的統計數據相比，這樣的證據可能只會被當作是傳聞軼事而不被採信。然而，有良心的研究者應接受這些軼聞所提出的挑戰，以卡麥隆所開立的維他命C攝取量來進行大規模的實驗才是。

第二十六章我會對墨爾泰爾與其同事的行為做出更多的討論，以顯示維他命跟藥物兩者間的相異之處。基於我們的研究結果，我和卡麥隆已建議每一位癌症患者都該攝取高劑量維他命C，以作為適當慣例療法的輔助治療，且應於罹癌過程中儘早開始補充。有多少人能以這種方式得到幫助？我們所持有的量化資訊主要的來源根據，是我們對每日攝取10克維他命C的蘇格蘭末期癌症病患所進行的觀察。基於數百例病患的觀測結果，卡麥隆對開立該劑量維他命C給末期癌症病患的效果得出了以下結論：

- 第一類：腫瘤部分沒有任何反應，但通常感到健康狀況提升了，約20%
- 第二類：相當小的反應，約25%
- 第三類：腫瘤生長遲緩，約25%
- 第四類：腫瘤無變化（停滯），約20%
- 第五類：腫瘤縮小，約9%
- 第六類：完全消退，約1%

每天攝取大於10克的劑量得到了更好的成果。

在我們的著作《癌症與維他命C》一書中，我和卡麥隆總結道：「**攝取大量維他命C這樣簡單而安全的療法，在治療末期癌症患者方面，具有很明確的價值。**」儘管證據仍不夠強大，但我們相信維他命C在治療早期癌症以及預防癌症方面還具有更大的價值。

該書的最後幾句話摘錄如下：

19
癌症

　　除了在密集化療期間可能不適合之外，我們強烈主張於罹癌過程中儘早對所有接受治療護理的癌症患者施用抗壞血酸補充劑。我們相信，這個簡單的措施將能顯著改善癌症治療的整體成效，而這不僅是由於它能夠增強病患對疾病的抵抗力，也是因為它能夠協助抵禦一些抗癌療法本身所引發的那些時而致命的重大併發症之故。我們深信，在不太遙遠的將來，抗壞血酸的補充將會在癌症治療制度中確立一席之地。

　　我們現在已經有機會可以觀察到在接受密集化療期間，服用每日10克以上維他命C的病患。顯然維他命C似乎可以帶來助益，例如它能夠相當程度地控制細胞毒性化療藥劑討厭的副作用，像噁心及掉髮等，而這樣的助益似乎也增加了維他命C的使用價值。因此，我們現在建議癌症患者儘早攝取高劑量的維他命C，並在某些情況下攝取高達腸道耐受極限的劑量（見第十四章）。

　　治療癌症病患時，以維他命C作為適當慣例療法的輔助措施，擁有許多優勢。維他命C的價格不高，它沒有嚴重的副作用，反而還能提高食慾、控制不斷纏擾癌症患者的痛苦感、增進整體健康，並能給予病患更大的能力享受生活。藉由使用維他命C，並加上適當的常規治療，及對其他營養物質的良好攝取，每一位病患都有機會成功地長期控制病情。

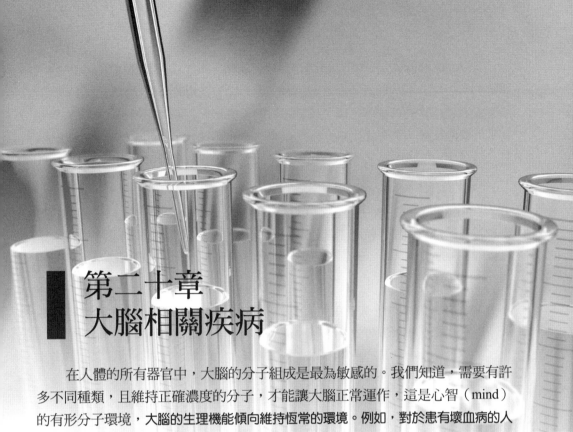

第二十章
大腦相關疾病

在人體的所有器官中，大腦的分子組成是最為敏感的。我們知道，需要有許多不同種類，且維持正確濃度的分子，才能讓大腦正常運作，這是心智（mind）的有形分子環境，大腦的生理機能傾向維持恆常的環境。例如，對於患有壞血病的人而言，即使當血液和其他組織中的維他命C幾乎消耗殆盡時，大腦中的維他命C濃度仍舊很高。像大腦如此敏感的器官，若一個人缺氧了幾分鐘，將會導致腦死（呈現水平的腦波曲線），而其他器官仍可存活。

在考量身體其他器官的健康時，我們發現了使每個人獨一無二的生化獨特性（第十章）。是否可以這樣認定：供應給大腦的關鍵物質的量並沒有什麼不同？那麼，我們便必須要問：究竟大腦運作的哪一個環節，扮演了建立個體特有人格的決定性角色？

這個簡單的問題使我們發現，大腦可能面臨局部的大腦維他命缺乏症或其他局部的大腦營養缺乏症的可能性。還有，某些人可能會罹患一種大腦的壞血病（沒有任何其他表徵），或一種大腦的糙皮病，或是大腦的惡性貧血。楚克坎德爾氏和鮑林（Zuckerkandl and Pauling, 1962）指出，每一種維他命、必需胺基酸，以及其他必要的微量營養素，均代表了一種分子的疾病。我們的老祖宗學會了如何控制這些疾病，當疾病開始折磨他們時，便選擇某種飲食療法來因應，我們應該繼續以這種方式來控制這些疾病。

　　上述的局部缺乏症，可能是複合性分子疾病，不僅涉及原發病灶（損失合成重要物質的能力），而且還有其他病變，導致物質透過細胞膜（如腦血管障壁）供應受影響器官的傳送率下降，或是器官中重要物質的破壞率增加，或出現一些其他的擾動反應。這些由上述原因（供應或合成關鍵分子程序中的缺陷）造成的外在病徵，可能被診斷為各種不同的精神病症狀，並以試圖改變病患行為或個性的方式加以診治。

　　在第9版的《大英百科全書》（Encyclopaedia Britannica, 1881）中，精神病被定義為一種會誘發慢性精神紊亂症狀的大腦慢性疾病。該文章的作者——愛丁堡醫學院（School of Medicine, Edinburgh）精神病學講師巴蒂‧塔克博士（J. Batty Tuke, M.D）表示，這個定義——

　　具有重大的實用價值，讓學生了解主要的事實是：精神病是大腦疾病的結果，而不只是一種無形的智力障礙。在早期的醫學上已普遍承認精神病的有形特徵，直到中世紀的迷信、愚昧，抹煞了任何提出純心理特徵理論的作家的科學推論（雖然當時的科學一點也不精確）。時至今日，我們不須去抨擊如此的理論，因為世人已普遍接受大腦是顯現其精神現象的器官。因此，瘋狂的心智是不可能存在於一個健康的大腦裡。

　　到了1929年，在第14版的《大英百科全書》出版後，形勢發生了變化，主要是因為西格蒙德‧佛洛伊德（Sigmund Freud）提出了精神分析學的理論。**早期的精神病定義已被刪除，而改為從兩個觀點來討論：唯物論學派，認為精神病涉及大腦的結構變化；以及唯心論學派，則認為是自我的異常導致精神病**，而某種形式的精神病，觀察到的大腦結構變化，是由扭曲的心態所引起。

　　即使到現在，半個世紀之後，即使人類對於種種可能會影響大腦功能的因素（如服用精神科藥物、腦腫瘤、腦損傷、慢性病毒、蛋白質缺乏和其他因素），有了廣泛的知識時，仍有心理醫生無視大腦的問題，而僅嘗試治療病患自體的異常。

　　當推行使用維他命B$_3$（1920年是建議喝牛奶，而1940年則建議吃強化維他命的麵粉所製成的麵包）時，即治癒了成千上萬的精神病患的糙皮病及其疾病的身體表徵。若要治療這些症狀，則僅需少量攝取即可；國家研究委員會（National Research Council）的每日建議攝取量（RDA）為每日17毫克（針對70公斤的男性）。1939年時，克萊克利（Cleckley）、賽登施特里克（Sydenstricker）和格澤

林（Geeslin）使用適度高劑量的菸鹼酸（每天0.3～1.5克）來治療重症精神病症狀，成功地治療了19名病例；而在1941年，賽登施特里克和克萊克利再度提出類似的報告，他們使用此法成功地治療了29名病例。

這些患者並無糙皮病或任何其他維他命缺乏症的身體症狀。近來，許多其他的研究者均報告了使用菸鹼酸和菸醯胺來治療精神疾病。其中較傑出的是亞伯罕・賀弗博士（Dr. Abram Hoffer）和漢弗萊・奧斯蒙博士（Dr. Humphry Osmond），自1952年以來，即主張並使用高劑量的菸鹼酸，搭配傳統療法，來治療精神分裂症。本章稍後將詳細討論其研究中讓我十分感興趣的維他命用法。

缺乏維他命B_{12}（鈷胺素），無論其原因（惡性貧血，即胃液中先天缺乏將維他命運送到血液所需要的因子，或感染大量需求維他命的魚條蟲〔Diphyllobothrium〕，而剝奪寄主所吸收的維他命，或大量需求維他命的腸道菌群過度生長），均會導致往往比身體疾病更嚴重的精神疾病。與惡性貧血相關的精神疾病通常會在貧血開始發展的數年前出現。當然，所有這些嚴重B_{12}缺乏的現象，均可藉由補充適量的維他命而受到控制。

有流行病學證據表明，即使只有輕微的B_{12}不足，也可能導致精神疾病。埃德溫、霍爾滕、諾倫、熊普夫和斯卡格（Edwin, Holten, Norum, Schrumpf and Skaug, 1965），在一年內針對挪威的精神病院中超過30歲的所有病患，測定其血清中的B_{12}含量。在396個病患中，5.8%（23人）的B_{12}濃度是病理性過低（低於每毫升101皮克），而有9.6%（38人）的濃度為偏低（低於正常，每毫升101～150皮克）。（譯註：1皮克〔pg〕為十億分之一毫克〔mg〕）正常的濃度為每毫升150～1,300皮克。這些患者血清中的B_{12}濃度為病理性過低和偏低的比例（15.4%），約為總人口中發生率的30倍（約0.5%，從該地區發生惡性貧血的頻率報告來估計，每年每10萬人中出現9.3例）。其他研究者也報告，在精神病患血清中，B_{12}濃度過低的發生率高於整體人口的發生率，暗示若缺乏B_{12}（不論其來源），將可能導致精神疾病。

這些觀察表明，對於每一個精神病患而言，增加攝取維他命B_{12}及其他維他命，均應是療程的一部分。病患可採口服維他命治療，但若是罹患惡性貧血的人，則必須採取注射的方式。

庫巴拉和卡茨（Kubala and Katz, 1960）針對智力（標準心智能力測試的結果）與血漿中抗壞血酸濃度之間的關係，提出了一個有趣的調查報告。研究對象

20
大腦相關疾病

為3座城市中的4所學校（幼稚園到大學）的351位學生。一開始即根據血液樣本分析結果，將這些研究對象分為高抗壞血酸組（每100毫升的血漿含1.10毫克以上的抗壞血酸），和低抗壞血酸組（每100毫升含量小於1.10毫克）。根據社會經濟基礎（家庭收入、父母親的教育程度），在每一組中選定72個研究對象。結果發現，4所學校中，**高抗壞血酸組所測得的平均智商（IQ）均高於低抗壞血酸組**；72對研究對象的平均IQ值分別為113.22和108.71，平均相差4.51。若在均勻的人口分布上進行類似的測試，將可發現明顯的差異，其統計波動機率小於5%。因此，這兩組所觀察到的平均IQ差異具有統計學上的意義。

在6個月內，兩組的研究對象均接受補充的柳橙汁，之後再重複此測試。原先即為高抗壞血酸組的研究對象，後來所測得的平均IQ僅少量增加（僅增加0.02），但低抗壞血酸組卻增加了3.54IQ單位。這種增加量的差異在均勻人口分布中的統計波動機率小於5%，亦具有統計上的意義。

這項研究一直持續到第二學年，而針對32對（64名研究對象）測試後可得到類似的結果。下圖顯示平均測得的IQ與平均血漿抗壞血酸濃度之間的關係，這是在數個月內，針對64名研究對象所進行4次測試的結果。這些結果顯示，當血漿抗壞血酸濃度增加50%（每100毫升的含量從1.03毫克增加為1.55毫克）時，IQ可提高3.6單位。對許多人而言，即是將成人的抗壞血酸每日攝取量增加50毫克（從每天100毫克增加為150毫克）。

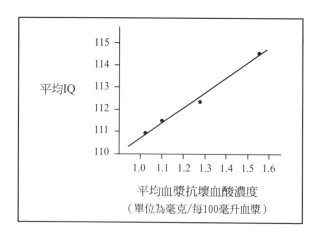

維他命C和IQ。顯示64名學子的平均IQ與其血漿中維他命C平均濃度之間的關係。在18個月內，針對所有的孩子進行了4次測試。在幾個月內，讓研究對象接受額外的柳橙汁，可改變血漿中維他命C濃度（由Kubala and Katz, 1960報告中的圖1重繪而成）。

庫巴拉和卡茨即推斷智力測試表現中的某些變異數，是由「個人的臨時營養狀況，至少與柑橘或其他提供抗壞血酸的產品有關」來決定。他們認為，若減少抗壞血酸的攝取量，可能會導致研究對象的反應靈敏度下降。

　　圖例中並沒有跡象顯示在濃度為每100毫升血漿中含有1.55毫克的抗壞血酸時，研究對象已達到最大心智能力。此濃度相當於一個70公斤的成人每天攝取約180毫克的抗壞血酸。這個研究對於最大的心智效能所得到的結論是，抗壞血酸的每日攝取量至少應為美國食品和營養委員會（U.S. Food and Nutrition Board）所建議「每日60毫克」的3倍，或是對應的英國權威機構所建議「每日20毫克」的9倍。更大的攝取量，可能會有額外的效果。

　　每個人融入世界、與他人相處、工作以維持生活的能力上均有不同，可是對許多人而言，他們先天即失去生活自理能力，並在兒童時期顯現出智能障礙、學習遲緩、思考能力受損等現象。智能障礙的問題十分嚴重，在美國約有1,500萬人是智力缺陷者，其中約有200萬人被列為嚴重智能不足。我估計，每年花費在嚴重弱智患者的照顧費用上，可能超過500億美元。智能障礙不僅對本人造成痛苦，同時也連帶影響整個家庭的生活。

低苯丙胺酸飲食的療效

　　目前已知造成智能障礙的原因很多，而針對其中一些原因，我們已知如何預防或減緩遺傳性損傷。其中一個例子是苯丙酮尿症（PKU），此疾病無法產生可催化一種胺基酸（苯丙胺酸）轉化成另一種胺基酸（酪胺酸）的酶。這些胺基酸均存在於我們食物所含的蛋白質中。患有PKU的孩子，血液中含有過多的苯丙胺酸而缺乏酪胺酸，這種情況會干擾大腦的正常發展和運作，導致智能障礙。若PKU嬰兒出生後不久即採用特殊的低苯丙胺酸飲食，並持續數年，便不會發生嚴重的智能障礙問題。

　　唐氏綜合症（亦稱為第21對染色體三體變異、蒙古症）是一種遺傳異常的結果，在患者的人體細胞中，較小的第21對染色體上具有3條染色體（而非正常的2條），病患會產生比平常多50%不同種類的酶（由此染色體上數以百計的基因所編程）。因此，這些患者將會顯示出許多異常的表徵。他們通常身材矮小、頭型特別大且外形不尋常、手腳形狀異常、舌頭大且突出，眼睛上挑且具有深雙眼皮（使得這種疾病最初被稱為「蒙古症」）；約有1/3的患者會患有先天性心臟病，並有較高的急性白血病發病率。這些問題往往導致患者早期死亡，而那些可活到成年的患者則會發生加速老化的情況，通常在40～60歲之間死亡。

　　唐氏綜合症患者的特色是溫和、親切，罹患該症的嬰兒很少哭。患者均是嚴重的弱智，IQ通常約僅有50。年輕母親產下唐氏綜合症嬰兒的發生率約為1/2,000，但母親年齡超過40歲時，其發生率將上升到約1/22。在缺乏自理能力的智能障礙人口中，唐氏綜合症的患者占了最大的比例。

　　現在，有一個重要的醫學和科學問題是找到一種方法，從嬰兒時期即開始治療這些遺傳異常疾病，將可預防大多數的智能障礙和肢體異常（如矮小的身材和不尋常的外表）。我相信，經由攝取營養和其他分子矯正療法，應可在某種程度上達成此一目標，即使智能障礙的嚴重程度僅部分減輕，也是非常重要的進展。IQ從50增加至70（低標準），所代表的是脫離依賴別人的生活，進入生活獨立和自給自足的日子。

　　維吉尼亞州諾福克舊領地大學（Old Dominion University）的露絲‧哈勒爾博士（Ruth F. Harrell）與同事露絲‧卡普（Ruth Capp）、唐納德‧戴維斯（Donald Davis）、朱麗葉‧匹爾列斯（Julius Peerless），以及李爾納德‧拉維茨（Leonard Ravitz），共同發表雙盲實驗的結果，其實驗針對16名5～15歲智能不足的兒童（6名男童和10名女童），進行含19種維他命及多種礦物質綜合補充錠的效果研究（Harrell等，1981）。實驗前，由至少3名以上的心理學家測量受試者的智商，取測量結果的平均值為其初始智商，結果數值範圍在17～70之間，平均數值為47.7。受試者被隨機分為兩組，在雙盲實驗最初的4個月，第一組的6名受試者每天給予6錠維他命礦物質片，第二組的10名受試者則給6錠安慰劑；接下來的4個月，每個受試者都給予維他命礦物質錠片。

　　哈勒爾因為看到德州大學羅傑‧威廉斯教授（Roger J. Williams）的建議，才受到啟發。羅傑‧威廉斯在1933年發現泛酸**維他命B5**，而他提出的建議是：增加**重要營養物質的攝取也許能夠控制某些遺傳性疾病**（Williams，1956）。她那時做了一項初步的實驗，受試者是一位重度智能不足的7歲男童，他包著尿布，無法與人言語溝通，估計其智商為25～30。生化學家瑪麗‧艾倫博士（Mary B. Allen）為受試者制定一份維他命和礦物質配量表，列在176頁。男孩接受這項治療後，很快開始說話，幾週後開始讀、寫，表現得像正常兒童；2年後，他對學校課程適應良好，智商估計為90。艾倫還給予她的病人另一項分子矯正物質——**甲狀腺激素**（**Thyroid**）；在哈勒爾的研究裡，16名受試者中有14名，每天也接受30～120毫克的甲狀腺激素。

維他命礦物質綜合補充錠之每日劑量（6錠）。

棕櫚酸維他命A	15300	國際單位（IU）
維他命 D（維他命D3）	300	國際單位（IU）
維他命B1	300	毫克
維他命B2	200	毫克
維他命 B3	750	毫克
泛酸鈣	490	毫克
維他命B6	350	毫克
維他命B12	1	毫克
葉酸	0.4	毫克
維他命 C（抗壞血酸）	1,500	毫克
維他命 E（酸式丁二酸-生育醇酯 ）	600	國際單位（IU）
鎂（氧化物）	300	毫克
鈣（碳酸鈣）	400	毫克
鋅（氧化物）	30	毫克
錳（葡萄糖）	3	毫克
銅（葡萄糖）	1.75	毫克
鐵（有機焦磷酸鐵）	7.5	毫克
磷酸鈣（磷酸氫鈣）	37.5	毫克
碘化物（碘化鉀）	0.15	毫克

每日劑量為6錠。這些藥錠還含有微晶纖維素、聚維酮、硬脂酸、矽鋁酸鈉、羥丙基甲基纖維素、丙二醇、矽膠、聚乙二醇、二氧化鈦、油酸和三元磷酸鈉為輔料。安慰劑藥錠則含有乳糖、微晶纖維素、硬脂酸、聚維酮、丙二醇、羥丙基甲基纖維素、二氧化鈦和油酸。

主要的研究結果顯示在179頁的插圖中。實驗組接受補充錠8個月後，平均智商呈現穩定增加，從46升到61。對照組在給予安慰劑的前4個月，智商水準沒有改變，但在接下來的4個月，當給予維他命礦物質補充錠後，智商由49升到59。

20

大腦相關疾病

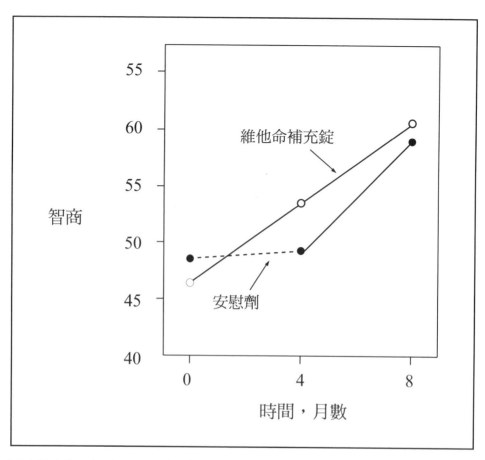

維他命C和智能不足。 智能不足的受試者接受維他命礦物質補充錠8個月後，平均智商增加15分（從46升到61）；對照組前4個月沒有接受任何補充錠，智商無明顯變化。當對照組服用維他命礦物質補充錠4個月後，智商平均提高10分（由49升到59），接近實驗組的智商水準。（改編自Harrell等，1981）

　　我們從這些研究結果可以得出結論：嚴重智能不足的兒童早期即補充維他命礦物質，智商分數很有可能提升20或20以上。在哈勒爾的研究報告中，個別增幅最大者，8個月裡提升24分（從42到66），4個月裡則提升21分（從50到71），足以讓這些個體提升到能夠獨立自主的狀態。因為補充維他命礦物質，攝取的維他命C大約是30倍的RDA（每日建議攝取量），以及大量的其他營養物質，改善了個體營養狀態，這種改善營養狀態的飲食療法能夠嘉惠所有人，而我建議每一位智能不足的兒童都應該採用。**每個月180錠的費用不到10美元，和照護一名智能不足者的其他花費相比，實在微不足道。**

唐氏症患者的營養補充

在哈勒爾等人的研究中，受試者裡有3名患有唐氏症（Down's syndrome）。他們的初始智商為42、59和65，攝取維他命礦物質補充錠，以及甲狀腺激素（前2名受試者有服用）後，智商分數分別增加24、11（8個月內），以及10（4個月內）。

在治療唐氏症上，目前沒有公認有效的傳統療法。密西根州底特律市的亨利·特凱爾博士（Henry Turkel）是在改善此狀況上付出最多努力的醫師。他曾向美國參議院營養暨人類需求專責委員會（the Select Committee on Nutrition and Human Needs for the United States Senate）主席喬治·麥戈文（George McGovern）參議員提出一份論文（Turkel，1977），也曾在一本著作《FDA阻礙了智能不足者的新希望》（New Hope for the Mentally Retarded-Stymied by the FDA, Turkel, 1972），報告有關他在這方面所做的努力。他在1940年開始用他研發出的藥錠治療唐氏症患者，藥錠中的成分主要為分子矯正物質：10種維他命、9種礦物質、1種胺基酸（穀胺酸）、膽鹼、肌醇、胺基苯甲酸、甲狀腺激素、不飽和脂肪酸，以及消化酵素。這些物質應該可以改善病人的健康。此外，他還準備了好幾種藥物，比通常處方的那些營養補充錠，劑量來得較低。其中一種藥物是戊四氮（Pentylenetetrazole），能刺激中樞神經系統，另一種是胺茶鹼（Aminophylline），是一種強心劑。我對藥物所知不夠，沒有資格來論斷它們對這些病人的功效，但它們的興奮作用也許對患者有益。

我對特凱爾博士了解甚深，我可以見證他對這方面研究的誠意和信念。他的研究結果報告引人注目。許多兒童的發展異常狀況減少，尤其是在骨頭發育上。他們的外觀變得正常；他們的心智能力和行為改善的程度，使他們能夠保有工作，自給自足。在攝取補充錠的期間，身高快速增長，中斷攝取時，即停止長高。

我的結論是：補充營養劑或輔以營養劑補充的療法，造成危害的可能性不高，並且有證據顯示，病人能獲得相當的益處。美國唐氏症患者大約有30萬人。我認為全部的唐氏症患者，特別是較年輕的患者，應該嘗試營養劑補充的方式，看他們能改善到什麼程度。

特凱爾在密西根州治療唐氏症患者，但美國食品及藥物管理局（FDA）不

20

大腦相關疾病

允許他將研製的藥錠運送到別州。他在1959年向FDA提出新藥申請（因為他的藥錠中含有某些藥物成分，所以必須提出申請），但申請遭到駁回，之後他再次申請也沒有成功。全國神經性疾病及視盲學會（the National Institute of Neurological Diseases and Blindness）的執行長，針對特凱爾治療唐氏症患者的療法表示：「就理論而言，以及就包括維他命、礦物質及其他藥物已知的療效來說，那些藥錠雖然無害，但是否在治療蒙古症上具有特別的效果，他們保持懷疑。」（Turkel，1972，123頁）。FDA在駁回他的新藥申請書上表示：「蒙古症源於細胞基本結構的損害，根據此公認的事實，在合理的考量下，不認為你的產品對改善此狀況有裨益。醫療科學長時間皆無法尋獲治療蒙古症的有效方法，此次發現合併上述事實一起考量，認為你所推薦的方法要達到成功治療的目的，應該不可能。」（Turkel，l972，119頁）

我認為國家健康局（the National Institutes of Health）和FDA這種態度，導致維他命和其他分子矯正物質的性質受到忽視、偏見和誤解，而且缺乏樂觀的態度和遠見——他們似乎堅信不會找到任何新的治療方法。

自閉症是一種遺傳性疾病，大約3,000名兒童中有1名（80％為男童），會在1或2歲時初發。自閉症的兒童不與人互動，無法和父母或其他人發展出社交關係；他有語言上的障礙，拒絕說話，或者以奇怪的方式說話；他固著於儀式性的行為，抗拒改變，且對物件有不尋常的依附現象；通常是低智商，可能發展出癲癇。心理治療和特殊教育對那些智商較高的自閉症患者，多少能提供幫助。

在治療自閉症上，目前沒有公認有效的傳統療法。然而不少研究者報告說，維他命補充劑具有功效。加州聖地牙哥兒童行為研究學會（the Institute for Child Behavior Research）的執行長伯納德‧林藍博士（Bernard Rimland）是一名心理學家，他的研究（Rimland, 1973；Rimland, Callaway and Dreyfus, 1977）最具意義。林藍透過自閉症兒童的父母，安排了190名受試者接受為期24週的研究。每位兒童的父母必須取得孩子家庭醫師或其他在地醫師的合作，提供現場醫療監督，及完成孩子接受維他命治療的狀況月報。因為許多在地的診所醫師不願意配合，要求那些孩子的父母退出研究，所以在研究報告中，受試者從最初的300名減到190名。

受試的兒童在前5週逐漸增加藥錠的攝取量，然後在接下來的12週，每天攝取10錠；接著有2週中斷治療，然後再連續2週每天服用10錠。 每天10錠中提供的營養攝取量有：1,000毫克維他命C、1,000毫克維他命B_3、150毫克維他命B_6、5毫克維他命B_1、5毫克維他命B_2、泛酸50毫克、葉酸0.1毫克、0.01毫克維他命B_{12}、胺

基苯甲酸30毫克、0.015毫克維他命H、膽鹼60毫克、肌醇60毫克和10毫克的鐵。這些維他命的費用是每個月10美金。

受試者的父母和醫師定期提出報告，研究者據此分析維他命攝取時情況改善的程度，以及無治療期間退步的狀況。結論是：190名兒童中，86名（45%）的改善狀況，極顯著、很良好或具意義性；78名受試者（41%）呈現較少量的改善；20名受試者（11%）沒有改善；6名受試者（3%）惡化。因此，大約3/4的受試者自營養補充中得利，只有3%的受試者情況較之前惡化。

有跡象顯示，**維他命B₆尤其重要**，因此接著進行一項以15名兒童為受試者的雙盲研究（Rimland等，1977）。研究期間，就像研究開始前一樣，繼續給予受試的兒童相同的維他命、礦物質及藥物。在實驗的某個階段，每個受試的兒童不是給予維他命B_6（每天75～800毫克，各受試者的劑量都不同），就是給安慰劑，然後到下一個階段，安慰劑組和維他命B組互換。15名兒童中，有10名判定從維他命B_6獲得利益（平均得分正24）、1名狀況沒有改變、4名惡化（平均得分負16）。研究者的結論是：**處方維他命B_6似乎具安全性，對於自閉症兒童的治療具有潛效**。根據林藍和其他學者的研究，我的看法是：每個罹患自閉症的兒童都應該嘗試，以維他命和礦物質進行的細胞分子矯正療法，因為症狀可能會有相當程度的改善，也沒有非常嚴重的副作用。

癲癇是一種經常復發的腦病，症狀包括短暫的意識改變，通常伴隨意識喪失以及四肢抽搐的痙攣發作。藥物或缺氧都可能引發癲癇，但大多數癲癇發作的原因並不清楚。2%的美國人有癲癇的問題。傳統治療的方式是使用抗癲癇藥物（苯妥英、苯巴比妥，以及其他數種藥物），這種治療法通常具效果，但可能會有令人困擾的副作用。

哈勒爾研究營養補充錠和智能不足的關係時注意到，受試者中3名易癲癇發作，但在接受維他命礦物質補充錠4～8個月的期間裡，癲癇不曾發作過。她又再研究另外7名易癲癇發作的兒童，給予他們1個月的補充錠，在那段時間裡，他們一樣沒有癲癇發作。她向國家精神衛生學會（the National Institutes of Mental Health）申請經費，支持她進行更謹嚴的研究，但是她的申請遭到駁回。

易癲癇發作的兒童應該嘗試營養補充療法。它有益於促進一般健康狀態，而且對於許多易癲癇發作的兒童，它能像藥物一樣發揮控制作用，而且沒有藥物令人不適的副作用。

20

大腦相關疾病

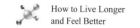

負面情緒的治療

情感性疾患是一種精神疾病，它涉及感覺、情緒或對當下客體環境不當回應所產生的困擾。分裂情感性疾患具有情緒性疾患的一些症狀，傾向慢性化，並涉及數種精神症狀，譬如妄想、幻覺和一段長時間的功能損傷。這一類的患者幾乎都會有一時期感到悲哀、憂鬱和哀痛，接著陷入死氣沉沉或失望的狀態，以及一時情緒高昂，並隨之處在成功和成就感的狀態之中。只有當這些時只有當這些時期持續的時間太長、個體的情緒過度極端，且安撫或其他協助的方法都未奏效時，才可視之為精神疾病或情感性疾患；精神疾病中，主要是精神分裂症和情緒性疾患。據估計，大約12％的男性和18％的女性，一生之中會有機會罹患某些符合臨床診斷的情緒性疾患；而大約有2％的人，一生中會有一次或一次以上精神症狀發作的時期。

情緒性疾患——包括鬱期、躁期、精神症狀期——有各種病因，譬如由藥物引起（甾體避孕藥、其他類固醇、左旋多巴、利血平、可卡因、鎮靜劑、安非他命等），或由疾病引發（流感、肝炎、單核細胞增多、腦炎、結核病、梅毒、多發性硬化症、癌症和其他疾病）。其他因素還包括維他命（B1、B3、B6、B12）不足，或對食物、化學製劑和環境中其他因子過敏（Hoffer and Osmond, 1960；Hawkins and Pauling, 1973；Cheraskin and Ringsdorf, 1974；Philpott, 1974；Pfeiffer, 1975；Dickey, 1976；Lesser, 1977）。控制這些精神疾病最好的方法，是找出並根除病因，但改善營養狀況往往也有幫助。

治療躁鬱症通常使用**鋰鹽**化合物。地表鋰元素含量相當微少，只有0.01％，遠比2.8％的鈉含量，或2.6％的鉀含量來得稀少。**鋰離子藉由干擾鈉離子和鉀離子的活動，對中樞神經系統產生作用。鋰不是人體必需的物質，所以應該不能稱之為分子矯正物質。**

過去20年來，為數眾多的年輕人，因為使用心情轉變物質——興奮劑、鎮靜劑、可卡因和作用更強的物質，也許還包括大麻——而產生精神症狀。他們之中有許多人，透過規律地攝取適量的維他命、礦物質，恢復到能過正常生活的程度。

精神醫學界首先針對這方面進行雙盲研究的，是薩斯卡通的薩斯喀徹溫醫院（the Saskatchewan Hospital）和大學醫院的奧斯蒙（Osmond）及賀弗醫師（Hoffer），我在第三章曾提到過。奧斯蒙和約翰・史密西斯博士（Osmond and

John H. Smythies）提出一項假說：人體產生一種物質，其製造出的心理特質，可能和幻覺劑麥司卡林（mescaline）及麥角醯二乙胺（LSD）類似，藉由雷同於正腎上腺素，轉換成腎上腺素的甲基化反應，而引發精神分裂症。據了解，精神分裂症患者攝取大量的甲基化劑蛋胺酸時，其病情會加重。奧斯蒙和奧費於是有個想法，如果某物能去除甲基類物質，也許就能阻止甲基化反應，而不使人體產生有害物質。他們知道菸鹼酸——即**維他命B₃**（涵蓋菸鹼酸和菸醯胺兩種成分），就是去甲基化物質，同時也知道它不具毒性，所以可大量攝取。早在1952年，他們對6名精神分裂症患者施以維他命B₃，收到良好的效果。其中一名17歲的男性青少年患者，表現出興奮、過度活躍、傻氣、混亂，以及有時產生幻覺等症狀，電痙攣治療和胰島素昏迷治療能對他產生某種程度的效果，但因為他開始出現顏面神經麻痺的副作用，所以不得不暫停此類療法。快到5月底，他開始赤身露體躺在床上，大小便失禁，並出現幻覺。對這名患者，奧斯蒙和奧費不知道還能做些什麼（現今使用的鎮靜劑，當時尚未發明），所以在5月28日那天，他們開始每天給他5克的維他命B　和5克的維他命C。他在第二天情況就有改善，10天之後狀況幾乎正常，7月份便出院返家，而且之後的10年都維持良好的狀況。

奧斯蒙和賀弗之後建立自己的雙盲實驗，找來30名精神分裂症患者，以隨機分派的方式，一些受試者給予安慰劑，其他的則給予菸鹼酸或鹼醯胺，每天3公克，為期33天。在接下來的2年裡，安慰劑組狀況良好的時間只占總時期的48%，其他兩組則占92%（Osmond和Hoffer，1962）。1952年後，他們繼續給部分住院病人處方維他命B₃，其中有些患者出院之後仍持續服用。有攝取維他命B₃的患者在各種紀錄上都比未服用的患者來得好，舉例來說，攝取維他命B₃的病患，5年後狀況仍良好者占67%，大約是未服用維他命B₃的患者（35%）的2倍。

我曾與許多採用細胞分子矯正療法的精神科醫生討論過，**他們給予患者維他命B3的劑量，平均大約每日8克，配上同等劑量的維他命C**，同時也給予相當劑量的其他營養物質。他們似乎都同意奧斯蒙的估計數值，即初發住院的急性**精神分裂症患者，施以分子矯正療法後，症狀再度發作住院的比率大約20%，但只施以傳統療法的患者，再發住院的比率則大約有60%**。毫無疑問，在適當的傳統療法上輔以這種維他命補充劑，具有很大的效益。

精神分裂症的細胞分子矯正療法尚未被普遍接受，但一些精神專科醫院已經開始使用這種方法進行治療。美國精神醫學會（the American Psychiatric Association）一委員會在1973年發表一份名為「精神醫學領域的巨量維他命療法（Megavitamin

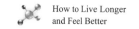

Therapy）及分子矯正療法」的報告，於報告中提出爭議，以支持巨量維他命療法及細胞分子矯正療法在治療精神分裂症或其他精神疾病上不具功效的結論。

我指出這份報告有諸多不正確的陳述，以及邏輯上的錯誤（Pauling，1974b）。聯合大學巨量維他命療法檢討委員會（the Joint University Megavitamin Therapy Review Committee），在1976年對加拿大阿爾伯塔省社會服務及社區健康部部長提出報告時，並沒有出現這種對維他命存有偏見和對事實缺乏敬意的態度。那份報告以平衡論述的方式呈現證據，並對進一步的研究提出不少建言（McCoy、Yonge和Karr，1976）。反之，美國醫學學會科學事務組中的營養及健康評議會（nutrition and health of the Council on Scientific Affairs of the American Medical Association）在1979年的報告中，則略過有關維他命補充劑的問題，只是說大眾被過度的聲明誤導了。

1973年出版的《細胞分子矯正精神醫學：精神分裂症的治療法》（Orthomolecular Psychiatry：Treatment of Schizophrenia, Hawkins and Pauling, 1973）一書中，37位作者的31篇論文中，提供了許多有關營養與精神疾病關係的資訊。其中一章描述一項實驗結果，**研究者給急性精神分裂症患者和對照組的受試者口服3種維他命（C、B_3和B_6）混合劑，然後測量尿液中混合劑的排出量。研究者認為維他命低排出量，表示該受試者對該維他命有特殊需求。而幾乎全部的精神分裂症患者（94％）**，在一種或多種維他命上都是低排出量，遠較對照組的62％為多。該論文的作者提出結論：缺乏那3種維他命中任何一種，精神分裂症發作的可能性或許會提高。該書其他的作者強調，精神分裂症有許多類型，而不同的患者要藉由改善他們的營養狀況來獲得益處，在適量攝取維他命B_3、維他命C、維他命B_1、維他命B_6、其他維他命、礦物質和其他營養素上，可能也有許多不同的形式。

1970年，我沿著加州坎布里亞小鎮的海邊街道漫步，一輛車子從我身邊駛過，突然停了下來，駕駛下了車，並朝我跑來，她說：「鮑林博士，我欠您一命。我今年26歲。我罹患精神分裂症6年，痛不欲生。2年前，我考慮要自殺，後來有人告訴我，有關您在細胞分子矯正精神醫學方面的論文，我才知道關於維他命的事。維他命救了我的命。」

如今有許多從事分子矯正治療法的精神科醫生。在《細胞分子矯正精神醫學期刊》（Journal of Orthomolecular Psychiatry）上，會刊登許多引人入勝的論文。我深信在治療每一位有精神困擾的患者時，改善其營養狀況應該是治療上的一環，而我很高興見到在這方面的情況已有進展。

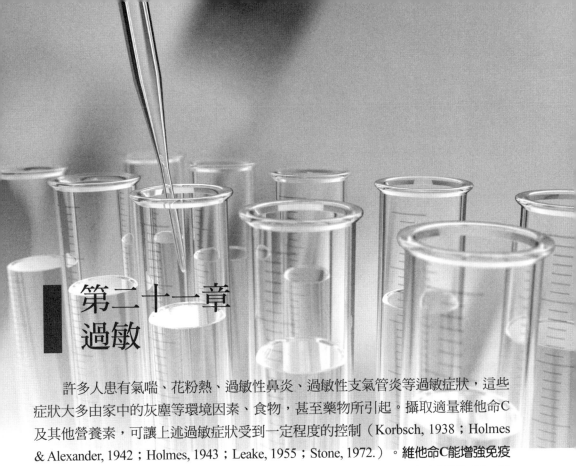

第二十一章
過敏

　　許多人患有氣喘、花粉熱、過敏性鼻炎、過敏性支氣管炎等過敏症狀，這些症狀大多由家中的灰塵等環境因素、食物，甚至藥物所引起。攝取適量維他命C及其他營養素，可讓上述過敏症狀受到一定程度的控制（Korbsch, 1938；Holmes & Alexander, 1942；Holmes, 1943；Leake, 1955；Stone, 1972.）。**維他命C能增強免疫系統，因此能緩和過敏，也就是普遍的免疫反應。很多近代的研究都肯定這項結果，且表示每天攝取500毫克左右的維他命C就能達到此種功效。**但是尚無攝取越多越有益的研究報告。

　　導致過敏反應的主要媒介物質是組織胺。組織胺是小分子，只包含了70個原子，化學式為$C_5H_9N_3$。組胺酸為常見胺基酸之一，與組織胺有密切關係。組織胺存在於許多人體組織的細胞粒中，尤其是皮膚、肺臟，還有胃，當抗原（Antigen）（如導致花粉熱的花粉粒，就是所謂的抗原，即過敏原）與體內特殊抗體結合時，就會釋出組織胺。有些刺激性藥物，或者體內組織被破壞，也會誘發組織胺的釋出。

　　組織胺被釋出後，會跟特定的蛋白質結合，造成典型的過敏症狀。皮下的微血管擴張，血管通透性增加，皮膚出現紅疹、紅腫（有灼熱或搔癢的感覺，就像被蚊子咬一樣）。小動脈的擴張，使得血液流通更快，影響便加劇。腦中的血管擴張會導致頭痛。平滑肌因組織胺收縮，使得支氣管收縮，造成呼吸困難。

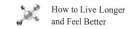

心臟可能受影響而更劇烈收縮，也跳得更快。而搔癢的感覺則是由神經末梢的組織胺引起的。

許多抗組織胺藥物，可用來消除組織胺引起的過敏症狀。這些藥雖然有效，但就像大多數的藥物一樣，都可能產生有害的副作用，如嗜睡、頭暈、頭痛、噁心、食慾不振、口乾舌燥，及精神緊張，因此必須謹慎使用。抗組織胺藥物會在與組織胺結合的蛋白質分子間發揮作用。

大約從50年前起，有很多報告指出維他命C能幫助控制過敏反應，這讓許多研究人員開始研究維他命及組織胺的交互作用。1975年，查特吉（Chatterjee）和他的同事給天竺鼠完全不含維他命C的飲食，第3天後，天竺鼠血液中的組織胺開始上升，第14天的濃度飆高，且開始出現壞血病的症狀（Chatterjee et al., 1975b）。他們表示，維他命C的功用之一，就是把組織胺轉換成5-海因乙酸（hydantoin-5-acetic acid），再經由正常代謝作用分解，藉此控制體內組織胺的量（Subramanian, 1978）。轉換過程涉及羥基化反應，必須消耗維他命C。顯然這次實驗中缺乏維他命C，使轉換過程無法順利進行，是帶來初期壞血病的主要原因。

克倫曼斯頓博士（Dr. C. Alan B. Clemetson）研究維他命C和血液中組織胺濃度的關係，研究對象為400名紐約市的男女，將其血液的維他命C含量分為三等級，分別為危險過低級，每公合（註：1公合=1/10公升）含有0.00至0.19毫克（14名對象）；正常級，每公合含0.8毫克，相當於每天攝取100毫克的維他命C；過量級，每公合含有2.5毫克（2名對象）。組織胺的濃度可相差3倍以上，明顯與維他命C的含量有關，說明圖示參照186頁。曲線的傾斜程度顯示抗壞血酸濃度從每公合1.0至2.5毫克，對組織胺濃度並無影響。大部分的人每天攝取250毫克（含）以上的維他命C，血漿濃度介於此值，我認為這是正常範圍（Pauling, 1974c）。研究結果支持我的論點，因為自體平衡（反饋）機制會確保組織胺維持在對人體無害的一定濃度。

然而對照抗壞血酸濃度較低者，其組織胺的濃度急遽上升，查特吉等人（Chatterjee et al., 1975b）認為，組織胺造成的血管擴張，也許是壞血病的一種表現形式。克倫曼斯頓（Clemetson）注意到壞血病有可能是組織胺中毒，也觀察到與組織胺產生的發炎相符，而其情況類似出現局部壞血病。

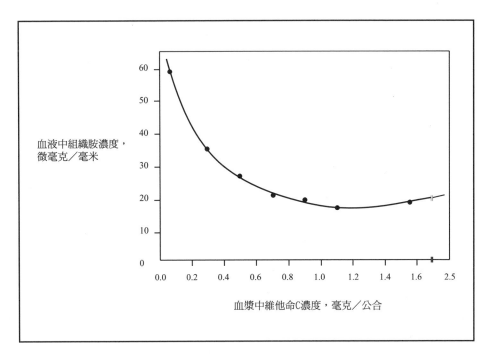

血液中的維他命C及組織胺。Alan B. Clemetson在一份調查了400人的研究報告中，證實了維他命C能有效降低血液中組織胺的濃度。左邊的刻度為組織胺的比例，維他命C則是底部的刻度。每個點皆表示組織胺的平均濃度，對應血漿中上升的抗壞血酸濃度，範圍由0.00～0.19、0.20～0.39、0.40～0.59（單位：毫克），以此類推。最右邊的點顯示組織胺與抗壞血酸的平均濃度，每公合1.2～2.5毫克（改編自Clemetson，1980）。

　　南迪（Nandi）為首的其他科學家，在1976年提出其他的證據，這些科學家曾提出報告，說明老鼠和天竺鼠因疫苗治療而出現焦慮情況，**禁食及冷、熱環境都會增加組織胺的分泌**（結果由測量胃黏膜及排尿得知）。以維他命C加以治療，尿液中的組織胺明顯減少許多。

　　這些觀察結果明確顯示，**攝取的維他命C越多，就越有助於控制過敏問題**。

　　克倫曼斯頓（Clemetson, 1980）也比較了223位孕婦及一些未懷孕的女性，體內組織胺和維他命C之間的關係。他發現，相較於未懷孕的女性，孕婦體內維他命C含量較低，組織胺含量則較高。其中有位孕婦在懷孕第35週，出現胎盤早剝和陰道出血的情況。她的血漿中抗壞血酸的含量非常低，每公合只有0.19～0.27毫克，血液中組織胺的含量則非常高，每毫升有35～38毫克。治療期間，她每天注入1,000毫克的維他命C，出血的情況停止，而她在第40週順利產下一個健康寶寶。另外2名胎盤早剝的孕婦，血漿中的抗壞血酸分別為0.38及0.25，組織胺含量

21

過敏

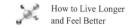

分別為44及55。克倫曼斯頓表示，**醫師須注意孕婦體內的抗壞血酸及組織胺的含量，必要時一定要給予孕婦補充維他命C。**

過敏性休克

過敏性休克是由抗原引起的急性反應，主要發生於過敏者體內組織胺釋放時。蕁麻疹患者或呼吸困難的人，會從血管壁滲透出許多血液中的水分，這幾乎能讓血液停止循環。造成過敏的抗原是外來的蛋白質，像是馬血清（horse serum，讓出血情況加劇）；藥物（盤尼西林，或稱青黴素）；毒蛇咬傷（響尾蛇、百步蛇、珊瑚蛇）；毒蜥咬傷（南美洲沙漠的毒蜥）；蜘蛛咬傷（尤其是黑寡婦和提琴蜘蛛，其他有毒的蜘蛛也會）；以及蜂螫。光是一根蜂刺就足以致命。在美國，因蜂螫致死的案例，約為蛇咬致死案例的4倍；有此風險的人，應隨身攜帶腎上腺激素和抗組胺藥以便急救。

人類、猴子和天竺鼠無法自行合成維他命C，所以比起其他動物更易發生過敏性休克。大約50年前，科學家發現讓天竺鼠攝取高劑量維他命C可免於此種過敏反應（**Raffel & Madison，1938**；及其他許多研究報告）。佛列德・R・克蘭尼（Fred R. Klenner）的報告指出，**蛇咬傷可由靜脈注射抗壞血酸鈉達到有效治療（1971）。可能會接觸到引起過敏反應物質的人，習慣攝取高劑量維他命C才是明智之舉。**

支氣管性氣喘

支氣管性氣喘的病狀，是由支氣管痙攣導致呼吸困難，氣喘發生時，病患通常有喘鳴、胸悶、咳嗽，及咳痰的症狀。病狀通常由過敏原引起，不過有時也會因社會心理因素（情緒沮喪）、病毒性呼吸道疾病引起，吸入冷空氣、汽油氣體、油漆揮發氣體，或抽菸、大氣壓力改變，都有可能引起支氣管性氣喘。一半以上的患者病況嚴重，且病因不一。通常藥物就可控制情況，但是幾乎都有傷害身體的副作用。

大約1940年開始，陸續出現關於維他命C能控制氣喘的報告。現在已證明維他命C有這樣的價值，可以用於輔助常規治療。早期的研究也許使用過少的維他命C，研究結果才會是否定的。大多數最近的研究表明，維他命有顯著效果。例

如，吸入懸浮微粒（Zuskin, Lewis and Bouhuys, 1973）、亞麻纖維塵（Valic and Zuskin, 1973）、紡織品塵（Zuskin, Valic and Bouhuys, c 1976）所導致呼吸道氣流減少的情況，可由500毫克維他命C控制住，且效果持續數小時。

奧格威（Ogilvy）、杜·伯斯（Du Bois）和其他同樣任職於耶魯大學的同事，用乙醯甲膽鹼（methacholine）進行了幾項研究，乙醯甲膽鹼能誘發正常人或氣喘患者的支氣管收縮，使得呼吸道氣流減少。6位健康男性透過霧化吸入或口服乙醯甲膽鹼，結果支氣管收縮導致呼吸道氣流減少約40%；然而在食用藥物前1小時，讓這6位男性先攝取100毫克的維他命C，發現呼吸道氣流只減少9%（Ogilvy et al., 1978, 1981）。類似的結果也顯示於其他氣喘患者（Mohsenin, Du Bois and Douglas, 1982）。

近年的一個雙盲實驗（Anah, Jarike and Baig, 1980），41名奈及利亞氣喘患者中，22名每天獲得1公克維他命C，另外19名給予安慰劑，於雨季時（氣喘更容易因呼吸道感染惡化）進行為期14週的實驗。維他命C組的氣喘發作較安慰劑組少了1／4，且發作情況較輕微。實驗進行期間，維他命C組中13名氣喘完全沒有發作過的受試者，在實驗結束後停止攝取維他命C的8週期間，氣喘至少都發作過一次。

安德森（Anderson）和其他科學家（1980）曾對南非普勒陀利亞的10名患有氣喘的白種孩童進行實驗。這些孩童起初都患有支氣管性氣喘，且會因運動誘發。他們持續6個月，**每天攝取1克維他命C**，並接受臨床及免疫系統評估。他們的嗜**中性白血球趨化作用增加、肺功能改善、淋巴細胞因抗原刺激而改善**，且在這6個月期間氣喘亦無嚴重發作。

這些調查結果顯示，**多攝取維他命C有益於氣喘患者。**

花粉熱

花粉熱（或稱乾草熱，pollinosis）是鼻腔黏膜的急性症狀，通常由空氣中的樹、草，或是雜草粉粒所誘發。花粉散布的季節，患者會有發癢、打噴嚏、流鼻水、流眼淚等症狀，抗組織胺等藥物可用來控制此症狀。患者通常為了想要避開花粉，甚至還因此搬家──卻不幸發現另一種花粉，同樣會引起症狀。

21

過敏

　　霍爾摩斯與亞歷山大（Holmes and Alexander, 1942）有一項早期的報告，說明每天攝取200毫克的維他命C能有效控制花粉熱症狀；然而又有其他研究者表示其實沒這回事，讓人感到疑惑。後來這種情況沒有改變多少，像是科丹斯基、羅森塔爾，和諾曼（Kordansky, Rosenthal and Norman, 1979）的研究，對於因豚草（ragweed）過敏的氣喘病患，500毫克的維他命C對豚草誘發的支氣管痙攣並無防護作用。也許這樣的劑量太少，且需要長期服用。1949年，布朗（Brown）和羅斯金（Ruskin）研究了60名花粉熱患者後，表示其中50%的對象每天攝取1克維他命C，75%每天攝取2.25公克，症狀有改善。47年來我觀察一名對象，患有嚴重花粉熱數十年，對豚草和橄欖葉花粉敏感，這名對象在之後12年，每天攝取3公克的維他命C，症狀改善許多。

　　我建議患有花粉熱的人，應長期攝取這個劑量的維他命C，且應於花粉散布季節增加攝取至腸道耐受劑量（見第十四章）。

　　免疫反應會因體質而有所不同，病患體內的抗體會首先清除抗原。自體免疫系統的疾病有紅斑性狼瘡、重症肌無力、腎小球腎炎，以及天**皰瘡**。然而，針對高劑量維他命C可控制上述疾病的研究資訊尚寥寥無幾。

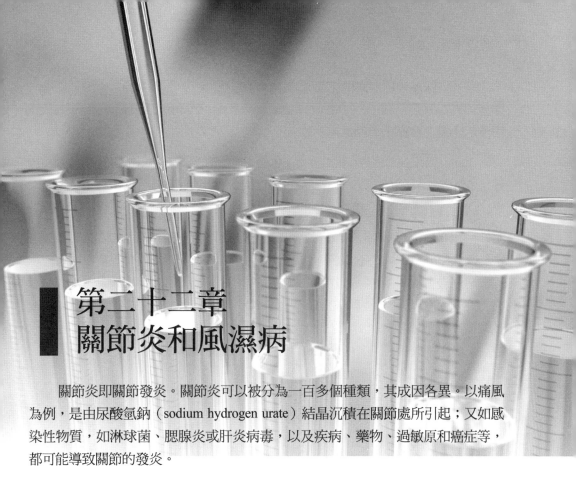

第二十二章
關節炎和風濕病

　　關節炎即關節發炎。關節炎可以被分為一百多個種類，其成因各異。以痛風為例，是由尿酸氫鈉（sodium hydrogen urate）結晶沉積在關節處所引起；又如感染性物質，如淋球菌、腮腺炎或肝炎病毒，以及疾病、藥物、過敏原和癌症等，都可能導致關節的發炎。

　　類風濕性關節炎和骨關節炎很容易區分。類風濕性關節炎所引起的指關節腫脹處較為柔軟，而骨關節炎患者的關節則比較僵硬。骨關節炎通常發生在指（末）端關節，較少發生在手腕部位，而類風濕關節炎則多發生在除了指（末）端外的手腕與手部。

　　風濕症（纖維組織炎）是一系列病症的綜稱，包含了疼痛、壓痛、僵硬等症狀，它除了會影響關節（風濕關節炎）外，也會侵犯肌肉及周圍組織。

　　近幾年已經開發了許多能有效控制關節炎的藥物。阿斯匹靈（Aspirin）常被用於控制疼痛和類風濕關節炎的發炎症狀，平均每日劑量為14粒4.5克（g）；胃潰瘍或十二指腸潰瘍的患者可以使用阿斯匹靈腸溶錠，以避免阿斯匹靈的刺激造成胃與十二指腸潰瘍的惡化；關節處已有嚴重功能喪失時，則可以透過外科手術方式處理，而全髖關節置換術成功性通常很高。

　　營養因素是形成和控制某些關節炎的重要原因，像痛風的發作可能是因為吃得太多，特別是攝取過多的肉類、酒，卻沒有喝足夠的水。食用大量的肉類，尤

其是某些內臟,會增加血液中的尿酸濃度;而酒精的增加和水分的下降則使得尿酸氫鈉的結晶更容易沉積在關節。為防止痛風發作,應降低肉類的攝取量,並每天飲用至少3夸脫(約3公升)的水。

此外,應使尿液保持在鹼性狀況,因為尿酸氫鈉(酸性)較易溶在鹼性尿液中排除。可以透過服用碳酸氫鈉、檸檬酸鈉或抗壞血酸鈉來鹼化尿液,個人推薦抗壞血酸鈉。

與其他疾病有著相同的情況,利用補充維他命來控制關節炎的效益,常被一些錯誤的報導所混淆。不久前,我讀了來自一所名列前茅的醫學院教授所寫的一篇簡短報告,提到他在臨床實驗中以非傳統方式來治療關節炎。他說,維他命補充劑沒有任何價值。我寫信給他,問他研究過多少病人?給了多少(劑量)的維他命補充劑?他回答,他研究了6個病患,每天給病患吃一般的綜合維他命錠,並沒有見到症狀改善。下文所介紹的病患,攝取維他命的量是上述的100~500倍,這才是幫助控制關節炎的最佳攝取量。

治療風濕和關節炎

以維他命治療風濕和關節炎的先驅是威廉・考夫曼醫師(Dr. William Kaufman),他是新英格蘭地區的一位年輕醫生。為了能客觀地進行病況評估以及其改善的程度,他建立了一套測角儀(量測角度的一種裝置),用來測量不同關節可移動的角度。他從1,000個健康人的身體檢查中,計算出一個標準曲線,顯示出平均關節活動指數與年齡有關,隨著年齡的增加,關節可移動的角度也跟著下降。他並測量了關節炎患者的關節活動能力,發現這些患者的指數(關節活動角度)遠遠低於一般標準曲線;此外,他還證實關節炎患者的紅血球減少速率比一般健康人更快。因此,他利用上述兩個具體的方式(關節活動角度及紅血球減少速率)來評估(關節炎)病患的健康狀況。

1937年,維他命B$_3$(菸鹼酸)被鑑定出來。考夫曼醫師決定研究維他命B$_3$是否能夠幫助他的病人。在他的關節炎病人服用維他命B$_3$期間,他發現大多數的病人很快就有反應,包括關節感覺更舒服、關節活動指數更接近標準曲線,以及紅血球減少速率的下降,而一旦停止服藥,一、兩天內又變回異常狀態。

考夫曼醫師在1943年出版了《菸鹼酸缺乏症的常見型態》(The Common

Form of Niacin Amide Deficiency Disease, Aniacinamidosis），發表了他對150名關節炎病人的研究；1949年出版的《關節失能的常見型態——發生與治療》（The Common Form of Joint Dysfunction：Its Incidence and Treatment.）中則包含了450名病人。在1955年一份向美國老年病學協會的報告裡，他宣稱大多數病人在接受長達9年，每天服用1～5克的菸鹼酸（分為數次攝取，每天6～16次）的實驗中，狀況都大幅的改善。同時在每年達數千人次的連續使用情形下，他並沒有觀察到不良反應。**他建議每天攝取4～5克的維他命B$_3$，來改善關節活動受限及其他維他命B$_3$缺乏症（菸鹼酸缺乏症）。**

早在亞伯罕·賀弗醫師（Abram Hoffer）和漢弗萊·奧斯蒙醫師（Humphry Osmond）發表維他命B$_3$能改善急性精神分裂症的論點之前，考夫曼醫師就記錄了菸鹼酸療法能改善許多病人的心理以及身體健康。我曾經在一些病人身上驗證利用菸鹼酸併用維他命C來控制關節炎的理論，結果證明了考夫曼醫師的理論。據我所知，在關節炎的研究領域，沒有任何單位的研究人員曾經重複過考夫曼醫師的實驗。這種對研究興趣的缺乏，部分可能導因於醫療專業人員對於維他命的偏見，以及沒有人能從維他命B$_3$上面撈到好處，就像便宜的維他命C一樣。

另一種可以紓緩風濕病人痛苦的是維他命B$_6$，或稱吡哆醇。維他命B$_6$可以收縮分布在關節接觸面的關節（滑液）膜，因而有助於控制疼痛和恢復肘部、肩膀，及膝蓋等關節的活動性；正如同德州芒特普林森鎮（Mt. Pleasant, Texas）的約翰·M·埃利斯醫師（Dr. John M. Ellis）所觀察到的一樣。

在埃利斯醫師1983年的書《免除疼痛》（Free of Pain）中指出，當大量攝取維他命時，能產生效果。現在毫無疑問的，維他命B$_6$的適當攝取量為每天50～100毫克（mg），對某些人來講或許可以攝取多一些。但是維他命B$_6$的攝取量還是有上限，持續幾個月或幾年，每日攝取2,000毫克以上的維他命B$_6$，會導致暫時性的周圍神經病變，造成腳趾的麻木感。維他命B$_6$最適攝取量，應該大於每日建議攝取量（RDA），但不超過RDA建議的1,000倍。

由於其對關節（滑液）膜的收縮效果，**維他命B$_6$被發現有新用途，用來治療一種稱作腕隧道症候群（Carpal Tunnel Syndrome）的神經病變。**這是一種疼痛不堪，並會造成手部和手腕癱瘓的疾病，導因於手部的主要神經在通過腕部肌腱和韌帶間，由關節（滑液）膜形成的一條隧道時遭受壓迫所致。這種症狀在女性身上的發生率約為男性的3倍，在懷孕期間和更年期更常發生。直到最近，主要治療方法還是動手術。

22

關節炎與風濕痛

從1962年開始，埃利斯醫師給懷孕婦女大量維他命B_6，以控制水腫和一些其他常見的不適症狀。他注意到，每天大量攝取50～100毫克的維他命B_6（25～500倍的RDA建議攝取量），也可以控制手指發麻、抽筋、抓握無力，和手部感覺缺乏等症狀。1970年左右，他更注意到如此大量的攝取維他命B_6，可以良好地控制腕隧道症候群（Ellis, 1966；Ellis and Presley, 1973），通常可以不必動手術。

埃利斯醫師研究中的另一個有趣之處是，他發現了避孕藥所引起的色胺酸（tryptophan，一種人體必需胺基酸）的代謝異常，可經由每天攝入50毫克的維他命B_6來預防。

許多維他命在人體的酵素系統中扮演輔酶，以維他命B_6為例，就在超過百種以上的酵素系統中扮演這樣的角色。過去我們認為，依RDA建議攝取量來攝取維他命，就足以讓人體的酵素系統發揮其最大功能，但現在了解這種說法並不正確。

卡爾‧佛克（K. Folkers）是一位傑出的有機化學和生物化學家，現在是德州大學奧斯汀分校的教授，之前在默克公司擔任研發部門的主管有20年之久。他決定研究以維他命B_6為輔酶的酵素系統，並選擇了容易取得的麩草醋酸轉胺酶（Glutamic Oxaloacetic Transaminase of erythrocytes，EGOT）作為研究標的，而這種酵素存在血液的紅血球中。1975年，他和他的合作夥伴證實，接受一般飲食的（德州）受試者，其EGOT酵素活性的最大值，遠低於高量維他命B_6攝取群的受試者。此一觀察也支持了埃利斯醫師早先的論點，亦即許多人遭逢維他命缺乏之苦。

後來，埃利斯醫師和卡爾‧佛克在一個雙盲實驗中有了進一步的合作，在腕隧道症候群病患身上進行維他命B_6及安慰劑的有效性評估。結果呈現的差異有高度統計意義（P值=0.0078），維他命B_6組的症狀有所改善，而安慰劑組則沒有改善（Ellis, Folkers et al., 1982）。作者們的結論是：「吡哆醇療法對（手部）症狀的改善，多能減少手部手術的必要。」其控制疾病的作用機制與前面所提的一樣，**維他命（B_6）可減少腕隧道內襯關節（滑液）膜的腫脹。**

維他命B_6有助於控制關節炎並不令人訝異。維他命B_6的抗組織胺效果以及對前列腺素速率合成的調節（第二十六章），使它在某種程度上可替代阿斯匹靈，用來控制疼痛和過敏。

維他命C控制關節炎症最著名的例子，應屬《星期六評論》（Saturday

Review）前主編諾曼‧庫辛（N. Cousins）的親身體驗，他深受僵直性脊椎炎所苦，這是一種漸行性的關節炎，會讓相鄰的骨頭，特別是脊椎骨互相融合。正如庫辛先生在他的書《笑退病魔》（Anatomy of an Illness as Perceived by the Patient）裡所描述的，他決定試試維他命C的效果，**並說服他的醫生每天給他靜脈注射35克的抗壞血酸鈉。這種維他命療法，配合他保持身心愉快和享受人生的毅力——這部分或許來自他搬離醫院並住進旅館接受治療，終致使他獲得康復。**他現在擁有加州大學洛杉磯分校醫學院特殊教授身分。

證據顯示，關節炎、風濕痛以及相關的疾病往往由營養不足導致。這些疾病的患者應透過調節飲食、補充維他命和礦物質，嘗試改善他們的營養狀況；並攝取接近本書第21頁表格中所建議的劑量，**且盡可能額外攝取菸鹼酸、維他命C和維他命B_6。此外，增加其他維他命的攝取，如維他命B_5泛酸，也可能非常有幫助。當以傳統的方式治療關節炎時，這些營養補充療法可作為一種輔助療法。有時候，例如腕隧道症候群，甚至連進行手術治療的必要性都消失了。**

22
關節炎與風濕痛

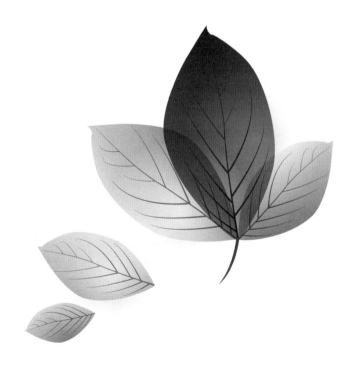

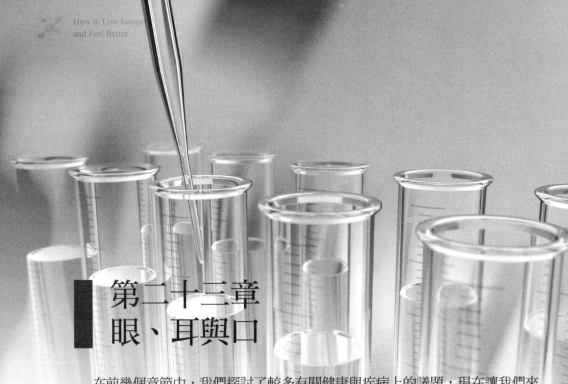

第二十三章
眼、耳與口

在前幾個章節中，我們探討了較多有關健康與疾病上的議題，現在讓我們來思考，即使不至於危害生命，個人服用的最大維他命C劑量究竟會不會帶給我們痛苦及生活上的不便？我要提出的意見及建議，其依據與前幾章所提出的一樣可靠並值得信賴，但有少部分的觀察僅以少量的證據為基礎。如果我要推薦藥物，則應該特別著重在其使用報告上。而幸運的是，維他命C的毒性經檢驗後驚人地稀少，且只有少數人必須被限制服用的劑量。**維他命C的最佳攝取量可以強化人體的自然防護機制以及健康，可是維他命D則不應該服用過量，而維他命A若攝取過多很可能會導致頭痛。**

維他命C鞏固靈魂之窗

我們的眼睛是很重要且脆弱的器官，不僅對周遭環境敏感，連血液傳輸給眼睛的微小分子都能造成影響。有毒物質會讓眼睛變成白內障，氧分壓若給予早產兒過多，有可能造成視網膜動脈的閉塞，或限制其功能導致眼盲（晶狀體後纖維增生症，也就是早產兒網膜症）。另外，某些人若長期使用局部性的類皮質激素會引起青光眼、白內障，以及其他眼睛的疾病。

眾所皆知，適當服用維他命可以維持眼睛的健康。在某些國家，如東南亞國

家或巴西，眼盲通常是由於維他命A的攝取不足；因為缺乏維他命A而導致乾眼症（眼球反常的乾燥）的發生，也是青少年眼盲的主要原因。**透過大量攝取維他命E和A，可以預防β脂蛋白缺乏症引起視網膜色素變性致使的眼盲。**

維他命C之所以對眼睛很重要的實證，在於水樣液中的維他命濃度很高，是血漿中維他命濃度的25倍。

有很多證據證實了白內障的構成與維他命C攝取過少有關。白內障指的是，蛋白質分子集結在眼球晶體內而造成混濁，累積之後使入眼的光線被分散，造成視力模糊。早期白內障的產生有很多原因，像是懷孕婦女或是孩童接觸了有毒物質、營養失調還有特殊疾病，例如德國痲疹和半乳糖血症。老年白內障可能是因為日光、高能的輻射線（如X光、中子）、感染、糖尿病或是營養不良。

早如1935年的蒙朱可娃及法拉金（Monjukowa and Fradkin）對白內障的研究，許多研究者都報告**白內障患者眼睛裡的水樣液含有極少量的維他命C**，而這類患者血漿內的維他命C量也是很少（Lee, Lam and Lai, 1977；Varma, Kumar and Richards, 1979；Varma, Srivastava and Richards, 1982；Varma et al., 1984）。蒙朱可娃及法拉金發現，在形成白內障之前，眼球晶體內會有低濃度維他命C的現象，這就解釋了維他命C的攝取不足是白內障形成的成因而不是結果。他們提出年齡老化的時候，眼睛對於維他命C的滲透力會降低，而這可用攝取大量的維他命C來克服。法瑪等人（Varma et al., 1984）則從他們的研究得出結論：維他命C和E對於老年白內障的預防很重要。

還有報導指出：**定時的攝取高劑量的維他命B$_2$（約每日200～600毫克），即可減緩白內障的發展速度。**而第二章提過的食療法，若按部就班的實行，可以在老年白內障的發病上達到顯著的控制效果。

也有一些醫生報告了使用維他命C成功控制青光眼的實驗。青光眼的痛苦來自眼球腫脹造成眼壓增高，最後常導致眼盲。正常的眼壓應低於20毫米汞柱。輕度青光眼的眼壓為22～30毫米汞柱，稍重為30～45毫米汞柱，而最嚴重的青光眼眼壓則高達70毫米汞柱。當然有時也可能因遺傳所致，或是眼睛遭受感染、抑或因情緒上的壓力導致對眼睛的損害。通常使用藥物就可對病情加以控制。查拉斯金、令多爾夫及西斯里（Cheraskin, Ringsdorf and Sisley, 1983）在他們針對青光眼的研究中提到藍恩（Lane, 1980）的實驗：60位年齡為26～74歲的受試者中，當每人平均每日攝取75毫克的維他命C時，平均眼壓為22.33毫米汞柱；但如果每人的

23

眼、耳與口

攝取量提升至每日1,200毫克時，平均眼壓則降至15.15毫米汞柱。其他研究者的資料也有類似的結果。最驚人的是畢耶提（Bietti, 1967）和維爾諾等人（Virno et al., 1967）的觀察；他們開立長達7個月的處方，規定病患每日攝取30～40克劑量的維他命C（也就是每公斤體重0.5克）。一開始病患的眼壓為30～70毫米汞柱，服用上述處方後大多降低為原來的1/2。**高劑量維他命C對於某些病患來說或許可以控制青光眼，而對其他患者而言，則可用來降低其他控制藥物的量。**

在第十五章已有提過維他命C在治療燒傷上的重要性。這種維他命也被報導在治療角膜灼傷上有更多的用處，這類灼傷極多是由於工業意外，致使眼睛接觸到強鹼溶劑或其他化學物品造成的。1978年，美國的消費者保護安全委員會報導，有22,429件因化學物品導致眼睛灼傷的案例是發生在自家中。

這樣的意外發生時，眼睛應該馬上持續用清水清洗長達兩個鐘頭。若視力受損，即需求助於眼科醫生的治療，因為灼傷可能造成角膜潰瘍和眼球穿孔。

這樣的損傷可能會干擾維他命C輸送到眼中，使得水樣液內的維他命C濃度減少至正常時的1/3。不久前有報導指出，口服維他命C或定時塗抹局部性抗壞血酸藥膏，在燒傷或灼傷的治療上有很好的效果（Boyd and Campbell, 1950；Krueger, 1960；Stellamor-Peskir, 1961）。

由羅斯威爾‧R‧菲斯特博士（Professor Rosewell R. Pfister）主導，針對維他命作用特性的深度研究，已在伯明罕的阿拉巴馬大學進行了10年之久。除了常見的治療方式，口服的抗壞血酸與含有10%抗壞血酸鈉的局部性藥液，或許可以預防潰瘍。

結膜炎就是覆蓋眼皮內層且延展至眼球前端的黏膜（結膜）產生發炎的現象。導致發炎的可能原因為：病毒感染、過敏、強光或是其他不適。急性結膜炎就是結膜炎中帶有高傳染性的一種，而虹膜炎及葡萄膜炎則是部分的虹膜發炎。以上所有症狀皆可用新鮮調製的抗壞血酸鈉（3.1%）等滲透壓眼用滴液作為輔助的治療方式，或可改善發炎狀況。

急性中耳炎是中耳被細菌或是病毒感染的疾病，許多人深受其苦。該病通常是因為上呼吸道受到感染的結果，預防此症的良方是：**適當服用維他命C來阻絕或控制呼吸道的感染。**

有位記者曾來信提到，他以抗壞血酸鈉溶液數滴滴入耳朵的方法，成功地控

制了中耳的感染。雖然目前沒有相關的深度實驗可以證明，可是這個方法似乎有其道理且值得嘗試。

維他命C預防牙周病

口腔（牙齒、牙齦及口腔黏膜）的健康，也依賴維他命C的攝取來保健。極度攝取不足將導致嚴重的後果。適量的服用維他命C，像是從正常平衡的飲食中攝取，可以維持良好的口腔健康。要有真正健康的牙齒，每日固定攝取幾克維他命C是必需的。

極低的維他命C攝取量導致壞血病的種種效應，如同阿卡祭司賈達斯・德維奇（Jacques De Vitry）對當年在聖地的十字軍士兵如何深受壞血病之苦所述：「⋯⋯他們的牙齒及牙齦因長壞疽而迅速腐敗，根本無法進食。」（節錄自Fullmer, Martin and Burns, 1961）

也就是說，維他命C攝取過少會直接影響我們的牙齒。製造牙齒的細胞會退化、新象牙質的增生也會停止，並使原本的象牙質層變得多孔而脆弱。要有健康的牙齒，維他命C、鈣質及氟化物的適當補充是不可或缺的。

維他命C的不足會致使毛細血管變得脆弱。當牙齦裡的毛細血管破裂出血，牙齦組織中的血流即被中斷，而該組織也因此崩解，牙齦會變得腫脹、呈紫色、變軟，且易受傷害。接下來發生感染、產生壞疽，甚至有掉牙的危險。牙齦開始發炎稱為齒齦炎，嚴重時會產生齒槽膿漏的現象（牙周病）。

由福爾莫、馬丁及邦斯（Fullmer, Martin and Bums, 1961）及其他研究者得出的結論是：維他命C對於正常象牙質、骨骼、牙齦及其他齒根膜相連結組織的組成與維持是重要且必須的。

通常治療牙周病的方式為去除牙菌斑和選擇性的磨修牙齒、更換補牙的填塞物或是假牙，以及使用手術切除部分的牙齦組織。這樣的治療方式既痛苦且昂貴，而上述治療其實大都可用增加維他命C攝取量的方式來避免。

就我目前所了解的，以上所述的論點並沒有更多可以對照的臨床實驗。反而是有一些個案支持，併以我們現有關於維他命C特性的知識，在維他命C對牙齒的用處上給予讚揚。我舉個案例，如焦舒華・M・拉巴契（Joshua M. Rabach, 1972）

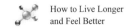
在他針對維他命C所寫的書上提到：

1966年，一位牙醫師讓我認識了維他命C——他並不是我固定看的牙醫師，而是我在絕望之時請教的新牙醫師。令我絕望的原因是，一位牙周病醫師想要矯正我的牙齦形狀，要價900美元……該醫師的預診真的相當令人害怕。糟的部分並不是他索價900美元，更糟的是他無法保證在術後我就可以免除提早掉牙的危險。一週後，我去看了第二位牙醫師——就是我現在固定看的牙醫師。他在我的口腔裡攪弄一番及問了一大堆問題後，也認同我的牙齦正在往後縮，且一定要正視這個問題。但是他並不同意前一位牙醫所建議的牙齦手術（而且得馬上進行）是必要的。他開的處方如下：我得洗牙，之後每3個月都要固定洗牙，並依照指示刷牙及按摩牙齦，而且早晚都要服用一片他開的白色藥片。

過了6個月，我才得知白色藥片就是維他命C（500毫克）。針對特定的牙齦問題，我的牙醫師首推維他命C療法代替其他更激進的診治方式……這是6年前發生的事，而如今我仍然保有全部的牙齒及健康的牙齦。

對於拉巴契來說，每天攝取1,000毫克的維他命C足以預防牙周病，但是對於其他人則可能不夠。

無疑地，如查拉斯金、令多爾夫在《預防醫學》（Predictive Medicine, 1973）一書中提到的，口腔的健康與否會影響到某種程度的身體健康，**所以口腔的健康可以當作是整體健康狀況的指標**。如果你的牙齦或是牙齒讓你感到不適，可以追加平日維他命C的攝取量，或服用其他維他命來看看是否可以解決問題。另外，記得與你的牙醫師保持聯繫，並且確保他或她了解各種營養物的重要性。

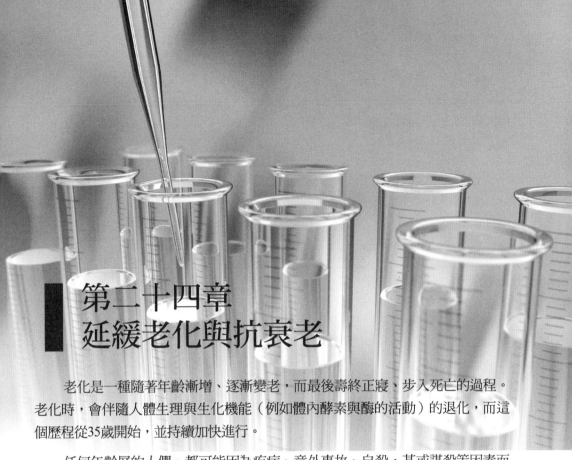

第二十四章
延緩老化與抗衰老

老化是一種隨著年齡漸增、逐漸變老，而最後壽終正寢、步入死亡的過程。老化時，會伴隨人體生理與生化機能（例如體內酵素與酶的活動）的退化，而這個歷程從35歲開始，並持續加快進行。

任何年齡層的人們，都可能因為疾病、意外事故、自殺，甚或謀殺等因素而死亡。但人們在邁向老化的過程中，也會產生一些結果，即隨著年紀的增長，死亡率也會隨之增加。在美國，意外事故占所有死亡因素中的4.5%、自殺占1.4%、謀殺占1.0%，疾病則占了93%。此外，疾病造成的死亡人數（死亡率）也是用來衡量人們因為衰老而使健康狀況走下坡的方式之一。

英國學者班傑明（Benjamin Gompertz）在1825年對於老化的研究，做出了相當有價值的貢獻，其研究標題為「人類死亡法則的機制與奧妙」（On the Nature of the Function Expressive of the Law of Human Mortality），並出版於倫敦皇家學會的哲學論文集。他從四個層面研究死亡率的紀錄，發現在一樣的條件下，人類可能的死亡率在30或35歲以後逐年增加。其研究也顯示，在30或35歲之後，死亡率會隨著年齡增加而呈現倍數成長。藉由班傑明所發展的姜氏關係對數圖（Gompertz diagram），可以有效地了解年齡與死亡率的函數（關係）。由於姜氏函數（Gompertz function）是一條直線，這也表示年齡和死亡率呈現正相關的結果。

藉由姜氏的年齡函數，我在201頁的圖例中，將美國每年的死亡人數用對數

圖繪製出來，而其中的每一個圓點都代表1,000人。我們可以看到35～85歲之間，有一條線直接可以說明這些圓點的關係，而從這條線的斜率也可以發現，過了35歲生日，只要每增加1歲，美國人的平均死亡率則會增加8.8%。因此，之後只要每過8.2年，人們的死亡率就會增加1倍。

在35～75歲這個範圍裡，女性的死亡率幾乎只有男性的一半。然而，剛出生到5歲之間，女孩死亡率約為男孩的80%；之後，17～25歲之間，女性的死亡率大幅地掉到30%左右；到了35歲，死亡率提升為50%上下，而在75歲以後，女性的死亡率又提升約為男性的65%。

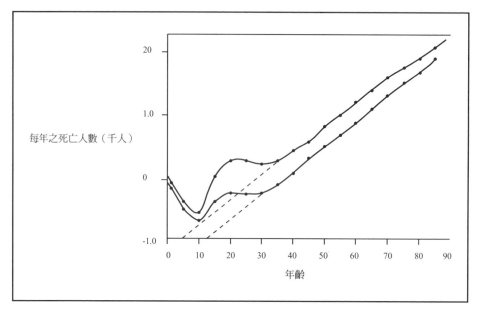

各年齡層之死亡率。姜氏關係對數圖（Gompertz diagram）呈現了1979年美國各年齡層白人男性與白人女性的年度死亡率（各年齡層以千人為單位）

剛出生嬰兒的死亡率，可以歸因於基因缺陷以及兒童相關的疾病；到了10歲的時候，正是兒童健康狀況最佳的年紀。然而在17～30歲之間，造成高死亡率的主要因素，可以歸究於交通事故，因為交通意外每年會奪走4萬個、平均年齡22歲的年輕生命；由於這個年紀的女性因交通意外死亡的機率比男性更小，所以在統計圖上，年輕男性的死亡曲線較年輕女性來得高聳。

從35歲開始，美國女性的身體狀況顯然比男性加倍健康，死亡率也開始有明顯的不同（造成這個差異的部分原因是，男性的吸菸人口比女性更高所致）。而

且，從姜氏關係對數圖可以得知，過了35歲這個年齡之後，女性會以同樣的速率老化，不像男性會以遞增的速率持續老化。

吸菸將減少壽命

　　吸菸不但會影響身體健康，其所造成的健康危害也會在一些小地方或是重大疾病中展現出來，甚至大大地提升各種疾病的死亡率。而無法擺脫菸癮危害的吸菸者，最終只能過著悲慘的生活

　　有學者研究並比較了相似的人口抽樣中的吸菸者與不吸菸者的死亡率，發現相較於未吸菸者，吸菸者的壽命除了比較短外，吸菸者若是罹患了不同的疾病，其死亡率也會比未吸菸者更高。這是由於吸菸者的天然防禦機制因吸菸而遭到破壞，使得這群人的保護力降低，容易遭受疾病或是外在物質的攻擊。值得一提的是，即使這些吸菸者的另一半沒有吸菸習慣，也會因為二手菸的危害而使壽命減少。

　　55～60歲、一天抽1包菸的人，其死亡率是不吸菸者的2倍（年齡越高時，機率則會稍微降低）；而一天2包菸的人則高達3倍之多。平均來說，吸菸者的壽命比不吸菸者短少8年。至於抽雪茄的人，其危害反而沒有一般香菸來得嚴重；也許是因為抽雪茄的人不會吸入香菸燃燒所產生的有毒化學物質。因此，就統計數據發現，抽雪茄的人，其壽命只比不吸菸者少1～2年；然而，抽雪茄的人得到口腔癌或是咽喉癌的機率卻會因此大增。

　　我在25年前就計算出，每吸1支香菸會減少15分鐘的壽命，而且每抽1支香菸，還需要多花5分鐘額外的時間。因此，我的結論是：除非吸菸者在抽菸時，能比不抽菸的時候產生4倍以上的快樂與滿足感，不然吸菸其實是一項不值得嘗試的事情（Pauling, 1960）。

　　肺癌是一種讓人聞之色變的疾病。在都市裡，吸菸者得到癌症的機率比住在鄉下的不吸菸者高出了300倍之多。以往男性和女性的肺癌死亡率有很明顯的落差，但由於女性的吸菸人口持續增加，使得女性得到癌症的機率也慢慢地追上男性的腳步，其結果將記錄於203頁的圖表當中。

　　雖然吸菸會減少壽命，但是主要原因不是由於癌症，而是因為心臟病所致。203頁

最下面的圖表，依照年齡顯示了冠狀動脈心臟病死亡率的分配狀況，而這份統計研究是由哈蒙德與哈姆（Hammond and Horn, 1958）調查了187,783個病例所發現並歸納出來的。圖表中這條線的斜率與每7年就增加1倍的數據相吻合。因此，一天抽1包香菸的人，其罹患冠狀動脈心臟病而死亡的曲線，會往較低的年齡層平移7年；也就是說，**一天抽1包香菸的人比起不吸菸者，會因為冠狀動脈心臟病而使壽命縮短7年。**

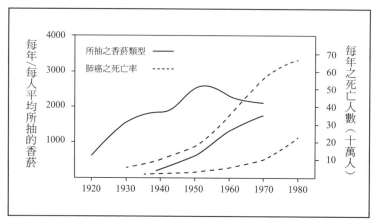

香菸與肺癌之關係圖。肺癌之死亡人口在香菸開始風行的25年後，急劇增加。一開始主要在男性人口蔓延，後來女性得到肺癌的數字也逐漸增加。（Cameron and Pauling, 1979）

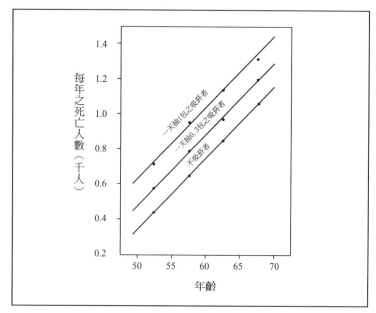

香菸與心臟病關係圖。姜氏線段顯示了187,783位、一天1包香菸、一天0.3包香菸，以及不吸菸者之各年齡層男性的冠狀動脈心臟病死亡率（每一點代表1千人/每年）。

在好幾年前就已經有研究者發現，吸菸者血液中維他命C含量比未吸菸者低（Strauss and Scheer, 1939），而這項觀察研究也從數據中獲得證實。最近的一個國際性會議中，發表了24篇關於維他命C的論文，有4篇都在探討這個議題，而研究內容涉及了巴西、加拿大、瑞士，及美國等不同地區的居民（Hoefel, 1977；Pelletier, 1977；Ritzel and Bruppacher, 1977；Sprince, Parker and Smith, 1977）。

研究者也一致同意「**吸菸者血漿中維他命C的含量只有未吸菸者的2/3，甚至只有一半**」這個說法。而威廉·麥考密克（McCormick）於1952年的時候估算出，**每抽1支香菸將會破壞人體內25毫克的維他命C**；歐文·史東（Irwin Stone）則在1972年的時候，寫了一篇文章說到吸菸者將會遭受慢性亞急性敗血症（Subacute stage of scurvy）的侵襲。

吸菸會造成身體狀況下滑，部分原因可以歸究於吸菸者體內的維他命C遭到菸害破壞而短缺。不過缺乏的維他命C可以藉由每日規律地補充適量的維他命而獲得補足。如此一來，雖然不能完全避免吸菸帶來的危害，但是就某種程度來講，至少可以預防並減輕吸菸對人體的傷害。不過，除非戒菸一途，不然吸菸者再怎麼攝取大量的維他命C，也無法趕上攝取維他命C的未吸菸者。

幾十年來，成功戒菸的案例不勝枚舉，但是仍然有許多人無法逃離菸癮的折磨。就已經成癮的人而言，其實仍有一個可以幫助他們戒菸的二部曲。首先，把香菸替換掉，讓這些成癮者嚼食含有尼古丁的口香糖（需要醫師處方），過了一段時間後，即可慢慢地停止嚼食尼古丁口香糖。最後，成癮者就可以逐漸脫離菸癮的危害了。

維他命控制酒精中毒

關於飲酒這個議題，可以先將飲酒的人分成三種階段：未飲酒者、適度飲酒者（一天1～4杯），以及重度飲酒者（每天超過4杯）。已經有許多的流行病學研究指出，適度飲酒的人平均比未飲酒的人稍微健康，而壽命也比未飲酒的人多了約2年左右的壽命（Jones, 1956；Chope and Breslow, 1955）。適度飲酒之所以有健康的功效，可能是因為酒精在人體內某種程度可以作為精神安定劑；就這點來說，酒精作為鎮定劑的效果比鎮定劑藥物更不傷害人體。

過度飲酒可能導致悲慘的人生、影響自己和親朋好友的相處、破壞婚姻幸福、失去工作，也可能因為酒駕而傷害自己和他人，或是因為酗酒被逮，甚至使

自己身心靈的健康遭受嚴重的傷害。然而，酒精中毒常常與吸菸所造成的危害一同影響人體的健康——因為重度飲酒者常常也是吸菸成癮者。

酗酒所造成的後續問題很難去避免與控制。不過，就心理治療的層面，幫助患者參加匿名戒酒會是一個很好的方法；至於實體層面，使用戒酒硫（disulfiram，治療酒精中毒的藥）來幫助患者，也是很有效的方法之一。而戒酒硫可以阻止乙醛（acetaldehyde）的氧化——一種酒精氧化後的產物。如果患者服用戒酒硫之後飲酒，會滿臉通紅，然後感到脈動性頭痛，甚至產生噁心或是全身不適的情況，而這種不舒服的經驗和感覺可以幫助患者慢慢放棄飲酒的念頭。

羅傑・威廉斯（Roger J. Williams）同時也是維生素B5泛酸（pantothenic acid）的發現者，他寫了一篇文章談到維他命的價值及其如何用來控制酒精中毒的方法（Williams, 1951）。而許多的研究者也發現了維他命B和維他命C在這個層面的價值及其功效。亞伯罕・賀弗（Abram Hoffer）則於1962年的時候，藉由每天給予9公克的維生素B$_3$菸鹼酸（niacin）以及9公克的維他命C給患者，找到了控制急性酒精中毒和震顫性精神錯亂（酒精中毒引起的）的方法。而維生素B$_3$、維他命C和酒精中毒的關係已經有許多研究者深入探討過了，尤其是霍金斯（Hawkins）。

他在自己的書中《細胞分子矯正精神醫學》（Orthomolecular Psychiatry）提到一份研究，該研究調查了507位酒精中毒患者，並使用巨量維他命療法（megavitamin）作為治療的手段，且持續追蹤調查了5年。這些患者花了很長的時間接受治療，但是在開始攝取維他命之前都以失敗告終，最後藉著維他命的療法，終於使得507位患者中的400位治療成功，而且2年以上滴酒未沾。

1977年，史賓斯、帕克以及史密斯（Sprince, Parker and Smith）指出，重度飲酒和吸菸不只會把尼古丁（acetaldehyde）及乙醇（ethanol）帶進體內，還會把其他的有害物質，例如乙醛（acetaldehyde）、亞硝基化合物（N-nitroso compounds）、多環碳氫化合物（polynuclear hydrocarbons）、鎘（cadmium），以及一氧化碳（carbon monoxide）等化學物質釋放出來，危害身體的健康。而這些有害物質同時也會刺激兒茶酚胺（catecholamines）和皮質類固醇（corticosteroids）的釋放，兩者皆會導致心血管、呼吸道，以及神經系統的問題。因此，開始有許多學者進行討論，最後證明大量的維他命C可以有效降低乙醛的危害，以及其他物質對人體的影響。

總而言之，吸食香菸和過量飲酒是導致家庭失和、失去健康及縮短壽命的罪魁禍首。

自然老化

不可避免地，老化會伴隨著人體生物及生化功能的減緩、體力衰退、增加疾病的發生率，使死亡的機率提高。去氧核糖核酸（DNA）的分子控制人體酵素與酶以及其他蛋白質的合成，若是DNA發生改變（如體細胞突變，somatic mutations），將可能導致這些重要的物質無法生產而減少，或是造成分子改變，減少其活動頻率。這些身體內酵素與酶的改變都是由於營養不良導致的，而營養不良則是起因於食慾不振、無法吸收補充的維他命，及消化酵素減少等使然。逐漸地，這些慢慢增加的染色體異常（chromosomal abnormality）細胞則會導致老化的情形。

有個老化的說法是認為隨著時間過去，建構在體內的分子會逐漸改變，而分子改變的原因則是由於自由基、原子或分子包含了不成對的電子（unpaired electron），產生了特殊反應（Harman, 1981）。這些物質若是包含了不成對的電子，則會導致體內重要分子（例如酵素與酶）的結構或功能產生變化，這些變化也會促使體細胞突變（somatic mutations）的發生。必須提到的是，身體內細胞的突變，有別於精、卵等細胞因為突變而造成新生兒缺陷或死胎，或是影響胎兒的發展的狀況，兩者是截然不同的情形。

另一個老化的特徵則是人們的皮膚會慢慢地失去彈性，尤其是暴露於陽光下的地方，例如手、臉、脖子會開始出現皺紋。柏克森（Bjorksten, 1951）提出了一個關於老化的學說以描述皮膚的變化，他利用動物皮革來解釋日曬如何使皮膚變得粗糙的過程。這個過程中，有一些分子被帶入了動物的皮革內，並與皮膚的分子形成了化學連結，兩者交叉鏈接而形成更大的聚合物，並使皮膚失去光澤彈性，變得粗糙堅硬。柏克森指出，隨著年齡增長，人們皮膚內的分子也會慢慢地交叉結合，使皮膚變得像皮革那樣粗糙堅硬。

不過，避免皮膚暴露在過強的陽光底下，可以使皮膚老化的過程減緩；也可以藉由塗抹防曬油或護膚乳來保護皮膚，使皮膚免於陽光和紫外線的侵害。同樣地，這麼做也可以降低皮膚癌的發生率。

隨著老化的進行，另一個很常伴隨的現象則是眼睛下方的皮膚內會產生膽固醇的堆積。可以觀察到，**如果規律地攝取高劑量的維他命C，並且減少蔗糖的攝取，血液中膽固醇的濃度就會降低，而這些堆積的膽固醇只要清除掉，就不會出現於眼睛下方了。**

紫外線、X光線、宇宙射線、天然的放射線、核爆後的輻射塵，以及誘發突變的化學物質與致癌物質等，都會產生自由基，使人體內的分子遭受攻擊，而使分子產生改變或是發生交叉鏈結的情形。老化的發生，部分原因是無法溶解某些分子，或是交叉鏈結的沉積物囤積於人體內的細胞裡所造成的。若是適當地攝取具有抗氧化能力的維他命，例如維他命C與維他命E，就能給予人體足夠的防禦力來對抗癌症以及老化。因為這些維他命能夠給予分子足夠的結合能力，並減少自由基的產生，降低老化的威脅。

我並不建議人們為了要對抗老化而服用藥物來控制老化的過程。皮爾森與蕭（Pearson and Shaw）在1982年出版了一本極為暢銷的書《延長壽命：實用的科學方法》，書中內容是關於老化以及如何延年壽命，而作者經由他們的親身的實驗，列出了31種物質，宣稱是可以延年益壽的飲食方式。這些物質包含了維他命和其他細胞分子矯正物質，但是其中也包含了許多他們認為可以抗氧化的藥物，例如硫代二丙酸二月桂脂（dilauryl thiopropionate）、硫代二丙酸（thiodipropionic acid）、丁羥甲苯（butylated hydroxytoluene）、氫化麥角生物鹼（hydrogenated ergot alkaloid）（甲磺酸二氫麥角胺-dihydroergocornine methanesulfonate、甲磺酸二氫麥角鹼片-dihydroergocristine methanesulfonate、甲磺酸二氫麥角隱亭鹼）。再重申一次，我不建議服用這些物質與藥物來抗老化。

普遍認為，運動與鍛鍊是維持身體健康的不二法門。切拉斯金（Cheraskin）和林斯道夫（Ringsdorf）在他們的書《預防醫學》（Predictive Medicine）中的結論說道：「適當的運動可以讓疾病敬而遠之；缺乏運動則會使疾病不請自來。」

1964年的時候，哈蒙德（Hammond）曾在早期提出一項研究，內容調查了超過100萬名的男性及女性，並持續追蹤調查2年。其中461,440位的男性中，45～90歲男性的死亡率呈現於下列對開的全頁圖表中，從圖中可以得知，沒有運動習慣的男性，其死亡率明顯比有運動習慣的男性來得高。而這個比率在10～20歲的年齡層中，其壽命的長短也呈現明顯的差異。其他的研究者也發現，很少運動，甚至是完全沒有運動的人，比起適度運動的人（劇烈運動不會為身體帶來益處），其平均壽命大約減少5年。會有這樣的差距是，因為有運動習慣的人通常也有其他良好的健康習慣。而規律的運動習慣可以為心臟和肺臟帶來許多好處，也可以增強血管和肌肉的強度，還可以強化韌帶，並且幫助控制體重等。

「有氧」（aerobic）表示身體存取並利用存在於大氣中的氧氣。這個字在近幾年一直被用來形容精力充沛的運動，使人能夠達到呼吸急促、增加心跳率的效果。而有氧運動可以藉由快走、慢跑、騎自行車或是游泳來進行。毫無疑問地，

規律且不過量地實行有氧運動，對身體是有益無害的。

　　每一次身體遭受外在物質的攻擊、每一次罹患惱人的疾病、每一次面臨種種龐大的壓力，都會使一個人的生理年齡老化而縮短壽命。在加州柏克萊大學的唐納醫學物理實驗室（Donner Laboratory of Medical Physics of the University of California in Berkeley）任職的哈丁博士（Hardin Jones）曾說道：「一個人的總壽命會經由每一次疾病的爆發而減少。」他也指出，有足夠的證據顯示，老化是由於身體機能受到破壞所致，而每一次能使身體機能遭受破壞的事就是疾病。因為疾病會使身體的機能與狀況降低，無法以最理想的狀況運行；況且，**每一次罹患疾病之後都會導致下一次的疾病捲土重來，而使壽命逐漸地減少**。上述的狀況可以由「生命力」的概念來表示。換句話說，每個人一出生就有一定總量的生命力，而每一次疾病的爆發、壓力的產生，就會使人們用掉一部分的生命力；等到有一天生命力的配額被耗盡了，隨之而來就是壽終正寢的時刻。

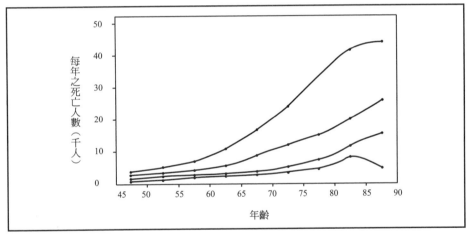

運動習慣與死亡人數之關係圖。有無運動習慣之男性，其每一年的死亡率都有很明顯的差距（每年之死亡人數/千人）。而這個比率在10～20歲的年齡層中，其壽命的長短也呈現明顯的差異（Hammond, 1964）。

　　就哈丁（Hardin Jones）的推論，避免疾病最好的方法，是在疾病初期的時候就治好它，不要讓微恙有機會變成惡疾。哈丁也說道：「只要在疾病之初控制其徵兆，不讓病情擴大、加劇，就可以使我們的身體獲得更完善的保護與健康。因此，只要成功地治療良性疾病，例如一般感冒、水痘、麻疹等，就可以有效地減少未來罹患大病的可能性；若等到染上惡疾，就為時已晚了。」透過攝取、補充維他命C，並培養其他的健康習慣，就可以控制一般感冒、流行性感冒以及其他的疾病對人體的威脅。如此一來，我們不僅能夠避免這些疾病所帶來的病痛，還

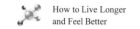

能降低身體衰退的速率、並減緩我們消耗生命力的速度。

　　老人和生病的人之所以很快就邁向死亡，常常是因為他們沒有攝取足夠的食物所致，但有時候營養不良可能是貧窮所導致的結果；又或者是因為患者的味覺及嗅覺感官惡化，讓他們覺得食物不好吃或是聞起來很糟，進而減少食物的攝取，導致營養不良。因此，受到破壞的味覺及嗅覺，也是造成營養不良的原因之一。但味覺及嗅覺的破壞，通常都是受到疾病所產生的有害物質影響；尤其是癌症，常常是老化過程中不可避免的結果，或是由於不良的健康習慣，例如便秘所造成的產物。

　　良好的營養可以減少上述悲劇的發生、避免外在物質的侵害、減緩生理年齡的增長、改善整體的健康、使身體的自然防禦機制獲得強化，進而幫助身體控制和扼止疾病的發生。為了終結這些慘劇，攝取並補充最適量的維他命是不二法門，我們將會發現維他命對我們健康的貢獻竟然如此至關重大。如同路易斯（Lewis Thomas）所說的，若能如此，我們將能健康地安享晚年，安詳地步入死亡。即使是身體不好的老人，最後的歲月也可以藉由完善的營養而過得舒服又安詳。卡麥隆（Ewan Cameron）醫生發現，**自從癌症末期的病人開始每天攝取10克的維他命C之後，病人的身體能夠快速地產生相應的變化，使病患開始產生食慾與胃口，因此吃得更多，獲得更好的營養。因此，獲得足夠營養也許是維他命C幫助這些病人獲得健康的效果之一。**

　　在現階段，目前美國人的平均年齡約為75歲左右。觀察姜氏曲線的斜率，我們可以發現超過85歲以後，曲線會開始下降；這表示，超過85歲後的前幾年，死亡率不再「那麼快」地隨著年齡增長而增加了。這個情形也許是由於這些倖存者本來就比其他人更健康，所以才能夠活得更長、更久，而不健康的人根本不可能活到85歲以上。因此，85歲以上的人都是身體狀況相當良好的一群。到了100歲以後，這群人每年的死亡率約為0.3；之後，這個速率每增加一年，死亡率只會增加0.012%左右。若是以這個基礎來估算，照理說以美國的人口中，應該會有一個人可以活到125歲。

　　就我根據許多流行病學研究作為基礎，並且從其他的觀察數據中得知，只要攝取了最適維他命補充量，並遵守其他的健康準則，人生中健康、幸福的時間，以及人類壽命的長度，就我估算應該可以增加25～35年左右。若是有一整個群體都能夠遵守這套養生療法的規則，平均壽命將可以達到100～110年上下；並且，隨著時間的推移，總有一天，雖然是極少部分的人，但是最長壽的年齡也許可能達到150歲。

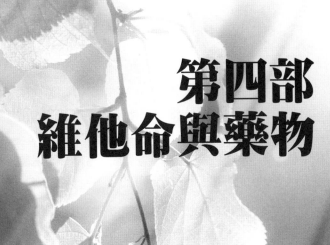

第四部
維他命與藥物

第二十五章
醫學機構與維他命的論戰

　　15年前，我正撰寫本書時，在化學和其他科學領域已經有許多發現，甚至對醫學也做出了些微的貢獻，雖然當時尚不清楚這些結果能對減輕疾病造成的痛苦產生多大的影響，但我相當滿意自己的成績。時至今日，我已了解那些可減少幾千萬，甚至億萬人痛苦的事實；而這些事實也引起其他科學家和一些醫生的注意，可是卻由於某些原因，長期以來它一直被忽視。

　　我原以為所有該做的就是以簡單、直接、符合邏輯的方式來陳述這些事實，以便讓醫生及一般大眾廣泛接受它們。對一般民眾，我所抱持的期望是對的，但對於醫生而言，或許應該說對整個組織醫學而言，我的期待是錯的。

　　第十三章中提到，許多人認為維他命C有助於預防感冒，但多數醫生否認這種維他命有很大的價值。出版本書的工作經驗充實了我的想法，並刺激我試圖解釋真相。

　　其實執業醫師過於忙碌，往往無法針對各個牽涉複雜、大量原始文獻的醫療主題做深入研究。例如，在新墨西哥州阿爾伯克基的某醫生曾投書當地報紙說：研究證實，維他命C對感冒和其他呼吸系統疾病沒有安全的防護價值。我寫信給這位醫生，請他發表相關數據上的調查，結果他自稱是個婦科醫生，對傳染性疾病知之甚少，而報上的發言是依據他的老教授史代爾博士（Dr. F. J. Stare）透過電話給他的資料。

　　一些醫學研究者本身也無法以合理的方式分析自己的觀測資料，並根據這些結果採取下一步的行動。如考恩、迪爾和貝克（Cowan, Diehl and Baker, 1942）就

提供這樣的例子。三個醫生在他們縝密的研究中觀察到，維他命C組（相對於安慰劑組）感冒的發生率降低了15%，且嚴重程度下降19%（第十三章）。這些差異具有明顯的統計意義，有統計人員公認的法則作根據，不該被忽略。然而，考恩、迪爾和貝克在他們的論文摘要竟忽略了此結果，並結論：高劑量維他命對上呼吸道感染症狀的緩解，在研究中對年輕的成年人沒有明顯的影響。

我認為他們所做的論文摘要是不正確的。因研究結果顯示維他命C受試組的感冒嚴重率（按每位受試者患病總天數、感冒次數和每次感冒的日數計算）只有安慰劑組的69%，這無疑是一個重要的影響，是感冒的發生率降低了15%、嚴重程度下降19%導致的結果。造成錯誤結論唯一的解釋，就是考恩、迪爾和貝克在書面總結上不認為觀察到的效果有其重要性；但能夠削減普通感冒機會近1/3，對大部分人而言，肯定都認為這是重要的。

還有其他眾多研究報告，這些研究人員低估他們的論文摘要意見，不認為其結果已被觀察到有相關的治療或預防作用。科學或醫學文章應該永遠追求準確性；抗壞血酸有無保護或治療效果，如調查匯總報表所述，證據顯示有高度統計學意義，然而當時遭受醫界偏見，導致膚淺社論判定。

儘管多次調查結果顯示，增加攝入維他命C可提供一些保護，以防止呼吸系統感染和其他疾病，但是聯邦醫療機構仍否認它有任何價值。1975年8月，國家衛生研究院發表一本小冊子（566–AMDD–975–B），亦登載了許多不正確的陳述。

現代醫學的發展似乎抱持一個更開明的態度。十幾年前，對醫界而言，我是個不受歡迎的人。過去的歲月裡，我在醫學院所與醫學會議上說過很多次：我相信，現在時機已經到來，不僅細胞分子矯正醫學要被承認為一門專業領域，而且所有的醫生和外科醫生，也會開始將營養改善納入其醫療程序，藉以幫助無數受苦的病患。【註】

25
組織醫學與維他命

【編審譯註】：

作者鮑林終其一生致力於推動分子矯正療法，並促使維他命C的研究被人廣為接受；然而當時的醫療體系並未如預期般支持鮑林的論點，甚至阻止其論文在學術期刊上發表，亦對其陳述口誅筆伐。對此鮑林決定在《維他命C、普通感冒和流感》一書增加一個章節，正式向醫療體系特別提出他的聲明，並於本書中擴充此章節。

由於時代變遷，更多的研究顯示維生素使用的重要性與預防醫學的抬頭，醫界不支持的態度已不似過往強烈，因此本章僅摘要其重點譯出，省略原文過於冗長的論戰篇幅，特此附註。

第二十六章
維他命與藥物的比較

如果你的健康出現嚴重的問題，你應該去看醫生，他（她）會開處方藥給你，藥物通常可以有效的控制疾病。但藥物也可能產生有害的副作用，有時開立第二個藥物是為了控制第一個藥物的副作用。

大部分的藥物都需要經過醫師處方指示，其原因是它們具有危險性。但縱使是在醫師的指示下使用，仍具有相當的危險性。

如果病況嚴重，則藥物是不可或缺的，可是在服用之前，你必須了解為什麼要使用以及可能發生的後果，最好還要結合自己與醫師的判斷。

引自《攸關生死》（Matters of Life and Death）第一章，尤金‧德‧羅賓博士（Dr. Eugene D. Robin）所述：

醫師的意見並非絕對正確，所以你不須完全遵從，這決定攸關你的未來。記得！身為病人，你握有最高決定權——成敗操之在己。如果你有做決定的能力，那麼只有你自己可以選擇要如何組成一個幸福、豐富的人生，無論是否出自於好意，千萬別讓醫生奪取了你的權利。

這個建議對於一般維他命及營養觀念的建立特別重要。現在即使是營養學專家也漸漸變得不值得信賴，因為近30年來，在營養學教育上並沒有太大的改變，而且對於巨量維他命療法這樣的新知持有偏見。

另外，你千萬不可認為不用處方籤所購買的藥物就是安全的，例如：阿斯匹靈（aspirin）。**不使用任何藥物對你的健康會更有幫助；對電視廣告上的說詞要抱持保留的態度。**譬如說：想有效的控制痔瘡，使用大劑量的維他命C來軟化且液化糞便，並局部塗抹維他命E會比使用誇大藥效的痔瘡止痛藥膏「Preparation H」（Pfizer輝瑞公司出品）更好。

藥物是危險的，而維他命是安全的。維他命是食品，是人類為生存及維持健康所需的必要食品，即使服用大劑量也很安全。維他命幾乎無副作用，就算有也不嚴重（第二十七章），而且價格上跟大部分藥物比起來便宜許多。

此章主要以維他命C為例，與治療一般感冒的非處方藥物來做比較。

在治療一般感冒上，總是用極大劑量的藥物來治療，它們是有害而且危險（與維他命C相當不同）的，在許多疾病及致死的原因上要付相當大的責任。它們只做部分症狀控制，而不是控制病毒感染；反之，維他命C是控制感染本身，進而緩解感染引發的症狀。

阿斯匹靈據說是毒性低且副作用少的藥物，它是由化學物質乙醯水楊酸所組成，多作為感冒藥使用。對成人的致死劑量為20～30公克，一顆正常的阿斯匹靈錠劑含有324毫克，因此60～90顆就足以使成人致死，而少一點的劑量就能使孩童致命。阿斯匹靈是最常單獨被用來自殺的藥物（僅次於安眠藥），在意外中毒死亡的孩童中，約有15%因誤食阿斯匹靈致死。如果藥櫃裡的阿斯匹靈及感冒藥能夠由維他命C取代的話，應該可以拯救不少條生命。

有些人會對阿斯匹靈產生嚴重的過敏反應，像是服用0.3～1公克（1～3顆）就會造成血液循環不良與呼吸困難。

輕微的阿斯匹靈中毒會使口腔、喉嚨與腹部出現燒灼感，或出現呼吸困難、嗜睡、嘔吐、耳鳴及眩暈症狀；重度中毒會導致清神錯亂（意識不清、注意力不集中、記憶力減退、胡言亂語……）、體溫過高、發汗、肢體動作不協調、昏迷、抽搐、發紺（皮膚發紫）、腎衰竭、呼吸衰竭，甚至死亡。

阿斯匹靈跟其他水楊酸鹽類特性一樣，其濃縮液會攻擊並分解組織。一顆阿斯匹靈在胃中會侵蝕胃壁，導致出血性潰瘍發生。

美國疾病管制中心指出，若孩童或青少年因患流感或水痘而服用阿斯匹靈，併發雷氏症候群（Reye's syndrome）、引起急性腦病變和內臟脂肪變性的機會，

26

維他命與藥物的比較

可能是一般的15～25倍，其致死率可達40％。西元1982年，健康與人類服務署宣布，須在阿斯匹靈上標示孩童疾病禁用的警語，但在藥廠強烈遊說反對之下，立刻撤銷了這個提案。不過到了1985年，這些廠商竟又志願同意使用上述警語。西元1985年10月，眾議院能源及商務委員會下的健康小組聲明，藥商志願協議無效，並表決通過在阿斯匹靈的藥罐上需詳盡註明警告標語，說明此藥物與導致孩童及青少年高致死率的雷氏症候群之相關性。

阿斯匹靈為非處方用藥，不需處方籤，且於西元1971年之前，就已在市面上自由販賣超過一世紀的時間。繼1971年發現其鎮痛解熱的生理機轉後，接著又發現它作用於體內的中樞內分泌控制系統上。如果阿斯匹靈至今才從藥廠釋出市面販售的話，必定會被限制為處方用藥。關於從前是如何發現阿斯匹靈的功用，則是一則相當迂迴的故事。

西元1930年，紐約哥倫比亞大學婦產科的利布（Lieb）和科索洛克（Kurzrok）醫生發現女人在接受人工受孕後，子宮有時會出現劇烈收縮或鬆弛的情形。而在1933年，英國的高德布萊特（Goldblatt）發現人類的精子內含一種會降低血壓和刺激平滑肌的物質。差不多同一時間，瑞典的科學家爾夫‧斯旺特‧馮‧尤勒（U. S. von Euler）從人類、猴子、綿羊和山羊的前列腺體中，分離出了一種類似的因子（von Euler, 1937）。他將此因子命名為前列腺素。自此許多不同的前列腺素陸續被發現。他們分別命名為：前列腺素E_1（PGE1）、前列腺素E_2（PGE2）、前列腺素E_3（PGE3）、前列腺素A_1（PGA1）、前列腺素B_1（PGB1）等，以此類推。許多研究人員針對這些物質進行深入的研究；在1980年發表了約35,000篇關於前列腺素的相關論文。

前列腺素是一種荷爾蒙，負責傳遞訊息來控制體內生化生理活動。它們是相當簡單的化合物，例如說前列腺素E_1（PGE1）的分子式：$C_{20}H_{34}O_5$。此分子含有一個五元脂肪環，帶有兩個側鏈，一邊是脂肪酸，另一邊是碳氫化合物鏈連接一個羥基。它們是脂溶性脂質，可在許多組織中發現。除此之外，亦存於男性生殖器官，並具有許多功能。

有證據顯示，前列腺素（PGE2）參與發炎、發燒和疼痛的發生有關。1971年，倫敦大學的英國藥理學家約翰‧爾‧凡尼（John R. Vane）有一重大發現，即阿斯匹靈之所以具有消炎、退燒和止痛的功用，主要是靠它**抑制前列腺素E_2（PGE2）和前列腺素E_2-α（PGE2-α）的合成**。阿斯匹靈以此方式減緩感染組織的發紅、疼痛和腫脹。它是我們已知其在人體內作用機轉的少數藥物之一。

　　上述即為此「無害」的家庭常備良藥的特性，無須家訪看診，醫生只要以電話告知處方即可自行購得。維他命C具有類似阿斯匹靈的作用，可抑制某些前列腺素的合成（**Pugh, Sharma and Wilson, 1975；Sharma, 1982**）。這就是大劑量維他命C可有效控制發炎、發燒和疼痛的作用機轉。然而與阿斯匹靈不同的是，維他命C會加速前列腺素E₁（**PGE1**）的合成（Horrobin, Oka and Manku, 1979）。霍羅賓與曼庫等人（Horrobin, Manku et al., 1979）指出，此前列腺素（PGE1）參與淋巴球的功能及免疫系統其他層面的功能，在於風濕性關節炎、多種自體免疫疾病、多重硬化症，以及癌症的治療上發揮功效。更進一步研究維他命C與多種前列腺素的關係，可能會專注在此維他命特性【註】的複雜問題上。此時值得留意的是，增加維他命C的攝取可排除阿斯匹靈及類似藥物需求的可能性。卡麥隆（Cameron）和貝爾德（Baird）在1973年提出維他命C可以用在癌症病人的疼痛控制上，亦可用於頭痛、關節炎、牙痛及耳朵痛。但跟阿斯匹靈不同的是，維他命C是我們身體組織裡天然且不可或缺的物質。

　　尚有數種與阿斯匹靈相似，具有止痛（可以降低疼痛的敏感度）、解熱（可以降低升高的體溫）的性質，並存於一般的感冒藥裡的其他物質；而其中一種就是水楊醯胺（一種水楊酸類的胺基化合物）。它跟阿斯匹靈的毒性一樣：20～30克就是成人的致命劑量。

　　相似的止痛物質有**乙烯苯胺（N-phenylacetamide）、非那西汀（acetophenetidin）和乙烯氨酚（p-hydroxyacetanilide），可單獨使用，亦可與其他藥物搭配成感冒藥，每顆含有150～200毫克的劑量。以上物質皆會傷害肝腎，單一劑量0.5～5公克會造成血壓下降、腎臟衰竭，甚至呼吸衰竭致死。**

　　許多無須處方的感冒藥，不僅含阿斯匹靈或其他止痛劑，而且更加上抗組織胺及止咳劑（可控制嚴重咳嗽）。舉例來說，某一藥盒標示「迅速解除各種感冒

26
維他命與藥物的比較

【編審譯註】：

PGE1與PGE3在功能上扮演類似的角色，主要在增加人體細胞膜的柔軟度與通透性；與PGE2的功能呈互補，PGE2則負責使細胞膜變硬並產生凝血效果，過多的PGE2會刺激組織胺的生成，造成過敏與發炎。因此，PGE1與PGE3都有抗發炎及治療過敏與腫瘤的效果。過多PGE2的形成與ω6脂肪酸的過量攝取有關，而PGE3的形成則與ω3脂肪的攝取有關，二者皆聯合形成人體細胞膜的結構，被稱為「必需脂肪酸」，因此ω3脂肪酸在分子矯正醫學的運用上佔有非常重要的地位。

症狀以及咳嗽、鼻塞、頭痛和花粉症」的感冒藥，其中每顆藥內含12毫克的美沙吡林鹽酸鹽（抗組織胺），和5毫克的右美沙芬氫溴酸鹽（止咳劑），還有非那西汀和水楊醯胺等其他物質。在《毒物手冊》（Dreisbach, 1969）中寫道，估計100毫克的美沙吡林就足以使幼童致死。至少有20名孩童因誤食抗組織胺而中毒身亡。根據這些報告，預估抗組織胺的致死劑量約為每公斤體重10～50毫克。這些物質比阿斯匹靈更毒，1～2公克就可以使成人致命。

　　這些藥物即使服用建議用量仍常出現副作用，如：嗜睡和暈眩。在包裝盒上通常會有警告中毒風險的標示，如：「請將此藥及所有藥品置於兒童無法取得之處。如不小心服用過量，需立即與醫師聯絡。」

　　此外，通常還有更詳細的警告，內容如下：

　　注意事項：12歲以下兒童需在醫師指示下使用。如果症狀持續或加重，請尋求醫生協助。請勿服用超過建議劑量。勿經常或長期使用。如果有口乾的情形發生，需降低劑量。若有心跳過速、暈眩、紅疹或視力模糊之情形，須立即停止使用。因藥物會導致某些人有嗜睡情形，故服用藥物後，請勿開車或操作機器。高血壓、心臟病、糖尿病、甲狀腺功能異常、青光眼或眼壓過高患者，以及老人（可能患有青光眼或眼壓過高），須經醫師指示服用。未經診斷但可能患有青光眼者在服用藥物後，會出現眼睛疼痛的情形，此時須停藥並尋求醫生協助。

　　上述的止咳劑——右美沙芬氫溴酸鹽，藉由鎮靜大腦的作用以控制嚴重的咳嗽。還有，**醫師通常會開立可待因（可待因磷酸鹽）給嚴重咳嗽的病人**，每3～4小時一次，每次服用15～60毫克。在美國大部分的州將可待因列為處方用藥，但仍有許多藥物含有止咳的成分，例如：右美沙芬（Dextromethorphan）。這些藥物對成人的最低致死劑量約在100毫克～1公克左右；**對嬰兒一點點劑量就足以致命，對麻醉藥物成癮者**則需更多的劑量。

感冒藥上的警示

　　有些非處方感冒藥也含有顛茄生物鹼（Belladonna alkaloids，阿托品硫酸鹽、莨菪鹼硫酸鹽、氫溴酸東莨菪鹼）的成分，每顆膠囊含有0.2毫克的劑量。這些藥物可以幫助支氣管擴張和預防痙攣。它們具有強烈的毒性，即使像10毫克這麼小的劑量都可能使兒童致命。一般劑量也可能引起副作用，如：異常口乾舌燥、視力模糊、心搏過緩，甚至尿液滯留。

苯丙醇胺鹽酸鹽（ylpropanolamine hydrochloride）有些感冒藥每顆含有25毫克）和鹽酸脫羥腎上腺素（Hydrochloric acid decarboxylase adrenaline，每顆含量5毫克）可以減少鼻塞和幫助支氣管擴張。相關藥物像腎上腺素和安非他命，以及上述藥物也常用於鼻滴劑中，約有1～10%這類鼻滴劑使用者有藥物過量的反應，如出現慢性鼻塞或個性改變使其對此藥依賴性成癮。其死亡率極低，對兒童的估計致死劑量，腎上腺素為10毫克，苯丙醇胺為200毫克。

醫師為治療感冒或其他呼吸道疾病而開立的處方中，多含有上述藥物及其他毒性相仿，甚或更毒且副作用相似的藥物。

我覺得與其在感冒藥上警示「請置於兒童無法取得之處」，還不如標上「請置於任何人都拿不到的地方，並用維他命C代替吧」。

美國人每年約花費20億美元購買感冒藥，而這些藥物並不能預防感冒。它們可以緩解感冒引起的不適，但同時也因為它們的毒性跟副作用而傷害身體。

適時適量服用天然必需食品維他命C，有助於預防大部分的感冒發生和有效減緩所產生的症狀。**維他命C是不具毒性的；相對感冒藥不只有毒，有些還會對人類造成嚴重的副作用。**因此在各方面而言，比起使用危險又僅有部分效用的止痛劑、退燒藥、抗組織胺、止咳劑、支氣管擴張劑、抗痙攣劑和中樞神經系統抑制劑所組成的感冒藥，對於緩解一般感冒還是維他命C較佳。

為了控制其他疾病而使用藥物可能會引起更嚴重的副作用。我在第二十二章提到威廉・考夫曼博士（William Kaufman）曾發表他以大劑量的菸鹼酸維他命B_3（每天5公克），時而搭配多種維他命，成功地治療風濕性關節炎、骨關節炎以及輕微關節功能障礙的病人。然而現在的常規治療通常用阿斯匹靈或是更強效的藥物來治療。以下是關於這些藥物中的警告之一，取代其原名我將它稱之為X藥物，因為它跟其他藥物並沒有太大的不同：

禁忌症：X藥物不可用於曾對它過敏的病人，或者曾因使用阿斯匹靈或其他非類固醇消炎藥物，而導致支氣管痙攣、鼻息肉和局部水腫的發生。

警告：服用X藥物的病人證實曾出現消化性潰瘍、胃穿孔及腸胃道出血之情形，有時會加重病情，甚至有死亡的案例。如果曾罹患上腸胃道疾病之病人需服用X藥物時，必須嚴密觀察其反應（參考不良反應）。

注意事項：在動物實驗中發現，長期與消炎藥物併服會導致腎乳頭壞死，而且在大型鼠類、小型鼠類以及狗的實驗中也發現相關的病變。

26

維他命與藥物的比較

X藥物不但可能導致急性腎衰竭及高血鉀，而且還會造成異常尿素氮及血清肌酸酐升高之情形。除了導致腎功能異常外，亦曾出現間質性腎炎、腎絲球腎炎、腎乳頭壞死和腎病症候群等。

雖然其他非類固醇消炎藥物不像阿斯匹靈一樣會直接影響血小板，但是抑制前列腺素合成的藥物，在某種程度上都會妨礙血小板的功能。

因為曾有非類固醇消炎藥物傷害眼睛的案例出現，故建議接受X藥物治療的病人，若有出現眼睛不適的情形，須立即至眼科做評估。

當與其他非類固醇消炎藥物共同使用後發現，高達15％的病人肝功能檢查數值中有一個或多個上升到標準值的邊緣。故服用X藥物時，若出現肝功能異常的症狀和/或徵象時，或者肝功能檢查數質異常的病人須進一步接受評估，檢查是否有嚴重的肝功能惡化情形。

使用X藥物後，曾出現嚴重肝功能惡化，包含黃疸及致命性肝炎。雖然這樣的情形很少見，但如果肝功能檢查數值持續異常或更差，或者肝病的臨床徵象和症狀持續惡化，又或者出現全身性症狀（如：嗜伊紅血球增多、紅疹等），須立即停用X藥物（詳見藥物不良反應）。

儘管X藥物的建議劑量為20毫克/天，在沒有發生因刺激腸胃道而解便出血的狀況下，無論是單獨服用X藥物或與阿斯匹靈合併使用，約有4％的病人仍有血紅素和血球容肌數值降低的情形發生。

約有2％服用X藥物的病人出現周邊水腫的情形。故有心臟衰竭、高血壓或其他體內容易積水的病人，在使用X藥物上須格外小心。

使用X藥物偶爾會同時出現皮膚方面的綜合症，以及/或過敏的徵象和症狀，可能是血清病所引起。包含關節痛、搔癢、發燒、疲倦，以及紅疹，如：水疱狀皮疹和剝落性皮膚炎。

不良反應之發生率為小於1％到20％，包含：胃炎、厭食症、胃部不適、噁心、便祕、腹痛、消化不良、搔癢、紅疹、暈眩、嗜睡、眩暈、頭痛、心神不寧、耳鳴、黃疸、肝炎、嘔吐、吐血、黑便、腸胃道出血、骨髓抑制、再生不良性貧血、絞痛、發燒、眼球腫脹、視力模糊、支氣管痙攣、蕁麻疹、血管水腫。

這些警示是以易於閱讀的大小來印製的，不是那種盒子上小小的廣告版本。

在80個不同的國家中，已有數十億的病人使用X藥物治療風濕性關節炎和骨

關節炎。不知道有多少病人為副作用所苦？有多少人在服藥之前看過上述的禁忌症呢？這之中又有多少人知道容易取得、不傷身體，而又便宜的維他命B_3（菸鹼酸）能夠控制他們的關節炎呢？

考夫曼的研究成果和觀察許多人的結果顯示，每天服用1克或更多的菸鹼酸可以有效控制關節炎，而且艾利斯博士（Ellis）的研究表示維他命B_6亦有不錯的成效。就算我自己得了嚴重的關節炎也不見得會服用X藥物。我會嘗試用每日5克或更大量的菸鹼酸取而代之，必要時我還會增加維他命B_6的攝取量。

類似上述X藥物的警語，也同樣為那些控制關節功能障礙的藥物而製作。病人經常使用這些藥物，因為即使醫生對這些藥物的功效存疑，有時還是會開給病人使用。

舉例來說，在歐洲只有少部分罹患末期癌症的病人接受化學治療，而且只限於對化療有反應的癌症類型。但是在美國，絕大部分癌症末期的病人都接受化療以及它令人難受的副作用。在我們《癌症與維他命C》書中，卡麥隆和我都提到梅約（Mayo）醫療中心的癌症權威查爾斯・吉・默爾斗醫師（Charles G. Moertel）在此重要的議題上提出相當寶貴的評論，他建議確診罹患惡性腫瘤的成人即使未曾接受其他的控制治療，也要把化療當作最後不得已的選擇。1978年發表於《新英格蘭醫學雜誌》（The New England Journal of Medicine）關於近期化療用於腸胃道癌症看法的文章結論中，墨爾斗指出25年前發現氟化嘧啶綻劑氟尿嘧啶（fluorinated pyrimidines 5-fluorouracil,5-FU）和5-氟-2'-脫氧脲核苷（5-fluoro-2'-deoxyuridine）可以瞬間縮小源自腸道轉移的腫瘤大小。由靜脈輸注可以產生毒性反應的量是最有效的，但最後仍然作用不佳：

當以最理想的療法使用氟化嘧啶綻劑時，在大量的案例中僅有約15～20%的病人出現客觀反應。在此文中客觀反應定義為腫瘤的最大垂直直徑縮小50%以上。

這些反應通常只有局部而且非常短暫，大約只維持平均5個月左右的時間。

其他病人被藥物毒性所害，以及帶給所有病人花費和不便的影響，可能抵銷了這個只對極少數病人產生的小效果。沒有明確證據顯示使用氟化嘧啶綻劑治療無論任何期數的腸胃道癌症患者，能夠有利於病人的總存活率。

墨爾斗也討論關於5-FU與其他化療製劑單獨及多種混合使用的臨床實驗，對於大腸癌、胃炎、食道的鱗狀上皮細胞癌以及其他癌症，基本上也出現了相同的

26
維他命與藥物的比較

223

結論，僅有阿激素（adriamycin）在治療原發性肝癌上有明顯的療效。他隨即表明：「在西元1978年，結論是目前沒有療效足以證明化療可以當作治療腸胃道癌症的臨床標準療法。」

我們會針對這個結論做出說明，理由是為了不讓這些病人遭到化療的折磨、痛苦和金錢花費。不過，墨爾斗繼續說道：

然而，絕不能因為這個結論而拋棄掉這些努力得來的成果。腸胃道癌末期的病人及他們的家屬極需一線希望來源；如果不提供這樣的希望，那他們很快會去尋求庸醫或江湖術士的幫忙。對治療腸胃道癌症的化學治療發展已經很完善，所以實際上希望可以讓那些病患參與設計周嚴的臨床研究實驗……如果能夠將我們的努力和資源轉化為健全科學設計的建設性研究方案，那麼今日我們應該提供對腸胃道癌症病人最有希望的治療，打下良好的化療基礎，為明日的病人提供實質性療效。

在英國，大多數的醫院數十年來都採用這種相當普遍的作法，他們不強迫罹患末期腸胃道癌症和類似癌症的患者接受化療的折磨，這與梅約醫療中心和其他美國醫療中心的處方與治療風格截然不同，雖然有經驗顯示化療幾乎沒什麼療效。取而代之的是給予這些「絕望的」病人緩和療法，包含必要時使用嗎啡和海洛因來控制疼痛。卡麥隆在利文谷醫院（Vale of Leven Hospital）**以加入維他命C來使上述的療法變得更好**。如第十九章中所討論的，他因此減輕了這些臨終癌症患者的痛苦，並增加了他們生命最後幾天「好日子」的天數。

墨爾斗對梅約醫療中心裡的病人進行扭曲卡麥隆想法的設計不良實驗。與卡麥隆的作法相比，墨爾斗的策略是為了病人家屬的期望與醫師們的士氣，強迫他們接受化療的折磨。如果墨爾斗有遵循利文谷醫院的療法，那麼他現在將會看到這些病人及家屬能夠抱持希望的真正理由。這些罹患「不治之症」的病人可以只用補充維他命C的方式來獲得一些幫助，而且偶爾這些幫助有十分顯著的效果。

以每日10克的維他命C來治療腸胃道癌末期患者，可以延長平均存活時間，其效果比墨爾斗使用化療來得更好，而且服用維他命C的病患明顯地感覺到進步，又不用負擔化療的龐大花費。此外，目前輕易的確定了維他命C最有效的劑量，以及維他命A、B群、礦物質、食物中大量的水果、蔬菜和果菜汁等可能的補充效用。這種癌症的營養療法，以維他命C為主，對初期癌症比末期更有效果，而且如果在一發現癌症時就以最有效劑量來使用的話，可以有效的降低癌症的死亡率，甚至比我們早期估計的10%更多。

本章節的重點在於你對藥物必須小心翼翼——無論是非處方用藥或者是醫生開立的藥物。當然你也應該對維他命和其他營養品聲稱的療效產生警惕，雖然他們沒有藥品那麼危險。做你自己的功課，找出事實的真相和做出最好的決定。

關於營養與健康照護的舊書當然是不可信的，因為那已經是20年前我們收集關於維他命最適合攝取量的資訊。即使是近期的書也不見得值得相信，例如說，在納森‧普里特金（Nathan Pritikin）的《普里特金的承諾：28天獲致更佳的健康與長壽》一書中，討論到關於他提倡運動及嚴格限制飲食的計畫，無庸置疑地，使乖乖執行的人增進了健康。然而他指出：

當進食如同普里特金計畫所建議的多樣化飲食後，你將能獲得所有可供身體使用的維他命。但是許多人相信直接服用額外的維他命，能夠帶給健康更多的好處，尤其是維他命B、C、E製成的補給品。然而並不是這麼一回事……維他命補給品不只是多餘的，而且還可能會危害你的健康……

這個國家有很多銷售員和很多容易上當的人，被積極的維他命推銷員所害而花了冤枉錢。美國人排出的尿液是全世界最貴的，因為內含很多的維他命。

我想普里特金從他的醫學和營養學顧問那裡得到了不好的建議。他的顧客無疑地只要依照其飲食療法就可受惠。但如果他們使用營養補給品或許可以獲得更多好處，而且飲食上可以少點限制，使顧客更好遵循。

一位現代的營養學權威布萊恩‧萊博維茨博士（Brian Leibovitz）同意我的說法。在他明智的討論節食與飲食中（1984），他強調：「**在普里特金的計畫中，他們並不會出現缺乏維他命的危險，但他們也沒辦法達到最理想的健康狀況。**」

另一本暢銷書《延長壽命：實用的科學方法》（1982），其作者杜爾克‧皮爾森（Durk Pearson）和珊蒂‧蕭（Sandy Shaw）建議服用大量的維他命，甚至遠超過我所建議的劑量。另外，他們還討論到許多對健康有益的藥物，有助於延長壽命。其中一個藥物，有阻斷腎上腺的作用：氫化麥角鹼類混合物（Mixture of hydrogenated ergot alkaloids），在它其中的一個商標名下約被提及了150次。萊博維茨（1984）提出高劑量的維他命理論之後，評論說：「然而值得關注的是在皮爾森和蕭的配方中包含了荷爾蒙、藥物和潛在危險的物質。當這些具有潛在毒性化合物的名單太廣泛，以致於無法詳細討論時，應將那些已知具毒性的物質標示起來。血管加壓素（Vasopressin）亦稱之為抗利尿激素，就是那種化合物之一。」

所以我的結論是，試著減少藥物的使用，增加攝取維他命和其他營養品，以達到最佳的健康標準。

26
維他命與藥物的比較

第二十七章
維他命的低毒性

　　現下的內科醫生裝備的是越來越強效的藥物，而開立及施用這些藥物都必須非常謹慎，並留心監控他們病人服藥的狀況。延伸自這樣小心翼翼的用藥態度，我想，他們對維他命也是相當慎重的。人們對維他命的毒性很容易產生誇大和不合理的恐懼。近年來醫療與健康相關議題的作者們已經習慣提醒他們的讀者，大劑量的維他命可能產生嚴重的副作用。例如，在恩斯特・L・溫德（Ernst L. Wynder）博士，也就是美國健康基金會（American Health Foundation）的主席所編輯的《健康之書：健康延續一輩子的完整指南》（The Book of Health, a Complete Guide to Making Health Last a Lifetime, 1981）一書中說道：「應該避免所謂的大劑量維他命療法——即大劑量的服用某特定維他命劑。維他命是必不可少的營養成分，但高劑量的服用方式就讓它成為了藥物，應該只有在治療某一特定病況時才能施行。大劑量的脂溶性維他命A和D有公認的不良影響，而其他維他命也必是如此。大劑量的維他命C主要自尿中排出。在無法確保『大劑量維他命』是安全的情況下，最好避免使用。」

　　這本健康書籍的作者們恐嚇他們的讀者說只要攝取量高於經常採行的「每日營養素建議攝取量」（簡稱RDA，由美國國立食品營養委員會所頒布）就可能造成嚴重的傷害，而這樣的說法是剝奪了他們攝取最佳量的必要營養素——維他命，所能得到的益處。

我相信會給出這麼差勁的建議，主要是由於該作者群的無知。他們宣稱「大劑量的維他命C主要由尿中排出」，這是錯誤的陳述。沒有跡象顯示他們知道RDA中的維他命建議量是讓「一般健康」的人免於死於壞血病、腳氣病、糙皮病或其他營養缺乏症的攝取量，但並非是使人們達到最佳健康狀態的攝取量。他們似乎不知道，在RDA與顯示可能致毒的劑量之間還有一段很大的差距，還有對好幾種維他命來說並無已知的可服用上限。這些健康權威們應該給予美國人民的健康更大的關注才是。

《讀者文摘家庭健康指南和醫學百科全書》（Reader Digest Family Health Guide and Medical Encyclopedia, 1976）在關於維他命的章節中陳述道：「均衡且多樣化的飲食含有健康一般所需的所有維他命。超過身體所需的維他命不會增加健康或福祉，事實上還可能產生病變。不良的飲食習慣不是服用濃縮形式的維他命就能矯正的。」

第一句，似乎表達了近乎所有營養師和醫生們的看法，也許為真也許為假，端視人們對「健康一般所需」這句話的解讀為何。如果我們所指的是達到美國「健康」人民的平均健康狀況所需要的量，並預設這些人都有均衡且多樣的飲食，那麼這句話只不過是老生常談、不證自明、顯而易見的事實罷了；然而，如果「健康」指的是藉由攝取最佳劑量的維他命所能達到的健康狀態，如本書所討論的，那麼這句話便是錯誤的了。

此外，第二句話顯然是錯誤的。有壓倒性的證據，雖然我只能在本書中囊括其中的一小部分，指出補充維他命（以前述句子的標準來說是超出身體「需要」的量）能在許多方面改善健康和福祉。最後一段陳述以「事實上還可能產生病變」這樣的方式來提及可能會有的副作用，已嚇阻了其讀者藉由增量攝取這些重要營養素來改善自身的健康。

而最後一句則是嚴重的誤導，因為它遺漏了「完全」這個副詞。正確的說法是：「不良的飲食習慣不是服用濃縮形式的維他命就能完全矯正的，但服用維他命可以得到非常多的好處。」

《讀者文摘》健康書籍的作者們在1976年對補充維他命的價值性就應該要有足夠的認識，並做出更好的陳述才是。我想起了我1984年在舊金山的電台醫療節目（由KQED公共廣播電臺播送）上的一個經歷。當時的節目有另一位來賓參與，他是從加州大學柏克萊分校（University of California in Berkeley）退休的營養

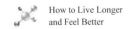
學教授。我對高量攝取（如我自己每日補充18,000毫克）維他命C的價值發表了一些言論，並引用了已出版的《醫療與科學》期刊中的文章作為證據來支持我的言論。

這位已退休的營養學教授僅只是說「沒有人需要超過一日60毫克的維他命C」，而沒有提供任何證據來支持他單薄的發言。然後我提出了一些證據來支持我的大量攝取，而他則回應說：「一日60毫克的維他命C對任何人來說都足夠了。」在我又提出更多一些證據後，這位退休教授說道：「50年來，我和其他營養界權威人士一直都說任何一個人所需要的只是一日60毫克的維他命C！」現場直播的電台節目剛好剩下足夠的時間能讓我說：「**是的，這就是問題所在——您已經落後時代五十多年了。**」

我們四周都是有毒物質。在我們的建築物裡、在鄉間，我們可能接觸到會導致氣喘（呼吸困難）和塵肺病（肺纖維硬化）的石棉或其他矽質材料。有50種有機磷殺蟲劑、20種氯苯衍生的殺蟲劑和30種其他類型的農藥殺蟲劑，而我們在農場鄰近地區就可能會接觸到其中一種或多種藥劑；在家裡，我們可能會接觸到一些家庭化學品和藥品。

美國每年有5,000例中毒死亡案件，而正是藥品，特別是止痛藥和退熱藥，如阿斯匹靈，要為這其中大多數的案件負責；在這令人悲痛的總數中，約有2,500例是發生在孩童身上。這些孩童中，每年約有400例是死於阿斯匹靈（乙醯水楊酸）中毒或其他水楊酸中毒。阿斯匹靈和其他類似藥物是公開販售的，不需要醫師處方箋，它們被認為是極為安全的物質。最致命的劑量為每公斤體重0.4～0.5克，也就是孩童5～10克、成人20～30克的劑量。

沒有人因服用過量維他命而中毒死亡

對病患謹慎用藥的醫師，我給予讚揚，但即便態度這樣謹慎，卻完全用錯地方了。有幾個人提出了另一個可能的解釋給我，那就是藥品製造商和那些參與所謂保健業的相關人士，不希望美國人民知道他們只須服用最佳用量的維他命就能夠改善他們的健康，且減少他們的醫療費用。

這種對維他命的偏見或許可以一個幾年前發生的小插曲來顯示。一個小孩找

到一個瓶子，嚥下了瓶中所有的維他命A錠劑，他感到噁心並且抱怨頭疼。他的母親帶他到美國東岸的一間醫學院附設醫院診治，然後就被送回家裡。當時的醫學教授針對這件維他命中毒案例寫了一篇文章，這篇文章出版於《新英格蘭醫學雜誌》（The New England Journal of Medicine），也就是曾拒絕我和卡麥隆（Ewan Cameron）所撰論文的那一份期刊，那篇被拒絕的文章是一篇對施用高劑量維他命C的癌症病患的觀察報告。《紐約時報》（The New York Times）和其他許多報紙都刊登了關於該名孩童的故事，還有關於維他命有多麼危險的報導。

在美國，每天都有一些孩童死於阿斯匹靈中毒。醫學院的醫生們、醫學期刊以及《紐約時報》（The New York Times）都無視這些中毒事件。

史丹佛大學（Stanford University）醫學院的藥學教授，德賴斯巴哈（Robert H. Dreisbach）博士編撰的《中毒手冊》（Handbook of Poisoning）目錄中有7,000筆條目索引。在這7,000筆中，只有5筆與維他命有關。這5筆條目索引談及的是維他命A、D、K、K_1（K的其中一種形式）和維他命B群。

您不必擔心維他命K，它是以促進血液凝固來防止出血的維他命。它通常不被製為維他命錠劑。成人和孩童都能攝取到適當的量，一般是由腸道細菌來提供。醫生可能會開立維他命K給新生兒、分娩婦女或是服用過量抗凝血劑的人。維他命K的毒性對開立維他命K給病患的醫師而言，是值得關注的議題。

維他命D是可以防止佝僂病的脂溶性維他命，它與鈣和磷同為正常骨骼生長所需。RDA的標準是每天400國際單位（IU），不要超過此攝取量太多，或許是明智的決定。德賴斯巴哈（Dreisbach）將158,000國際單位定為致毒劑量，並記述其許多中毒徵象：乏力、噁心、嘔吐、腹瀉、貧血、腎功能下降、酸中毒、蛋白尿、血壓升高與鈣沉積等等。卡茨基（Kutsky，《維他命和賀爾蒙激素手冊》〔Handbook of Vitamins and Hormones〕，1973年）指出，每日4,000國際單位會導致厭食、噁心、口渴、腹瀉、肌肉無力、關節疼痛等等問題。

在關於維他命毒性的任何討論中，維他命A通常都是會被提及的主要範例。因此，食品類作家布羅迪（Jane E. Brody）在1984年《紐約時報》（The New York Times）上刊載的〈維他命治療：大劑量的毒性副作用〉（Vitamin Therapy：The Toxic Side Effects of Massive Doses）一文中就說道：「維他命A一直都是導致最多維他命中毒案件的元凶。」她沒有提及的是，病人並沒有死（一如許多阿斯匹靈或其他藥物中毒的案例），但她確實給了兩個歷史病例，可能是有史以來最嚴重

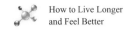

的：

一個3歲女孩住了院，症狀為精神錯亂、脫水、高應激性、頭痛，以及腹部、腿部疼痛和嘔吐，而這些是她連續3個月每日攝入200,000國際單位的維他命A（2,500IU是該年紀孩童的建議攝取量，理論上是用來預防呼吸道感染）所造成的結果。

一名16歲的男孩在2年半的時間裡，每天都服用50,000IU來對付粉刺，結果產生頸部僵硬、皮膚乾燥、嘴唇乾裂、腫脹視神經與頭骨壓力增加的症狀。

這些報告顯示了，長期持續性地每日攝入10～80倍RDA建議的維他命A劑量，可能產生中度嚴重的影響。德賴斯巴哈（Dreisbach）在他關於毒物的書中說：「20～100倍RDA攝取量可能引起痛苦的結節骨膜腫脹、骨質疏鬆、皮膚搔癢、皮疹和潰瘍、食慾減退、顱內壓增高、煩躁、嗜睡、脫髮、肝臟腫大（偶爾）、複視以及視神經乳頭水腫。」

RDA的維他命A標準是5,000國際單位（對於一個成人的建議量）。5,000,000國際單位的單一劑量，也就是RDA的1,000倍，會導致噁心和頭痛。不要服用接近此規模的單一劑量是合理的建議。

在反覆規律性地攝入這種脂溶性維他命的情況下，在體內的儲存量會增加，最終其活性水平會達到引起如因顱內壓增高引起的頭痛及上述其他症狀的程度。重複每日攝入100,000或150,000國際單位，為期1年或1年以上，在某些人身上已經造成了這些問題，但在其他人身上並沒有。**我的建議是，一般而言，每日50,000國際單位應被視為經常性攝取的上限，任何服用大量的維他命A的人都應提防毒性的跡象。**

至於維他命B群，B_1並無已知的致命劑量，也無已知的嚴重致毒劑量。RDA的成年男性標準為1.4毫克。每日50或100毫克的經常性攝取對大多數人來說是可以耐受的量，且可能是有益的。

B_2沒有已知的致命劑量和已知的嚴重致毒劑量。RDA的成人標準約為1.6毫克。每日50或100毫克的經常性攝取對大多數人來說是可以耐受的量，且可能是有益的。

維他命B_3、菸鹼酸或菸鹼醯胺，沒有已知的致命劑量。攝入100毫克或更多的菸鹼酸（對不同人來說致毒劑量也不同）會引起潮紅、搔癢、血管擴張、腦血流量增加與血壓降低。這種潮紅反應通常在連續4天攝取每日400毫克以上的劑量後就

會停止。大劑量的菸草醯胺會讓一些人感到噁心。RDA的成人標準為18毫克，**精神分裂症患者經年攝取每日5,000～30,000毫克的劑量，而無毒性影響的事實已顯示了菸鹼酸（不管是菸草酸或是菸草醯胺）的低毒性（Hawkins & Pauling，1973年）。**

　　維他命B₆，或是吡哆醇，沒有已知的致命劑量。 當以很大的劑量經常性地服用這種維他命，會造成一些人嚴重的神經系統損傷。**維他命B₆是唯一具有顯著致毒性的水溶性維他命。**

　　有幾種物質（吡哆醇、吡哆醛、吡哆胺、磷酸吡哆醛和磷酸吡哆胺）具有B₆活性（具防止抽搐、煩躁、皮膚損傷和淋巴細胞產量減少的保護作用）。吡哆醇是所有B₆形式的通稱。在體內轉換為磷酸吡哆醛後，**維他命B₆成為許多酵素系統的輔酶素。** 適量攝取這種維他命是必要的，以利人體內許多必要生化反應在能帶來最佳健康狀態的速率下進行。

　　直到1983年之前，沒有任何一種水溶性維他命被視為有顯著的致毒性，即使在非常高的攝取量之下。接著出現了一份報告，內容是有7個人在4個月到2年之間，持續每日服用2,000～5,000毫克（每天1,000～3,000倍的RDA）的維他命B₆後，出現腳趾麻木以及容易摔倒的症狀（Schaumberg et al., 1983）。當停止高量攝取該維他命時，此神經末梢病變便消失了，而患者並沒有中樞神經系統損傷的現象。

　　我們可以總結出一個上限，即每日1,000倍RDA的維他命B₆攝取量。然而，該報告的作者群則遠遠謹慎得太多了，他們建議對於該維他命沒有人應該攝取超過RDA上建議的量，也就是每日1.8～2.2毫克的劑量。遵照此建議則會使許多人無法藉由每日服用50～100毫克或更多劑量，如我於第二章所建議的量，來改善健康狀態。許多細胞分子矯正精神病學醫師給他們的病患的建議量是每天200毫克，而有些病患還服用一天400～600毫克的量（Pauling, 1984）。霍金斯（Hawkins）報告說：「在超過5,000名的患者中，我們沒有觀察到任何因每日服用200毫克的吡哆醇藥物，即維他命B₆，而造成的副作用。」（Hawkins and Pauling, 1973）。

　　給予單劑量50,000毫克的維他命B₆並無產生嚴重的副作用。**這些大劑量的維他命B₆是開給因服用過量抗結核藥物——異煙　而中毒的病人當解毒劑的**（Sievers and Herrier, 1984）。

　　葉酸素（葉酸）、泛酸、維他命B₁₂和生物素沒有致命劑量。這4種水溶性維他命被描述為缺乏致毒性，即使在非常高的攝取量下亦然。 RDA成年男性的葉酸素標準為

27

維他命的低毒性

231

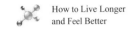
400微克（μg）、泛酸為7毫克、維他命B$_{12}$為3微克，而生物素則為200微克。

有一個跟葉酸素有關的奇特現象。1960年，美國食品藥物管理局（FDA）下令，沒有任何維他命錠劑或維他命的一日供給量可以含有超過250微克的葉酸素，之後增加至400微克。這些謹慎的命令沒有發布是因為證據顯示，葉酸素在更大劑量之下才有致毒性，葉酸素是沒有毒性的。事實上，**美國食品藥物管理局對葉酸素的400微克標準是比達成良好健康狀態的必要量還要小的。**發現泛酸並對葉酸素進行了一些早期研究的羅傑·威廉斯（Roger J. Williams）教授，曾寫下**「倘若不是與美國食品藥物管理局的規定相左，就會建議攝取超過其規定（約2,000微克，而不是400微克）的量」（Williams, 1975）。**

那麼，為什麼美國食品藥物管理局要阻止我們所有人取得適量的重要維他命呢？美國食品藥物管理局執行的該項措施是為了方便醫師診斷一項疾病，即**惡性貧血**。這種疾病導因於無法將維他命B$_{12}$從胃運輸進血液裡所造成的結果。由此產生的維他命B$_{12}$缺乏症狀是以貧血和導致精神病的神經損傷來表現。維他命B$_{12}$和葉酸素都為生產骨髓中的紅血球細胞所需，而缺乏的維他命B$_{12}$可由增量攝取葉酸素來進行部分彌補。因此攝取高劑量的葉酸素或可避免貧血的產生，但它無法控制因維他命B$_{12}$缺乏症所導致的神經損傷，還可能因協助用盡了有限的B$_{12}$來增加紅血細胞的生產，而加劇了神經損傷的情況。

1960年代醫學界的發言人爭辯說，醫師得依賴貧血症狀來診斷疾病，如果葉酸預防了貧血，他們就不會知道開始出現精神病跡象的病患其實是受惡性貧血所苦。美國食品藥物管理局隨後便宣布命令限制維他命製劑中的葉酸量。所以，此一措施並不是在保護公眾對抗葉酸的毒性，而是在幫助醫生診斷一些可能攝取了較大量的葉酸素的病患是否罹患了惡性貧血症。

如今，1/4個世紀之後，醫生對惡性貧血、維他命B$_{12}$和葉酸有了更多了解，很容易就能測試出有神經症狀的病患是否罹患了維他命B$_{12}$缺乏症，已經不再需要美國食品藥物管理局來規定限制維他命製劑中的葉酸量，本法規應當予以撤銷了。

再者維他命C沒有已知的致命劑量。在幾個小時的期間內，口服高達200克（g）的劑量並無有害影響。透過靜脈輸液給予100～150克之間的抗壞血酸鈉也無害。

幾乎沒有證據顯示其有長期致毒性。我知道一個人在過去9年裡已攝取此維他命超過400公斤（kg），他是一位在加州工作的化學家。當他罹患轉移癌時，發

現自己可以藉由每日攝取130克的維他命C來控制痛苦，因此這九年來，他一直維持服用這樣的劑量，即相當於每日超過1/4磅的維他命C攝取量。除了沒能成功地完全擺脫癌症，他的身體狀況是相當不錯的，沒有顯示任何來自該維他命的有害副作用。

對於攝取高劑量維他命C可能導致的副作用已經有了廣泛的討論，下一個章節會針對此主題來進行論述。

幾種具有維他命E活性且密切相關的物質，稱為生育醇，沒有已知的致命劑量。 我們可取得這些生育醇所合成的各種混合物，其活性由標準測試來判定，並以國際單位作為該活性的計量單位。例如，一毫克的右旋甲型生育醇（一種天然維他命E）等於1.49國際單位（IU），而一毫克的左右旋甲型生育醇（一種人工合成維他命E，為左旋生育醇和右旋生育醇的混合物）相當於1國際單位。

維他命E在許多方面都很有價值，包括能夠治療心臟和肌肉的疾病。它能與維他命C協同作用，來作為一般的抗氧化劑，也能以某些與蛋白質和脂質交互作用，然而此特定的運作方式尚未被充分理解。

RDA的維他命E標準為每日10國際單位。很多人都長期攝取了遠大於此的劑量。在加拿大的伊凡・舒特（Evan V. Shute）博士和威爾弗里德・舒特（Wilfrid E. Shute）博士報告說，成千上萬長期施用每日50～3,200國際單位間的人，並無產生任何跡象顯示該維他命具有明顯毒性（Shute and Taub, 1969年；Shute, 1978）。作為脂溶性抗氧化劑的維他命E，對於主要的水溶性抗氧化劑——維他命C而言，是個寶貴的同伴。

27

維他命的低毒性

第二十八章
維他命的低副作用

　　近年來，隨著越來越多的人認可增加維他命C攝取量的價值，人們也慢慢開始重視長時間服用此維他命所帶來的可能的副作用問題。而時時提醒大家小心維他命伴隨而來的副作用的醫生們，又放大了人們心中對於這個問題的憂慮。他們在各式刊物上，以及利用診察病人的時機，散布錯誤的資訊和虛假的警報。

　　此問題因美國人口多樣性造就的生化特性（第十章）而變得更複雜。在實驗中，有人連續9年每天服用130克的維他命C，而未產生任何有害副作用的跡象（第二十七章），但這個結果並不表示每個人均適合這樣的攝取量。較中肯的報告是弗雷德・R・奇恩尼博士（Dr. Fred R. Kienner）針對數百人所進行的實驗。他觀察到，實驗對象每天攝取10克的維他命C，持續數年後，仍然身體健康，沒有任何問題，這也許可歸因於大量攝取維他命的功勞。

　　南佛羅里達大學醫學院（University of South Florida College of Medicine）的L・A・巴內斯博士（Dr. L.A. Barness）在維他命C毒性作用的審查報告中列出了14項（Barness, 1977）。我應該針對全部的項目——進行討論。他說，許多毒性作用是無關緊要或罕見的現象，或是雖然棘手但無足輕重的狀況。這些狀況中，包括疑似維他命C所引起的幾件不孕案例，且其中一樁尚未確認成因。而針對疲勞的相關報告，作者則是抱持著懷疑的態度；許多人回報說提高維他命攝取量可增加其活力。攝取維他命C後的高血糖報告可能是不可信的，因為維他命C可能會干擾尿

糖（非血糖）測試的結果，下文會進行討論。攝取維他命C，而由抗壞血酸或抗壞血酸鈉所引起的偶發性過敏反應，似乎是不太可能出現的。因為經過層層淨化過程後，從葡萄糖合成這些結晶物質，應該不會遺留過敏原；我目前還沒聽說過有任何精細的研究曾顯示維他命C本身會引起過敏。

餐後服用維他命C

在過去10年或12年中，我曾針對高劑量維他命C的副作用進行了相關精細的研究和分析，已更正了許多關於這些副作用所代表意義的誤解（Pauling, 1976）。許多受歡迎但營養知識並不完整的作家，在未事先諮詢醫生（可能對維他命亦一無所知）的情況下，持續寫著關於危險維他命療法的恐怖故事，並建議人們的日常攝取量不可超過每日建議攝取量（RDA）。其中一個著名的例子則是1984年《紐約時報》（New York Times）上由布羅迪（Jane E. Brody）所撰寫的文章（第二十七章曾提及），整篇文章充滿了大量虛構或誤導的陳述。當我打電話給紐約時報發行人，提醒他這些錯誤，但是後來該報卻僅對其中一個錯誤刊出改正訊息（1984年5月7日）。關於大部分該篇文章所提到的「危險」資訊，本章或前一章中將會有進一步的討論。

目前，已有很多人針對服用高劑量維他命C所產生的副作用提出研究報告。這是因為**維他命C具有瀉藥的作用，可能導致腸子鬆動。對於某些人而言，空腹服用單劑量3克維他命C，會導致非常強烈的瀉藥效用；不過，在餐後服用相同劑量則沒有瀉藥的效果。**當醫生以抗壞血酸來治療患有傳染性疾病的病人時，在無嚴重不適的前提下，發現大多數病人每天可服用15～30克（Cathcart, 1975）。維爾諾等人（Virno et al., 1967）和畢耶提（Bietti, 1967）指出，青光眼患者每天服用30～40克抗壞血酸，需忍受3、4天的腹瀉症狀（但之後即恢復正常）。

便祕症狀通常可利用調節維他命C的攝取量來控制（Hoffer, 1971）。維持最佳健康狀況的明智作法即是每天定時排便，長時間將廢棄物留在體內可能會對身體造成傷害。另一方面，中度刺激性瀉藥，如鎂乳、美國鼠李皮（Cascara Sagrada）或硫酸鈉，本身也可能造成一些傷害。醫師通常會建議便祕患者保持良好的飲食習慣（包括大量的水果和蔬菜）。這是一個好的分子矯正療法。此外，除了食用蔬果，使用維他命C也是另一個很好的細胞分子矯正療法。

28
維他命的低副作用

　　一份知名的醫學論文提出，若3、4天不排便並不會造成實際的傷害，而腸道本身必須有機會發揮作用。基於下列幾個理由，我認為這個觀點是錯誤的。我們從路德維希癌症研究所（Ludwig Cancer Research Institute）多倫多分所所長羅伯特‧布魯斯博士（Dr. Robert Bruce）的研究中得知，人類糞便可能存有致癌物質，若下腸道持續接觸這些物質，將會增加罹患直腸癌和結腸癌的機率。而且，這也會增加從糞便中重新吸收而進入血液的膽汁酸量，血液會將這些膽汁酸帶入肝臟，重新轉換為膽固醇，從而提高膽固醇濃度，並增加罹患心臟病的風險，其他應盡快排出體內的有毒物質也會被再吸收，有時可由一個人所呼出的氣息來偵測這些物質。這應該可激勵那些對異性感興趣的人，盡快處理掉他們身體裡的廢料。

　　您可透過維他命C這種天然物質的瀉藥作用來達成此一目標。當您清晨起床時，即服用適當劑量的維他命C（3、5、8或10克，因人而異），您應自行測試並判斷，該劑量可讓您在早餐後立即排便。這才是一天正確的開始。

　　根據我的觀察，粗略估計，對於留意上述醫學權威引文的人而言，這加速了體內廢棄物的排泄過程約24小時（甚至更多）。

　　亦有報告指出，許多人在大量攝取維他命C後，增加了腸道氣體（甲烷）的產生。為了減少這些副作用（放屁在某種程度上是不受歡迎的），人們可能會嘗試各種維他命C和以各種方式來服用（例如前述的飯後服用）。有些人認為，服用抗壞血酸鈉鹽優於抗壞血酸，而對某些人而言，兩者的混合物可能是最好的；後組的測試者可同時獲得抗壞血酸鈉和抗壞血酸，或取得由布朗森製藥（Bronson Pharmaceuticals）和其他供應商所提供的平均混合物。一些不良的影響可能是由於藥劑中的填充物、黏合劑、著色劑或香料等等添加劑所引起，此時應選用其他品牌的藥片或使用純物質。對於某些人而言，定時溶解的藥片也許可以解決這個問題。

　　這不令人意外，當我們每天攝取5或10克的抗壞血酸，我們的腸道可能會有一些不適，即使這個量也是動物會自行製造的量，而被當成是最佳的攝取量。動物們會在體內的肝臟和腎臟製造抗壞血酸，除了從食物中的少量獲得，它們並不會將其傳遞到胃腸中。當我們失去合成這種營養素的能力，並開始吃僅提供給我們少量（每天1或2克）的食物，我們的消化系統將沒有任何進化壓力可適應較大的攝取量。我們可能已經適應了少量攝取，但有跡象指出（在本書其他章節討論），我們的最佳攝取量並不會低於其他動物為了己身所需而合成的量。

有些人問我，抗壞血酸是一種酸，是否會引起胃潰瘍。事實上，**胃內的胃液含有強酸，而抗壞血酸是一種弱酸，並不會增加其酸度。阿斯匹靈片和氯化鉀片可能會腐蝕胃壁而引起胃潰瘍，維他命C則可防止並治療這些潰瘍**（若需參考文獻和其他的討論資訊，請參閱Stone，1972）。

根據《醫療文刊》（Medical Letter）中，針對我的著作《維生素C與一般感冒》最後一章的書評結果指稱，維他命C可能造成產生腎結石的不利影響。一個未署名的書評作者寫道：「若每日服用4～12克的維他命C而導致尿液酸化，在一些慢性尿道感染的治療上，泌尿道可能會發生尿酸鹽和胱胺酸結石沉澱的問題。因此，對於具有痛風，形成尿酸結石或胱胺酸尿症等傾向的患者，則應避免攝取高劑量的維他命C。」

這種說法是錯誤的。編輯們可能已經清楚寫明這些患者不適用高劑量的抗壞血酸，但沒有理由要求病患避免服用高劑量的維他命C，因為維他命C可轉化為抗壞血酸鈉，並不會酸化尿液。《醫療文刊》中的聲明顯示了該刊物的編輯根本不知道他們到底在寫什麼。

維他命C事實上是抗壞血酸離子。該離子帶有負電荷，因此，我們在服用維他命C時也會一併服用等量的正電荷原子。在抗壞血酸中，這種正電荷原子是氫離子（H^+），在抗壞血酸鈉中是鈉離子（Na^+），而在抗壞血酸鈣中則是一半的鈣離子（$1/2\ Ca^{++}$）。所有這些含有維他命C（即抗壞血酸離子）的物質，均同時包含其他的東西。這些「其他東西」（氫離子、鈉離子或鈣離子）的作用，不應與抗壞血酸離子的作用混淆，如同《醫療文刊》的編輯們或是那些營養知識並不完整的作家。

眾所周知，腎結石有兩類，並應根據其形成原因，以兩個完全不同的方式進行控制。其中一類的結石（包括將近一半的尿路結石），是由磷酸鈣、磷酸銨鎂、碳酸鈣，或是這些物質的混合物所組成。這些結石傾向於在鹼性尿液中形成，具有這類體質的人應維持其尿液中的酸性。酸化尿液的好方法（可能是最好的方式）即是每天服用1克以上的維他命C。很多醫生為了這個原因而使用抗壞血酸，來防止泌尿道感染（特別是有機體感染，使尿素水解成氨，並以這種方式鹼化尿液，促使形成此類的腎結石）。

另一類的腎結石，卻傾向於在酸性尿液中形成，是由草酸鈣、尿酸或胱胺酸所組成。具有這類體質的人則應維持其尿液中的鹼性，**他們可服用維他命C（抗壞**

28
維他命的低副作用

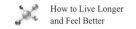

血酸鈉），或服用抗壞血酸，只要以足夠的碳酸氫鈉（普通的小蘇打）或其他的鹼化劑來中和抗壞血酸即可。

在醫學文獻上，尚無因大量攝取維他命C而導致形成腎結石的單一個案報告。不過，的確是存在這種可能性。有些人可能在服用大量維他命C後會提高形成草酸鈣腎結石的機率，目前已知抗壞血酸在體內可氧化成草酸。蘭登和克里斯托斯基（Lamden and Chrystowski, 1954）曾針對51名健康男性實驗對象，研究了維他命C的一般攝取量（僅來自於食物），發現尿液中所排出的草酸量平均為38毫克（在16～64毫克之間）。若每天補充抗壞血酸2克，該平均值僅增加3毫克；每天補充4克，則平均值僅增加12毫克；每天補充8克，草酸排出量增加45毫克；補充9克則增加68毫克（此為平均值，實驗對象最多排出150毫克）。

從這個結果來看，大多數人在服用高劑量維他命C後不會因草酸而發生問題，不過仍有少數人可能要小心，就像他們必須避免食用菠菜和大黃（具有較高的草酸含量）。少數人具有一種罕見的遺傳疾病，這種疾病會在自己的細胞內增加草酸的生產（主要來自胺基酸甘胺酸），已知有一名年輕男子會將約15%所攝入的抗壞血酸轉換成草酸，約是其他人的50倍（Briggs, Garcia-Webb and Davis, 1973），此人（與其他具有相同遺傳缺陷的人）便須限制其維他命C的攝取量。

近年來，我收到許多人的來信，他們都深受同一份報告困擾，報告中說高劑量的維他命C若與食物同時食用，將會破壞食物中的維他命B_{12}，進而導致B_{12}缺乏症惡性貧血。我回答說，該報告是不可靠的。因為食物在實驗室中研究的狀況，與經由吞嚥並保存在胃裡的狀況並不完全類似。如今，已證明由赫伯特和雅各布（Herbert and Jacob, 1974）所提出的原始報告是錯誤的，因為他們使用了一種不可靠的分析方法，而且，事實上，維他命C並不會對食物中的維他命B_{12}造成任何嚴重的破壞。

赫伯特和雅各分別以具有適量維他命B_{12}含量和高維他命B_{12}含量的餐點進行研究，其中後者含有90克的烤牛肝（已知含有豐富的維他命B_{12}），而一些餐點會分別添加100毫克、250毫克或500毫克的抗壞血酸。用攪拌機將餐點絞碎拌勻後，在體溫（37℃）的環境中放置30分鐘，再以放射性同位素方法分析維他命B_{12}的含量。研究者報告指出，若在餐點中添加500毫克的抗壞血酸，對含適量維他命B_{12}的餐點而言，將會破壞95%的維他命B_{12}；但對於高維他命B_{12}含量的餐點，只會破壞幾乎50%。他們做出了如下的結論：「高劑量的維他命C是一般用來治療感冒的

偏方，若是和食物一起食用，將會破壞大量的維他命B$_{12}$……，要是每日攝入500毫克以上的抗壞血酸，卻未定期評估維他命B$_{12}$的狀態，可能是不明智的作法。」近年來，此說法在許多報章雜誌上與營養和健康相關的文章中一再出現。

我們知道，純羥鈷胺和純氰鈷胺（維他命B$_{12}$的形式）在存在氧氣和銅離子的環境下會遭受抗壞血酸的攻擊和破壞（氰鈷胺快速減少），但赫伯特和雅各所報告的破壞量卻高得驚人。此外，有證據顯示，赫伯特和雅各所提出的結果說明是錯誤的。從他們針對餐點（不添加抗壞血酸）分析所提出的報告中，其維他命B$_{12}$含量大約只有會出現在這些組成餐點的食物中的1/8。

食品中的某些維他命B$_{12}$是與蛋白質和其他食品成分緊密結合。生物化學家開發了一些特殊的程序，以釋放這些與其他物質緊密結合的維他命，若不使用這些程序，分析時僅能考慮未緊密結合的B$_{12}$含量。調查人員分別在兩個不同的實驗室使用可靠的分析方法來重複實驗（Newrnark, Schemer, Marcus and Prabhudesai, 1976），他們發現兩份餐點中的B$_{12}$含量和從食物成分表中算出的結果是相等的（誤差5%以內），其B$_{12}$含量為赫伯特和雅各所報告的6～8倍。此外，他們還發現，額外添加100、250或500毫克的抗壞血酸後，均未改變餐點中的B$_{12}$含量。

關於維他命C會破壞食物中的維他命B$_{12}$的這項指控，亦有另外兩個研究進行了仔細檢視（Marcus, Prabhudesai and Wassef, 1980；Ekvall and Bozian, 1979）。我們也許可得出這樣的結論，由赫伯特和雅各所提出，飲食外同時攝取500毫克以上的大量維他命C會造成的危險，是不存在的。他們使用不良的維他命B$_{12}$化學分析方法，因而導出了錯誤的結論。撰寫維他命相關文章的作家們，以及提出健康建議的醫生們，現在應停止引述維他命B$_{12}$被破壞的說法作為不服用適量維他命C的理由。

對於不服用增量的維他命C，《醫療文刊》提出了一個理由，即尿液中若出現維他命，可能會導致正常的尿糖（糖尿病的指標）測試呈現偽陽性結果。對於維他命C這種重要物質而言，這實在是非常難以接受的論點。相反地，應該要開發一種可靠的尿糖測試。

勃蘭特、古耶和班克斯（Brandt, Guyer and Banks, 1974）展示了如何修改尿糖測試的程序，來防止抗壞血酸的干擾。有一個很簡單的方法，就是在測試當天取得尿液樣本的幾個小時前避免服用維他命C。

另一種常受到抗壞血酸干擾的測試是血便測試，這可指示是否出現內出血的

28
維他命的低副作用

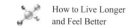

狀況（Jaffe et al., 1975）。國家衛生研究院的羅素·M·謝菲博士（Dr. Russell M. Jaffe）已發現這個影響，目前正在著手開發一種更為可靠的測試。

當一個人每天攝取一般量的維他命C，其血液中的抗壞血酸濃度會保持不變，約為每公升15毫克。斯佩羅和安德森（Spero and Anderson, 1973）針對29個實驗對象進行研究，使其分別每天攝取1、2或4克。一開始，他們血液中的抗壞血酸濃度會先上升至每公升20毫克以上，但過些日子後則會慢慢下降。哈里斯、羅賓遜和鮑林（Harris, Robinson and Pauling, 1973）也注意到了類似的效果，並將其歸因於人體為了回應攝取量的增加，提高了維他命C的代謝利用。

這在細菌中是常見的現象。一般的腸道細菌——大腸桿菌，通常使用單醣葡萄糖作為碳的來源，亦可存活在雙醣乳糖（乳糖）。若將大腸桿菌的培養菌從葡萄糖轉移到乳糖時，剛開始它的生長速度非常緩慢，一段時間後將會迅速生長。為了在乳糖中存活，微生物體中必須含有一種可將乳糖分解成兩半（葡萄糖和半乳糖）的酶。而大腸桿菌可製造一種名為 β 半乳糖苷酶的酶，因為在其遺傳物質中具有相對應的基因，但是當其存活在葡萄糖裏時，培養菌中的每一個細胞均僅含有少數這種酶的分子。當它轉移到含有乳糖的培養基時，每個細胞便會將幾千個這種酶的分子進行合成，使其可更有效率地使用乳糖。

這過程即為誘導酶的形成過程。這個現象在1900年被人們發現，而法國生物學家賈克·莫諾（Jacques Monod）曾針對這個現象進行了仔細的研究調查。之後，與弗朗索瓦·雅各布（Francois Jacob）發表了相關學說，因此和安德魯·雷沃夫（Andrew Lwoff）於1965年共同獲得了諾貝爾醫學獎。莫諾和他的同事證明了酶的製造速度是受限於本身特定的基因，而該基因又受到另一種名為「調節基因」的基因所控制。當培養基中僅有少量（或沒有）乳糖時，調節基因便會停止酶的合成，這可使細菌不會製造無用的酶，減少了不必要的負擔。當出現乳糖時，調節基因將會啟動酶的合成程序，使該乳糖可以作為食物來源。

有證據顯示，人類有類似的調節基因，針對抗壞血酸轉換成其他物質所需的酶，可控制其合成。這些其他物質（氧化產物）是非常有價值的。例如，目前已知他們在動物癌症的控制上比抗壞血酸更有效（Omura et al., 1974 and 1975）。但抗壞血酸本身也是一個重要的物質，可直接參與人體內膠原蛋白的合成作用和其他反應。若酶的運作效率太好，使所有的抗壞血酸和脫氫抗壞血酸均轉換成氧化產物（不具有與維他命相同的生化特性）的話，將會是一場大災難。基於這個原

因，當維他命C攝取量很小時，調節基因便會停止或減緩酶的製造；當攝取量較大時，酶便會大量產生，以允許更多的抗壞血酸轉換成其他有用的物質。

當一個人在一段時間內大量攝取維他命C，這些酶的量便會隨之增加；如果突然降低攝取量，血液中大部分的抗壞血酸會迅速轉換成其他物質，將使得血液中抗壞血酸和脫氫抗壞血酸的濃度變得異常地低，此人的抗病能力可能會降低。這就是停藥效應（也稱為反撲效應）。

停藥效應可能會持續一、兩個星期。到那時，相對於維他命C的低攝取量，酶的數量將已下降到正常值，血液中的抗壞血酸濃度也上升至其正常值。因此，較明智的作法是，對於攝取大量維他命C的人而言，若決定要恢復到少量攝取時，應在一、兩個星期內逐漸減少攝取量，而非突然減少。

停藥效應對大多數人而言可能不是很重要。安德森、蘇里亞尼和比頓（Anderson, Suryani and Beaton, 1974）針對其實驗對象，在停止服用抗壞血酸或安慰劑藥片後的當月份，檢驗其感染冬季疾病（主要是感冒）的數量。在本月中，每天接受1或2克維他命C的受試對象，和那些服用安慰劑的人，發病機率幾乎相同，分別為每人0.304和0.309；在家休養的平均天數分別為每人0.384和0.409，而請假的天數則為0.221和0.268，第一組的測試結果比第二組更小（如果停藥效應對實驗對象而言是很重要的話，此測試結果應會相反）。此外，上半月的疾病量並未大於下半月。

有些人可能深受這些調節基因的異常行為所苦。若出現超額的酶（催化維他命C的氧化作用），則可能是維他命代謝異常所引起，可在某些患有精神分裂症的受試對象身上觀察到這個現象。

不過，卡麥隆博士（Dr. Ewan Cameron）和我，在我們所寫的書《癌症和維他命C》（Cancer and Vitamin C, 1979）中指出，停藥效應可能會對癌症病人造成危險，因此建議這些病患不可停止維他命C的攝取，即使是一天也不行。這個問題在第十九章中有深入的討論。

孕婦需要更多的維他命C

三十多年前便已發現，孕婦比其他婦女需要更多的維他命C。此額外需求有部分原因是，成長中的胎兒需要大量的維他命C，而胎盤中有一個機制，專門將

母親血液中的維他命C輸送給胎兒。在沙威和史丹達（Javert and Stander, 1943）早期的研究中，**臍帶血中的抗壞血酸濃度為每公升14.3毫克，是母親血液中的4倍**。即使在分娩後已無母體的血液可用時，對嬰兒的好處仍然不減，因為**母親的乳汁會分泌抗壞血酸**。牛奶中的維他命C含量比母乳少多了，這是由於小牛並不需要額外的維他命C，因為牠可在自己的肝臟細胞內自行製造。

已有報告指出，**若正常孕婦的維他命C攝取量不足，在懷孕4個月時，血漿濃度會從每公升11毫克（246名婦女的平均值）持續下降為每公升5毫克；足月時則降至3.5毫克（Javert and Stander, 1943）**。這些過低的血漿濃度值不僅使母親的健康欠佳，同時會對嬰兒造成影響；新生兒出血性疾病的發生率，已證明與血液中過低的維他命C濃度有關。沙威和史丹達因此認為，孕婦若要維持身體健康，每天需攝取200毫克的維他命C，對大多數孕婦而言，最佳攝取量可能更大（每天1克以上）。當然，其他所需的營養亦須得到滿足。布魯爾（Brewer, 1966）強調，適量攝取蛋白質和其他營養物質是必要的，可防止產後子癇（Postpartum eclampsia）；而在懷孕期間，使用利尿劑和飲食限制來控制體重的增加是有害的。

適量攝取維他命C可有效控制先兆性、自發性和習慣性流產。在沙威和史丹達針對具有先兆性或曾經自發性和習慣性流產的79名婦女所進行的研究中發現，有33名病患服用維他命C，搭配生物類黃酮和維他命K，其中91%可順利懷孕（僅有3名流產），而其餘46名均未服用維他命的病患則全數流產。在格林布拉特（Greenblatt, 1955）針對習慣性流產的管理分析認為，維他命C搭配生物類黃酮和維他命K是最好的療法，次佳的則是孕激素、維他命E和甲狀腺提取物。

在過去7年中，有不同的報紙營養專欄作者曾一再申明，高劑量的維他命C可能會導致流產。這種說法的基礎似乎是來自兩位前蘇聯的醫生桑伯斯凱亞和費爾德曼（Samborskaya and Ferdman, 1966）一份簡短的論文。他們的報告中提到，針對20名年齡範圍在20～40歲的婦女，當其月經延遲10～15天時，連續3天口服6克抗壞血酸後，其中16名隨即月經來潮。我寫信給桑伯斯凱亞和費爾德曼，詢問是否已對這些實驗對象進行任何懷孕測試，而他們僅以另一份論文來回答我的問題。

亞伯罕·賀弗醫師（Abram Hoffer, 1971）曾表示，自1953年以來，他使用高劑量的維他命C（每天3～30克）治療超過1,000位病人，並未出現任何一例因此而形成腎結石的病例，亦未出現引發流產、過度脫水或任何其他嚴重的毒性反應。

　　抗壞血酸似乎不太可能導致流產，儘管它可能有助於控制月經不順的症狀。拉漢（Lahann, 1970）檢視了各項文獻資料，特別是德國和奧地利的期刊，他的結論是，若每天口服200～1,000毫克的抗壞血酸，則可明顯的改善月經的問題。此外，在月經週期的過程（特別是在排卵時）中會急劇增加抗壞血酸的使用率，量測此使用率即可判斷排卵期的結束時間，進而因此確定最佳的受孕時間，以克服不孕的問題（Paeschke and Vasterling, 1968）。

　　英國的一份維他命補充劑研究報告指出，即使是依食品和營養委員會所建議的少量攝取，維他命補充劑仍可有效預防發育中的胚胎出現神經管缺陷（如脊柱裂）問題（Smithells, Sheppard and Schorah, 1976）。在北美的白人人口中，神經管缺陷的發病率約為每千名活產嬰兒中會出現2例。而前一個孩子具有此缺陷的父母，其第二個孩子的發病率將會更高。英國的研究針對448名孩子具有神經管缺陷的母親進行實驗，其中約一半的實驗對象服用多種維他命和鐵製劑，而另一半則服用安慰劑。服用補充劑的母親，其再次懷孕所生嬰兒的神經管缺陷發生率僅有0.6%；相較於未補充維他命的母親，其嬰兒的神經管缺陷發生率5.0%而言，補充劑幾乎可完全預防神經管缺陷的發生。

28
維他命的低副作用

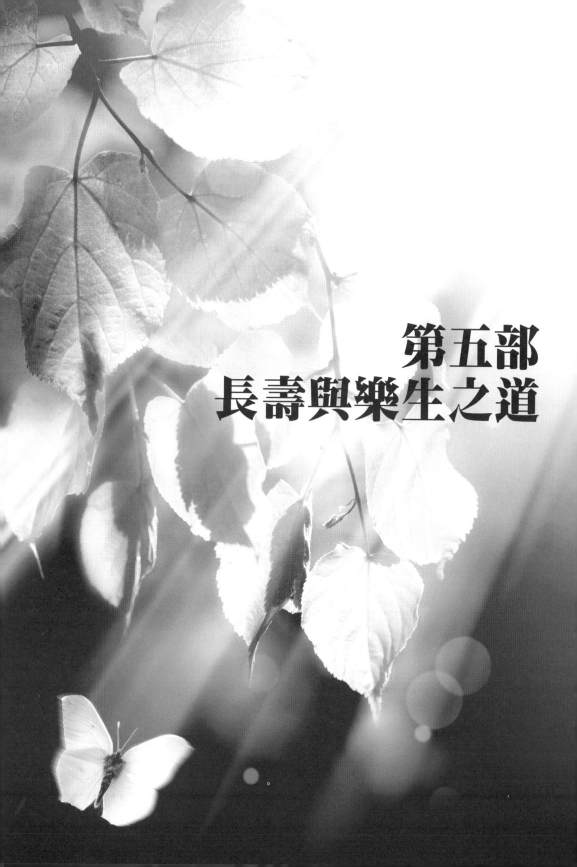

第五部
長壽與樂生之道

第二十九章
美好世界的樂活人生

這本書已告訴你，過去20年來，研究新營養科學所得到的發現，要如何才能活得更長壽，感覺更好。你不再需要追尋煩人且令人無法接受的養生法。相反的，現在你所追求的是個合理且愉悅的養生法，已詳載於此書的第二章節，若依此法養生，你將會比同年齡友人，活得更久、更健康。若能將最重要的新營養科學養生建議，養成習慣，你將加倍受惠，這建議就是：**每天攝取各種基本維他命適度的補充量。**

不管你目前幾歲，只要現在開始採用此養生法，就可達到顯著的效益。尤其老年人受惠最多，因為他們特別需要補充適當的營養素。堅守此養生法，持之以恆是絕對必要的。幸運的是，這個方法在飲食方面，不必過度嚴苛。所以，大部份你喜歡的食物，皆可享用，生活品質也為之提升；更棒的是，你可以適度享用含有酒精成份的飲料（我們甚至建議你這麼做）。

事實上，關於書中所提的飲食，**唯有一項禁止，那就是糖類**。如同香菸，蔗糖是工業文明下的新穎廉價產物。此二者一同為這些「格外幸運」的已開發國家人民，帶來常見的癌症和心血管疾病。

糖類含量過高的早餐（如某些高糖量穀類早餐），對嬰兒與小孩，特別會造成傷害。而無糖及化學代糖的健康飲料問題，亦仍待解決。戒菸可免除香菸的毒害，而蔗糖卻無法避免，必定要大幅減少蔗糖的攝取量。

這本書已解釋維他命的補充，對人體營養的重要性。將合成維他命與甚至部分胺基酸的任務，交給吃下肚的植物，這對早期脊椎動物來說，是一項重大的演化優勢。如同生物分子結構的新發現顯示，合成基因的淘汰，已剝奪靈長類自行製造維他命C 的能力。還好藉著這類型淘汰得到調適後的好處，靈長類因而可進化為人類。新營養學指導我們善用合適的身體機能，也就是人類物種最高階的調整優勢，來防止任何因為基因淘汰所帶來的損害。我們能夠也必需補充各式各樣的維他命，尤其是維他命C。

從這本書我們更可以看到，藉由維持最佳建康狀態，特別是維持適量的維他命攝取，我們可抵抗一長串折磨人類的疾病。這長串病源之首，實為維他命缺乏症。**維他命缺乏症容易藉著調整體內生化功能而治癒，充足的維他命幫助我們抵擋傳染病並強化組織，以利於抵禦自我攻擊的癌細胞和免疫系統疾病。**以最為耳熟能詳的維他命——維他命C來舉例，我們已可寄望一種新式醫學，也就是分子矯正醫學；其採取中性天然物質進行治療，一來保護身體免於疾病，二來亦能治病。分子矯正醫學早已證明維他命C，可以預防和治療疾病；而也許有朝一日，可讓人類免於經歷舊醫學最熟悉且最難纏的疾病－流行性感冒。

最後，我在這本書裏留了些空間，給對這個主題有爭議的醫生和守舊派的營養學家。我必需這麼做，是因為無法時常回覆他們於出版刊物或其他論壇所作的評論。很有可能，你聽到他們的意見會比來自於我的多。但在這些我所留的頁面，你會聽到雙方的意見。

所以你可以瞭解，我應有第二個理由可以感到欣慰，因為我已經知道你可以活得更久、感覺更好。

過去20年期間，我們感受到生活歷經革命性的改變；而這改變，允許我們擁有更多的自由，進而收獲良多、履行我們的創意、享受生活。

野生動物投入時間和精力，為了取得足夠的食物以力求生存。遠古時期的男人、女人和小孩，也必需耗費大部份時間與精力打獵、蒐集食物、尋找果實、莓果、核果、種子和多汁植物 。而後約一萬年前，當農業開始發展、動物受到馴養，生活立即產生革命性的改變。取得食物、維持生存已不再耗費每個人所有的時間與精力。有些人開始設想新的方法來做事；像是用石頭和金屬做成新的工具、思考天體運行的方式、語言，甚至生命的意義。文明因此漸漸開始形成。

工業革命使人類又向前邁進一步。利用水力發電、燃煤和其他燃料來產生電力驅動機器後，人類更可從單調沉悶、重覆性的工作中解放。

過去20年間，另一種革命持續不斷地進行，包括不再為了取得合適的食物而付出極大的努力，得到最佳健康以利迎向長久美好的人生，盡量免於疾病的折磨等。藉著發現維他命和其他必要的營養物質，了解其最佳攝取量，這革命持續地發生。吸收這些營養物質，就能供給最佳的健康，而攝取量常遠大於一般的建議量。由於需求量如此之大，所以它們只能以營養補充品方式取得，而無法單純從任何其他飲食（包括一般食物）裏獲得。

50多年來，醫師和守舊派營養學教授不斷呼籲每個人採用他們自認健康的飲食法。20或30年來，我們都受到鼓勵要吃的均衡，要食用4大類食物：肉／魚／禽肉類、穀類、水果和紅／黃色蔬菜，以及乳製品。無論愛惡與否，專家們總在過去督促著我們接受這類飲食養生法。而最近，由於這些權威專家額外提出的強烈建議，使得我們很多人生活中應有的樂趣已被帶走不少。有人告訴我們，不應吃含有鮮美肉汁的牛肉，因為有動物脂肪。也有人告訴我們，不應該吃蛋，因為蛋含有膽固醇。取而代之的，我們受到鼓勵應該吃工廠配製的蛋類製品，也許口感不是十分吸引人，但它是一種已處理過，利用化學溶劑將膽固醇移除的蛋。還有人告訴我們，不應該吃牛油。從此以後，前往一家精緻的餐廳用餐，再也無法令人愉悅，卻成了憂慮的來源，還喚起了罪惡感。

為什麼我們會得到這些建議呢？有部份理由是因為，良好的健康需依賴充份的維他命補給。在過去，需要食用大量的蔬果來取得勉強及格的維他命補給，來獲得薄弱的基本健康狀態。而每個國家都有其特別的飲食文化，像是德國酸菜和醃漬食品，為了能在冬天缺乏蔬果時生存下去，人們非吃不可。對過去大部份人而言，即使所選用的是最好的食物，其健康狀況也不是非常好。

這個正在發生的革命性大轉變，將我們從嚴格限制飲食的迷思中解放，放下我們對禁止食用所愛食物的執著。**我所建議的唯一限制就是，不需食用一大堆食物；同時，禁止攝取食用蔗糖。**這項營養管理的自主權，因著現今容易取得的維他命與礦物質補給品，已不再遙不可及。

再者，服用這些重要營養素的最佳攝取量（大大超過食物中所能提供的量）變得可能，並藉此臻至健康的顛峰，遠勝於其他早期可能達到的健康狀態。過去140年來，有機與生化學家艱辛地研究碳化合物的本質，並揭開其在人體內相互作用之謎，對此我們必需心存感激。由於他們的努力，我們今日才能享受更佳的人生。

最後，我忍不住想提起，可能發生的核子戰爭才是對於所有人及其子孫健康的最大威脅。美國或其他國家的人民，有可能因美國與蘇聯爆發核子戰爭而遇害，而這似乎能讓我努力建議大家的樂活之道，白白浪費。但我相信災難可以避免，努力讓生活品質改善是相當值得的。藉由明智地處理國際關係事務，我們不僅能獨善其身，也可幫助其他人類夥伴，共同改善生活品質。若能減少強國的軍事預算，就算達到成功的標準。

不要讓任何醫學專家或政客來誤導我們。找出事實的真相，做出自己的決定，讓生活過得快樂，並努力讓世界更美好。

29
美好世界的樂活人生

後記

　　萊納斯・鮑林醫藥科學研究中心（1973年至1996年座落於加利福尼亞州）是由萊納斯・鮑林所創立。時至今日，該研究中心仍持續進行營養生化醫學的研究，並於1996年搬遷至奧勒岡州立大學校內。該研究中心的使命，是確認微量營養素和植物化學物質（植物化學物質可能影響健康），在促進最佳健康以及預防和治療疾病的作用，並確定氧化和硝化應激及抗氧化劑在人類健康和疾病上所扮演的角色。這項工作的目的是幫助人們實現健康且富有成效的生活，使其充滿活力、將病痛減至最少，並杜絕癌症與其他使人衰弱的疾病。

　　萊納斯・鮑林期盼更新《長壽養生之道》，但晚年的病情阻止了他的心願。他意識到自1986年本書首刷當年，更多研究發表的物質，如輔酶Q_{10}、類胡蘿蔔素和肉鹼，已開始吸引了大量的關注，而這種資訊應該囊括在本書的新版中。當然，發表有關維他命的科學／醫學文獻的熱潮，特別是維他命C和E，也持續迅速延燒。鮑林去世之後，萊納斯・鮑林研究中心曾謹遵其遺願，試圖編排《長壽養生之道》的修訂本，可惜力有未逮。所幸於2000年，鮑林微量營養素研究資料中心（MIC）成立後，我們終於能看到此資料庫已在理念效果上，更新了本書。針對微量營養素的研究，MIC扮演一個不斷更新準確資料的網路資訊中心，包括維他命和營養有關的礦物質、植物營養素（如類胡蘿蔔素和黃酮類化合物）、膳食中包含的項目：如堅果、茶葉、十字花科蔬菜、酒類、大蒜、咖啡、α-硫辛酸、L-肉鹼、輔酶Q_{10}和ω-3脂肪酸。每一篇於MIC的文章都由專業員評定過，並代表了科學和醫學知識的最新的現況；尤其針對特定的微量營養素和其他營養物質，以及它們如何影響健康與疾病。MIC可經由 http://lpi.oregonstate.edu/infocenter 網址連結。2003年，由珍希格登（Jane Higdon）彙整線上有關維他命和礦物質部

分之資料，已由蒂姆醫學出版社（Thieme Medical Publishers）集結為《於理有據的維他命和礦物質：健康益處及服用建議》一書上市。而第二卷《於理有據的膳食植物化學物質》於2007年出版，其章節圍繞在富含植物化學物質的相關食物主題上，如水果、蔬菜、豆類、堅果、咖啡、茶；亦有探討血糖指數、必需脂肪酸酸、特定植物化學物質（如類胡蘿蔔素、葉綠素、纖維素、黃酮、大豆異黃酮，和吲哚-3甲醇）的部份。兩書皆附錄藥品與營養素及營養素與營養素間的互動關聯、一份詞彙表，以及一份綜合索引。

此外，每半年度發布一次的萊納斯鮑林研究中心（LPI）研究通訊，於http://lpi.oregonstate.edu/nswltrmain.html 網址登載，為這一領域的研究，提供詳細完整的資料。研究通訊所發布的，皆為LPI學院的研究發現之原始文獻，其影響正分子醫學研究方向甚鉅，特別是老化、心臟病、癌症和神經系統疾病這方面。國家醫學圖書館，透過其數據庫（Medline），亦為為數量龐大的生物醫學文獻，提供了一個絕佳的線上文摘檢索資源（http://www.ncbi.nlm.nih.gov/entrez），其中包括過去五十年來數千筆的期刊及數百萬筆的條目。以「維他命C」這個名詞加以搜索，可追溯至1949年以來約 31,500份論文，雖然大多數老條目並未提供摘要。搜索出的論文中約有16,000是《長壽養生之道》1986年2月出版第一版之後才發表的，顯示其引發一連串對維他命C的熱烈研究。

在LPI網站（http://lpi.oregonstate.edu）上張貼有一篇簡短的萊納斯‧鮑林傳記，更多有關他科學工作和生活的訊息，可從艾娃海倫和鮑林文件，一份存於俄勒岡州立大學超過50萬的項目的特殊收藏檔案：包括研究記錄本、手稿、獎章和獎勵，並有許多與20世紀當時文化、政治和科學界領袖的往來書信（http://osulibraiy.oregonstate.edu/specialcollections/coll/pauling）。

《長壽養生之道》至今仍為釐清正分子醫學基礎的一個傑出的經典。其地位崇高如歷史文件，涵蓋了往往在今天被忽視的舊有重要臨床文獻，因此我們決定用盡可能少的修改，加以再版。我們已經註明了1980年代以來一些在光學和醫學累積證據下可能被修改的陳述，但鮑林的主要理論——調整體內各分子的濃度，以達到人體最佳健康狀態以預防治療疾病——依然屹立不搖。LPI一直持續到今天的研究皆為讚揚一位偉大的美國英雄，那英雄即是，如萊納斯鮑林的孫子亞歷山大坎布（Alexander Kamb）曾說的：「大自然的力量。」

史蒂芬‧勞森
萊納斯鮑林研究中心

長壽養生之道：細胞分子矯正之父20周年鉅獻

作　　　者　萊納斯・鮑林(Linus Pauling)博士
總　審　訂　謝嚴谷
譯　　　者　黃玉明，曾院如
執 行 編 輯　詹雁婷
美 術 編 輯　羅芝菱，沈淑雯
文 字 校 對　江明華
行 銷 企 劃　詹雁婷

發　行　人　黃輝煌
社　　　長　蕭豔秋
財 務 顧 問　蕭聰傑
出 版 者　博思智庫股份有限公司
地　　　址　104台北市中山區松江路206號14樓之4
電　　　話　(02)2562-3277
傳　　　真　(02)2563-2892

總　代　理　大和書報圖書股份有限公司
電　　　話　(02)8990-2588
傳　　　真　(02)2299-7900

印　　　製　禹利電子分色有限公司
定　　　價　280元
第三版第一刷　中華民國104年10月

ISBN　978-986-86264-9-2 (平裝)
2016 Broad Think Tank Print in Taiwan

國家圖書館出版品與行編目(CIP)資料
長壽養生之道：細胞分子矯正之父20周年鉅獻/
萊納斯・鮑林(Linus Pauling)著 ;
黃玉明，曾院如譯.--第一版.--
臺北市：博思智庫，民100.05
面；公分. -- (美好生活；6)
譯自：How to live longer and feel better
ISBN　978-986-86264-9-2 (平裝)

1.維生素 2.細胞 3.營養 4.食療

418.321　　　　　　　　　　100006560

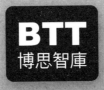

BTT
博思智庫

博士健康網　http://healthdoctor.com.tw/

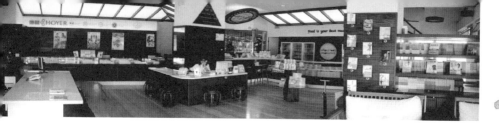

德瑞森 長壽養生之道自然醫學中心

德瑞森長壽養生之道自然醫學中心係由母公司德瑞森莊園之前身「中部乳品（股）公司」所設立。中部乳品 35 年來從事養樂多事業之經營，係由中心創辦人之先父謝式炎山（號 金山）先生於 1968 年所創。創辦人先父努力耕耘，投入事業 20 年後，雖然事業有成卻也賠上了健康。1992 年創辦人放棄加州矽谷電腦工程師優渥的工作毅然返回台灣延續父親的事業，多年來工作之餘積極投入有機農作與自然醫學領域，並有感於現代飲食環境的惡劣、醫療上的偏廢與無助決定致力於整合主流醫療與不用藥的自然醫學之推行而努力。以**細胞分子矯正、骨架結構矯正**及**疾病人格矯正**之相關自然醫學配合功能性檢測、器官排毒、飲食教導為自然醫學中心之經營主體，自 2006 年創辦以來已讓眾多精神及慢性疾病患者重拾健康。啟動身體自我療癒能力，增進生活品質與家庭美滿進而提升心靈健康，實為本自然醫學中心與德瑞森自然醫學事業經營與創設的宗旨。

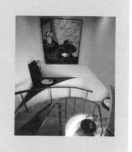

創辦人　謝柏曜先生

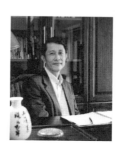

· 台中一中畢業
· 國立台灣大學農學士
· 國立台灣大學資訊研究所碩士
· 美國紐約州雪城大學電腦工程碩士／博士班
· 美國加州矽谷電腦工程師
· 德瑞森莊園自然醫學國際機構　總經理
· 台中美術城鄉敦睦協會創會長

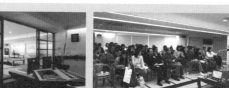

德瑞森莊園自然醫學中心　　　　金山講堂　　　　細胞分子矯正研習課程

本機構為國際細胞分子矯正學會 ISOM 會員

CLEAR DIRECTION
NATUROPATHIC INSTITUTE
德瑞森莊園自然醫學中心

40348 台中市西區五權五街48號
TEL：(04)2378-6268
www.celllife.com
營業時間：AM9:30 ～ PM6:30 ／隔週六休／星期日例休／國定假日休假

Orthomolecular 細胞分子矯正醫學應用研習課程

研習日期：
第 63 梯次：105 年 4 月 23 日 (星期六)
第 64 梯次：105 年 5 月 28 日 (星期六)
第 65 梯次：105 年 6 月 25 日 (星期六)
第 66 梯次：105 年 7 月 23 日 (星期六)
各梯次即日起接受來電或 E-mail 預約報名
報名請洽本中心 Claire（陳小姐）04-2378-6268
E-mail：service@hofferclinic.com

課程時間：10:00Am ～ 6:00Pm
※ 主辦單位：德瑞森莊園自然醫學國際機構
台中市西區五權五街 48 號
Tel:04-23786268　Fax:04-23786248
※ 研習地點：台中市西區五權路1-67號 21 樓 - 金山講堂
本細胞分子矯正課程為純公益活動，當日恕不出貨，由
於名額不足（限 250 名）若無法確定是否出席者請勿
報名，預先報名若有事不克前來，請務必於上課前一週
通知本中心，以免虛佔名額。

時間	課程類別	探討疾病及教學大綱
10:00~10:20	自然醫學導論	細胞分子矯正、情緒與人格矯正、骨架與肌肉結構矯正
10:20~12:00	細胞分子矯正醫學導論 細胞分子矯正醫學與主流醫學慢性疾病用藥機轉利弊之探討	細胞分子矯正醫學 60 年的沿革與代表性學者與學說、慢性病用藥之機轉說明
中場休息	細胞分子矯正飲食教導：如何穩定血糖	Ω3 亞麻燕麥奶、綜合堅果
12:10~13:10	細胞分子矯正醫學初階課程 粒線體的能量代謝循環 自由基與氧氣的還原 (Celllife 的應用) 葡萄糖與脂肪酸的代謝 (維他命 B3 的應用) 完整細胞膜的建構 (Ω3 脂肪酸的應用) 細胞間質環境酸性廢物之排除 (礦物質、鈣鎂離子於調節腎功能與 PH 值之應用)	糖尿病（逆轉醣化血色素）、高血壓、過敏、癌症、化療、膽固醇、三酸甘油脂代謝障礙、自體免疫疾患、精神分裂、幼兒精神疾患（過動、自閉、妥瑞氏症）胃食道逆流、偏頭痛、荷爾蒙分泌失調、失眠、肌肉酸痛、骨質疏鬆、痛風之細胞分子矯正防治原理
午餐 / 午休	細胞分子矯正飲食教導 完整營養素的攝取方法，食譜與食材請學員自備環保餐具	卵磷脂水果沙拉、Ω3 補腦香酥、營養鮮蔬手捲、完整營養燕麥粥、Ω3 卵磷脂拌飯、燕麥咖啡冰淇淋等低溫烹調示範教學及各式果乾與堅果

14:30~17:30 單元進階課程

4 月 23 日 維生素 B3 臨床應用	5 月 28 日 維生素 C 臨床應用	6 月 25 日 齒科毒素與致命疾患	7 月 23 日 微量元素與鎂的臨床運用
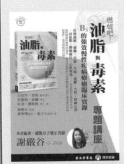	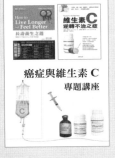	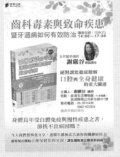	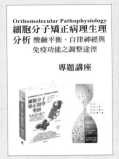

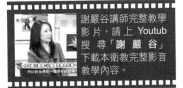

謝嚴谷講師完整教學影片，請上 Youtub 搜尋「謝嚴谷」下載本衛教完整影音教學內容。

講師簡介：謝嚴谷講師

自幼成長於內科小兒科診所家庭，耳濡目染於祖父及父親行醫數十年，19
歲赴美求學，1991 年畢業於賓州州立大學財經系，1993 年取得俄亥俄州
州立大學金融碩士。2006 年起與夫婿謝柏曜先生於台中市，共同創辦德瑞
森莊園自然醫學中心（Clear Direction Naturopathic Institute），致力於歐
美學者細胞分子矯正醫學（Orthomolecular Medicine）著作之編譯與推廣。

細胞分子矯正醫學 基礎營養素功能性索引

參考書目　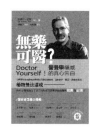 《無藥可醫》　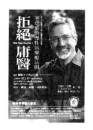 《拒絕庸醫》

維生素C (抗壞血酸)

高燒不退、腎臟病、腎結石、糖尿病、心律不整、充血性心臟衰竭
肝炎與肝硬化、癌症、過敏、咳嗽、疫苗接種、免疫功能異常
血小板形成、纖維肌痛症、強迫症、行為與學習障礙、焦慮及恐慌
憂鬱症、躁鬱症、精神分裂症、帕金森氏症、鉛中毒、阿茲海默症
多發性硬化症、子宮內膜異位、孕期與哺乳期、念珠菌感染
生育力更年期、子宮頸異生、牙齦萎縮、單核細胞增多症
喉嚨發炎與失聲、氣喘、愛滋病、關節炎、酒糟鼻、糖癮、菸癮
藥癮、酗酒、咖啡因成癮、慢性疼痛、超重、動脈粥樣硬化
中風與心臟病、坐骨神經痛、耳朵疼痛與耳部感染、增強免疫系統
牛皮癬、濕疹、黃斑部病變、青光眼、慢性疲勞與免疫失調症候群
消化不良、便秘、大腸炎、潰瘍及其他腸胃問題、膽結石
肺氣腫及慢性呼吸系統疾病、呼吸道感染、萊姆病皰疹、唇皰疹
HPV以及帶狀皰疹、食物中毒、運動神經元疾病、肌肉萎縮症
紅斑性狼瘡、前列腺問題、泌尿系統感染、傳染性軟疣
腎上腺衰竭、流鼻血、結膜炎、食道炎

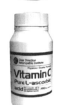

B3B群強化酵母 (菸鹼酸)

高燒不退、腎臟病、腎結石、糖尿病、心律不整、過敏
充血性心臟衰竭、肝炎與肝硬化、癌症、關節炎、皮膚炎
兒童的健康、過動症與學習障礙、睡眠障礙、憂鬱症、躁鬱症
精神分裂症與精神病、阿茲海默症、多發性硬化
梅尼爾氏症與耳鳴、更年期經前症候群、子宮內膜異位
孕期與哺乳期、酗酒、視力、愛滋病、牛皮癬、焦慮及恐慌
強迫症、產後憂鬱症、念珠菌感染、行為與學習障礙
動脈粥樣硬化、神經性厭食症、噩夢、唐氏症
慢性疲勞與免疫失調症候群、運動神經元疾病

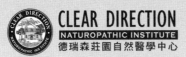

CLEAR DIRECTION
NATUROPATHIC INSTITUTE
德瑞森莊園自然醫學中心

40348 台中市西區五權五街48號
TEL：(04)2378-6268
www.celllife.com

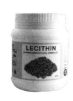

大豆卵磷脂
充血性心臟衰竭、肝炎與肝硬化、皮膚炎、牛皮癬、睡眠障礙
精神分裂症與精神病、帕金森氏症、阿茲海默症、多發性硬化症
更年期、子宮內膜異位、孕期與哺乳期、酗酒、焦慮及恐慌
心血管疾病、糖癮、動脈粥樣硬化、膽結石、牛皮癬、中風與心臟病
肌肉萎縮症、超重、運動神經元疾病、前列腺問題、脫髮
腎上腺衰竭、眼睛抽搐、記憶力減退

鎂
腎臟病、腎結石、糖尿病
充血性心臟衰竭、癌症、癲癇
阿茲海默症、多發性硬化症
更年期、經前症候群、酗酒
子宮內膜異位、纖維肌痛症

強效消化酵素
癌症
消化不良
孕期與哺乳期
胃食道逆流
胃火口臭

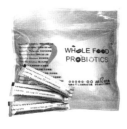

益生菌
高燒不退、乳糖不耐症
念珠菌感染、胃食道逆流
孕期與哺乳期、濕疹、
消化不良、肝炎
增強您的免疫系統

L-Glutamine
(麩醯胺酸)

黏膜修復
化療
酗酒

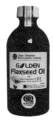

有機亞麻仁油
心律不整
充血性心臟衰竭
皮膚炎
多發性硬化症
更年期

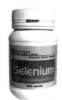

硒
充血性心臟衰竭、癌症
子宮內膜異位、視力
蔬果汁斷食法、愛滋病
癌症、黃斑部病變
肌肉萎縮症

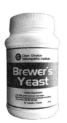

啤酒酵母
糖尿病
癌症
憂鬱症

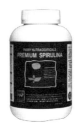

有機螺旋藻
天然綜合維他命
貧血
癌症

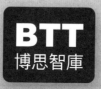